正しく使おう！
アライナー型矯正装置

【編・著】

槇 宏太郎
昭和大学歯学部　歯科矯正学講座

佐本 博
東京都・青山アール矯正歯科

土岐泰弘
三重県・とき矯正歯科

【著】

福田哲也
窪田正宏
坂本紗有見
西村則彦

刊行にあたって

　昨今、審美性や清掃性などの利点を求め、カスタムメイドのアライナー型矯正装置を希望する患者が増えてきています。各社からさまざまな製品が発売されてますが、その多様性ゆえ、使用方法や適応症例の判別に困っている先生も多くいることと思います。

　デジタル技術を用いたアライナー矯正は、まだ新しい分野であり、矯正歯科を専門としている歯科医師であっても苦慮する場面に多く出合い、推奨されない症例もあります。

　本増刊号は、矯正歯科を専門とされる先生方に、コンピュータ・シミュレーションで作製されるアライナー型矯正装置の基本的な治療の流れや不測の事態への対応法、また、ご自身が苦労された症例を中心に紹介していただき、基礎から「正しく」学ぶための内容となっております。

　アライナー矯正は、治療上さまざまな難しい点を含んでいること、そして、矯正診断やリカバリーには、豊富な経験と専門的な高いスキルが必要であるということを読みとっていただければ幸いです。

　きれいに治った症例ばかりではなく、途中で苦慮したことを省みて、反省点やさまざまな情報を共有することも重要となります。協力し合い、大切なものとして育てていきましょう。

　読者諸氏の深いご理解とご賢察を切望するとともに、スキルアップの一助となれば幸いです。

2019 年 3 月
編集委員一同

CONTENTS

ブックデザイン：キウイ商事

アライナー型矯正装置を**抗菌**し、臭い・ぬめりを抑制

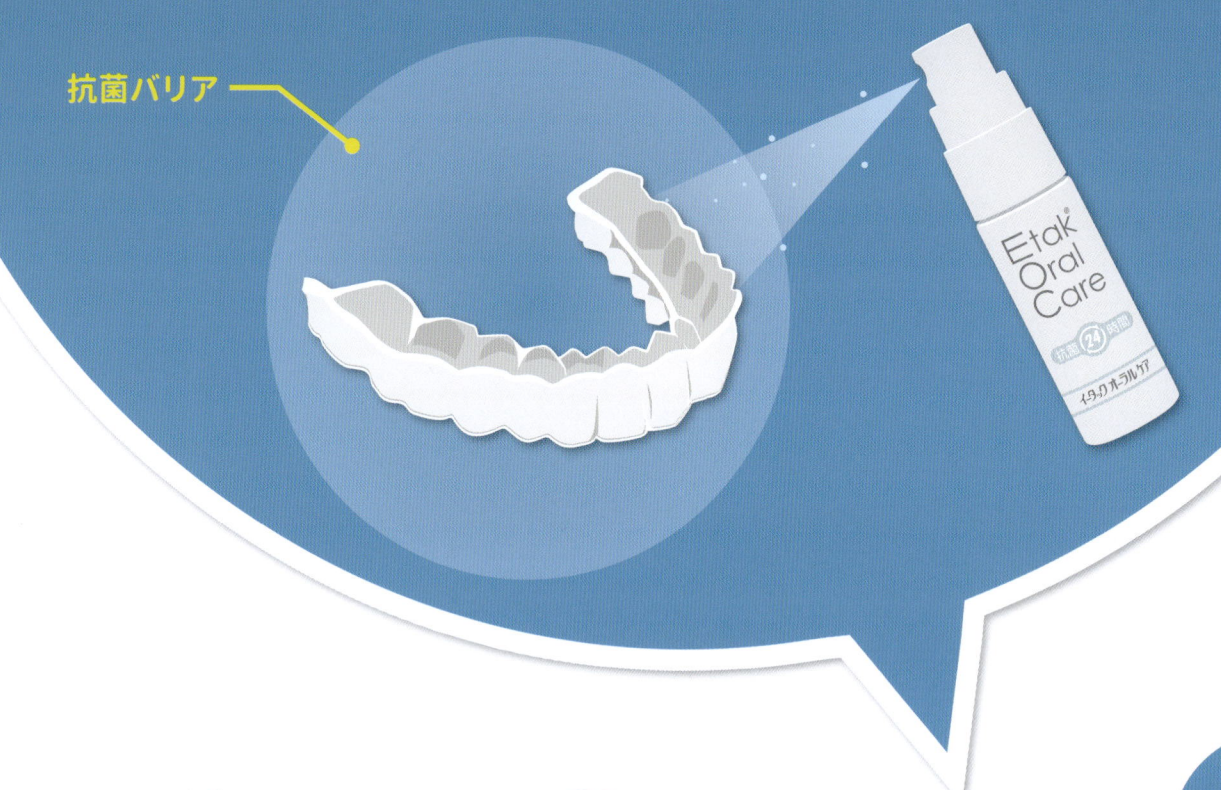

抗菌バリア

アライナー・リテーナーのお手入れに

イータック　オーラル　ケア
Etak® Oral Care

アライナー型矯正装置を
快適に使用してもらうために

- 👉 抗菌成分を固定化して、抗菌効果を持続します。
- 👉 毎日使うほど、抗菌性が増します。
- 👉 Etak® には界面活性作用もあり、汚れが付きづらくなります。

イータックオーラルケア 🔍

イータック
Etak®

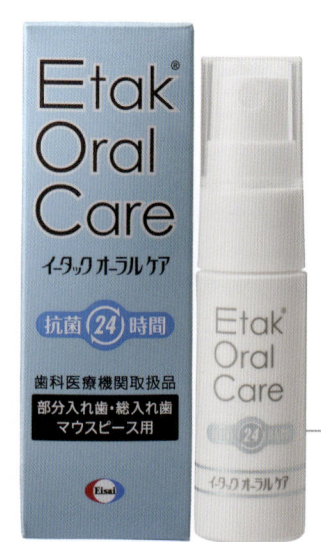

内容量
20mL（約2〜3ヶ月分）

患者様向け希望小売価格
2,000 円（税別）

固定化抗菌成分 Etak®（イータック）とは

Etak®（イータック）は、二川浩樹先生（広島大学歯学部 教授）が研究・開発した安心・安全な固定化抗菌成分です。

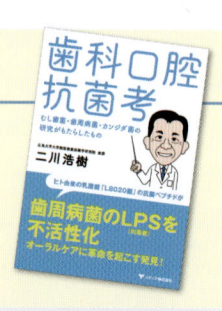

研究・開発の経緯やエビデンスは書籍で

Chapter 1

アライナー型矯正装置の基礎知識

1 アライナー型矯正装置を用いた歯科矯正とは

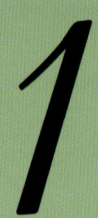

槇 宏太郎 *Kotaro MAKI*
昭和大学歯学部　歯科矯正学講座

アライナー矯正

1. アライナー型矯正装置とは

アライナー型矯正装置とは、薄い板状の熱可塑性樹脂を歯列模型に圧接したアライナーと呼ばれる装置を用いて歯を動かす方法を指す（マウスピースと呼称される場合もある）。

近年、このアライナー型矯正装置の使用が増加しており、わが国でも、徒手で石膏模型を分割してセットアップする方法から、光学印象を介して3次元画像の移動シミュレーション技術を用い、途中の状態の連続したリソグラフ模型を作製して熱可塑性樹脂を圧接するシステムまで、さまざまな製品を目にする。

本項では、後者の高度なデジタル技術を用いたアライナー矯正に関する話題を中心とする。

2. 日本矯正歯科学会の指針の解説

アライナー矯正が普及してきた背景には、従来のブラケットとワイヤーを用いる方法に比べて、透明で審美性に優れていることや、可撤式のため口腔清掃も容易であることなどが挙げられる。とくに、口元を隠す文化といわれる日本やアジア諸国では、それまで矯正治療を躊躇していた人々にとっても、非常に受け入れやすいものであろうと思われる。

ある調査によれば、一般の人々が矯正治療を忌避する理由には、（高額な治療費を除くと）装置の見た目、治療期間、痛みなどがある。透明なア

ライナーの出現は、この課題の一つであった審美性を改善した点では特筆すべきものである。

加えて、インプラント需要が頭打ちになりつつあるという昨今の医院経営上の問題や、矯正診療を取り入れて収支を改善しようという類の商業的な扇動が、その需要を押し上げているのかもしれない。

さらに、コンピュータ・シミュレーションを3次元の動画で見ることが可能な製品では、いままで本格的な矯正治療を施術した経験のない歯科医師であっても容易に歯を動かせるかもしれない、という想いを抱かせるのではないだろうか。

健全な歯列を得て、機能的に満足できる口腔の健康をすべての人々が手にすることは、われわれ矯正専門医をはじめ、すべての歯科医療に携わる者たちの願いである。しかしながら、症例の多様性を考慮せずにシミュレーションの妥当性を問わない診療が増加するに伴い、いままではあまり目にすることのなかった、治療中の咬合不全の訴えや治療終了後のゴールに対する不満、あまりにも長期にわたる治療期間に関する問い合わせなどのトラブルも発生している。そのため、日本矯正歯科学会は、アライナーを使用した矯正治療が安全かつ適正に行われ、間違った矯正治療によって国民が健康を損ねることのないよう、使用に関する指針を発表した。

そのなかには、「歯科医師が患者への<u>十分な情報提供</u>を行った上で患者の理解と同意を得ること

表❶ 歯種別／移動様式別の特徴

	傾斜移動	歯体移動	圧下	挺出	回転
前歯	可能	通常の設定では困難	バイトランプにより可能	側切歯に遅れる傾向	可能
犬歯	歯根の位置と方向に依存 アンギュレーション付与は困難				困難
臼歯	近心移動：傾斜増悪傾向 側方拡大：歯冠：歯根＝3：2 遠心移動：約3mmは可能		容易	顎間エラスティックで可能	30°以上は困難

多くの場合にアタッチメント不可欠

を遵守するとともに、歯科医師の<u>全面的な責任の下</u>で使用されたい」との文章が盛り込まれている。

とくに、下線部の「十分な情報提供」という言葉は、具体的には何を指すのだろうか？

それは、メリットばかりではなく、きちんとデメリットやリスクの説明をしてください、ということである。そして、「全面的な責任の下で」とは、不測の事態に陥った場合には、<u>自らが解決できる能力をもちなさい</u>、という意味も含まれている。

3．現在のコンピュータ・シミュレーション

また、2018年現在の歯の移動を対象としたコンピュータ・シミュレーション技法には、移動に影響を及ぼすすべての因子に関係する情報が包含されているわけではない。

企業や技工所が提示してくれるコンピュータ・シミュレーションに<u>欠落している情報</u>を列挙すると、以下のようなものがある。

1）歯根の形状や位置、歯軸の傾き（表1）

とくに、歯軸傾斜が問題となるのは、抜歯症例における犬歯や4前歯の遠心移動時、大臼歯の近心移動時である。どのような矯正装置を用いるにしても、近心に位置する犬歯を遠心に動かす際には、つねに歯軸を遠心に傾斜させる力が働く。そのため、ブラケット法においては、歯冠よりも歯根尖が近心に取り残されないよう、ブラケットの

アンギュレーションやワイヤーのベンディング、牽引方法の工夫などで対処する。しかし、アライナーにおいては、矯正力の作用は、歯冠の把持力（荷重の伝達効率）に左右される。よって、歯冠形状が大きく影響する。この把持力を強くする方法として、アタッチメントと呼ばれるレジン突起部を設けているが、傾斜に拮抗するような逆回転のモーメントをつねに発揮できるとはいいきれない。

したがって、動かす方向と逆方向に歯軸が傾斜している犬歯ほど移動が容易になる。同様に、抜歯窩に向かって臼歯部を近心移動させる場合にも、もともと臼歯の歯軸は近心に傾斜していることが多いため、一層倒れ込んでしまう現象（ボーイングエフェクト）などが発生する。

つまり、3次元画像上では歯の移動ができているようにみえても、実際には矯正力の荷重効率が無視され、現実では起こり得ないようなスムーズな移動となって示されている場合もある。

2）歯周組織の形状、代謝活性の程度、矯正力に対する反応性

シミュレーションを作成する際には、歯槽骨の状態や骨体の厚みに関する情報はほとんど用いられていない。とくに、皮質骨の歯根への近接度がわからないため、どこまでも側方に拡大できるよ

うになっていたり、どこまでも舌側に歯体移動可能なシミュレーションが呈示される可能性がある。

歯の移動に伴い、ある程度は骨の追従が起こる場合もあるが、極端な側方拡大や舌側移動は避けるべきだろう。臼歯の遠心移動についても同様である。

3）顎骨の特徴、成長方向、成長量

通常の矯正診断では、セファロ分析やCBCT（歯科用コーンビームCT）を用いて、顎骨の形状や位置から個々の特徴を読みとる。その診断を基にして、たとえば、筋力の強い個体で咬合高径をより浅くできるようワイヤーベンドにさまざまな工夫を加えたり、逆に下方成長が旺盛な下顎前突傾向のある個体では、より深くブラケットポジションを設定したりする。つまりは、歯列だけの情報で最終的な位置（トリートメントゴール）を決めているわけではない。

顎顔面の構造的な特徴は、必ずその個体の機能や矯正力に対する反応性と関連しており、すべての個体で差がある。そして、3次元的な骨幅の観察などからも、移動可能な範囲も視覚的に判別される。

このような顎顔面の特徴を考慮した移動となっているか否かは、シミュレーション発注時の術者からの指示やゴールの設定への注意と修正要求の有無に委ねられている。

4）咬合面を覆うことの副作用

咬合面を覆う形状のアライナーは、就寝時のクレンチングやブラキシズムによる力が予想されていない。ブラケット法でも同様に予想は困難ではあるが、アライナーの厚みが予期せぬ臼歯部の沈下（圧下）をもたらすことがしばしばある。この改善策には、アライナーを切除する方法が用いられ、比較的容易に挺出するが、治療期間中に咬合に違和感を訴える例もある。また、顎位の不安定性を惹起することも懸念される。

5）固定源の強さ

ブラケット法を学び、臨床経験のある術者であればご存じのことだとは思うが、固定源の強弱は歯根表面積や移動前後の荷重負荷の履歴、代謝活性に左右される。そのため、犬歯のみを先に移動して臼歯部と連結のうえで固定源としての強さを増強したり、矯正用アンカースクリューを用いて非移動歯の近心移動を防いだりする。さらには、一度動かした歯は、しばらくの間はこの固定源としての強さが弱まる。

このような固定源に関する概念は、「どの歯を動かし、どの歯を動かさないか」という、いわば「作用と反作用」の見極め方であり、矯正治療の最も重要な部分である。フォースシステム（力系）と呼ばれる移動の順番や、荷重方法を時間軸に沿って考えていく治療プランニングに必要不可欠なもので、十分な知識と経験によってその正確度が高められる。

しかし、3次元画像のシミュレーションにはこの部分が含まれておらず、作図した者が意図しないかぎり、単なる「切り絵」を動かしているだけといっても過言ではない場合も多々見受けられる。

6）装置装着時に負荷される荷重の大きさと領域

歯に加える矯正力は、セット時にアライナー形状が"変形する"ことによってもたらされる。加熱する前の材質の物理試験はとても簡単だが、アライナーの形状に加工された熱可塑性材料がセットされた状態で、どの程度の荷重を発生するかを正確に知る方法はいまだに完成されていない。

また、歯冠表面の荷重領域を確認することもとても困難である。おそらく、それぞれの歯冠形状の違いにより、同じ移動量を設定した場合でも、厳密には負荷される矯正力が異なっている可能性がある。したがって、より慎重な移動速度の設定や移動順序の選定が重要となる。

7）装着時間

可撤式装置の宿命ともいえるが、アライナー装

着時間を正確に評価する手法は、いまだ世の中に出されていない（本増刊号が出版されるころには発表されるかもしれないが）。コンプライアンス・インジケーターという化学物質の変色の程度で測る方法もあるが、唾液の量や分泌頻度などの影響により、定量性はあまり高くないようである。

したがって、患者の使用時間が短いからシミュレーションどおりに動かないのか、シミュレーションに無理があったのかが判定しにくい場合が多くある。不測の事態に陥る原因には、動ききる前に装着が中断され、次のステージのアライナーを来院前に急に使用することで過剰な力が加えられてしまう、という状況も多いように見受けられる。

これらの1）～7）に関して、術者は、解剖学的な知識や診療時の観察、過去の経験を総動員して、臨機応変に補わなければならない。そして、シミュレーションの過程から逸脱した際には、それをリカバリーするスキルが必要となる。

指針に記載されている「矯正診療に関する専門的な診断能力、治療技能、経験が不可欠である」とする理由はここにある。

■ アライナー型矯正装置の適応

また、指針には、適応に関しても示されている。
推奨されるものは、安全性を考慮したうえで、非抜歯症例となっている。

これは、抜歯症例に比べて、一般的に大きな移動を必要とせず、前述した固定源の強弱の影響も少なく、極端な歯軸傾斜も発生しにくいであろうという理由である。

しかし、考え違いをしないでいただきたい点は、「アライナーを使いたいから非抜歯治療にする」というような間違った診療は、避けなければならない。それは、あきらかに本末転倒である。

きちんとした矯正診断から、問題点を抽出、治療目標を設定し、そのうえで、解決案としての具体的な計画や治療装置の適否を策定していただきたい。

とくに、何が何でも非抜歯治療がベストである、非抜歯治療を肯定しない矯正医は歯を大切にしない、というような喧伝ほど無謀なものはない。遠心移動はどこまで可能か、臼歯の歯軸傾斜はどのくらいが適切なのか、前突をどの程度改善できるのか等々、科学的な説明はいまだに得られておらず、非抜歯治療に関してもまだまだ大きな疑問が残されている。

また、患者が「矯正装置が見えるのはどうしても嫌だ」と言ったらどうするのか？　患者のアライナーを求める希望を優先してはいけないのか？という疑問もあろうかと思われる。

その疑問に対する答えは、できるだけ正確に、移動の過程ではどうしてもブラケットとワイヤーのほうが効率的な移動ができる場合もあり、その際には、ブラケットを装着することを丁寧に説明していただけるようお願いしたい。顎顔面全体から、どのような咬合の再構築がその個体に適切かという、ご自身の診断理念を十分理解していただくことが肝要である。患者としても、メリットばかりではなく、デメリットを聞けたことで信頼度が高まった、という声をよく耳にする。

また、抜歯症例のなかにも、移動量が少なく、すぐにもスペースが閉じて叢生が容易に改善できる症例もある。あるいは、推奨症例ではなくとも何とか工夫して使いたい、リカバリーは必ずできるという技術と経験のある先生もいらっしゃると思う。その場合には、責任をもって、予知性をきちんと分析したうえで、応用範囲を拡げてもよいかと思われる。

ただし、日本矯正歯科学会の認定医レベルの実力は不可欠である。

日本矯正歯科学会と日本臨床矯正医会における、アライナー矯正に矯正歯科の専門的技量が必要であるかを問うアンケートにおいて、回答者の99%

が「必要である」と回答されている。そして、具体的に必要とされる技量としては、「矯正診断の知識と治療技術全般」や「不測の事態における対処能力」、「アライナーによる歯の移動の特性の理解」などが挙げられた。

あえてこのようなことを書く理由は、非抜歯のアライナー治療を受けた結果、<u>口元の突出感を改善してほしいと告げた主訴がまったく改善されていないという切実な訴え</u>や、<u>拡大に続く拡大をされてまったく咬合していないという驚くような症例</u>を目にするようになったためである。全国的に、矯正歯科診療に関する訴訟も増えている。ぜひご留意されることを望む。

推奨される症例／推奨されない症例については、Chapter 2で詳説する。

将来へ向けたお願い

デジタル技術は、歯科矯正治療に新たな未来を切り拓くものである。しかし、あまりに不完全で危険な状況を作ってしまうことは、逆に矯正診療自体の信頼性やアライナー矯正の社会的価値を失わせ、未来を暗くする結果になるとも思われる。

デジタル技術を用いたアライナー矯正は、矯正治療の百年の歴史の後に、ようやく現れた方法である。きれいに治った症例ばかりではなく、途中で苦慮した症例も積極的に公開し、情報を共有することも重要となる。ぜひ、協力し合い、大切なものとして育てなければならない。

読者諸氏の深いご理解とご賢察を切望する。

● ○ ● ○ ●

本増刊号は、矯正歯科を専門とされる先生方にご自身が苦労された症例を中心に紹介していただいた。

推奨されない症例の多くは、治療上さまざまな難しい点を含んでいること、そして、矯正診断やリカバリーには、豊富な経験と高いスキルが必要であったことを読みとっていただければ幸いである。

Chapter 2

適応症／非適応症を考える

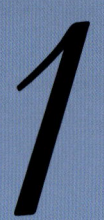 アライナー型矯正装置の使用が推奨される症例／推奨されない症例

槇 宏太郎 *Kotaro MAKI*
昭和大学歯学部　歯科矯正学講座

　Chapter 1 で述べたとおり、アライナー型矯正装置には、推奨される症例と推奨されない症例がある。本項では、それらの概略を解説する。ただし、術者の技能により、その範囲をお考えいただきたい。

推奨される症例

1．非抜歯で、以下の要件を満たす症例

- 軽度の空隙を有する
- 軽度の叢生で歯列の拡大によって咬合の改善が見込まれる
- 大きな歯の移動を伴わない

2．矯正治療終了後の後戻りの改善症例

3．抜歯症例であっても歯の移動量が少なく、かつ傾斜移動のみで改善が見込まれる症例

4．金属アレルギーを有する症例

【Case 1】
軽度の空隙を有する症例／非抜歯である程度の顔貌の改善も得られる症例

　22歳、女性。上顎前突を主訴に来院した。上顎前歯は唇側に傾斜しているものの、4前歯間に＋2.5mmほどの空隙を有しており、その空隙を利用して前歯を舌側に移動できる。突出の原因として、咬唇癖と舌の突出が観察されたため、口腔筋機能療法とアライナー型矯正装置の適応となった。大臼歯関係も Angle Ⅰ級であり、大きな移動を必要としない。

【Case 2】
矯正治療終了後の後戻りを改善する症例

　保定中に発生した軽度の下顎前歯部の叢生に対しては、必ず後戻りの原因を確認した後に、目的に応じて、「微量な拡大」「歯間隣接面の削合（IPR：Inter Proximal Reduction）」「遠心移動」のいずれかを計画し、アライナー型矯正装置を用いる。削合する場合には、慎重かつ少なめに行う。上顎前歯舌面と下顎前歯切縁の対咬関係やその強さも正確に把握する必要がある。

【Case 3】
抜歯症例でも歯の移動量が比較的少なく、傾斜移動で改善される症例

　19歳、女性。前歯の叢生の改善を主訴に来院した。臼歯部は両側ともにやや Angle Ⅱ級となっている。下顎の叢生量が少ないため、臼歯部関係をⅡ級として 4|4 抜歯とした。推奨される症例に含まれてはいるが、術者には、「Ⅱ級仕上げ」などの専門的知識と経験が要求される。とくにアライナー型矯正装置は、アンダーカットの少ない歯ではアタッチメントを付与したとしても把持力が弱いため、歯体移動はなかなか難しく、傾斜移動が多くなることを考慮しなければならない。

　本症例の犬歯は、歯冠は近心にあり、歯根は遠心に位置している。そのため、傾斜移動でも注意深く行えば歯軸の制御が可能となる。また、抜歯窩との距離が短く、少し舌側に移動させれば排列できる症例である。

○推奨される症例　Case 1：軽度の空隙を有し、大きな顔貌の改善が不要な症例

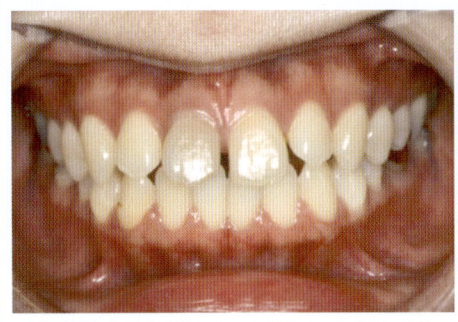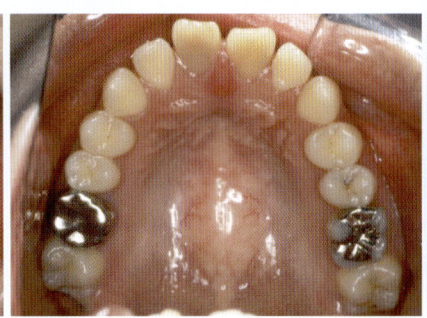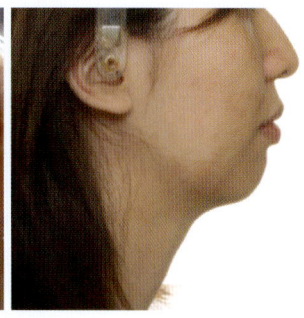

▲上顎前突を主訴として来院した成人症例。上顎歯列の空隙を利用して前歯部を後方に移動できる。側貌も、抜歯を要するほどではない

○推奨される症例　Case 2：矯正治療後の後戻りを改善する症例

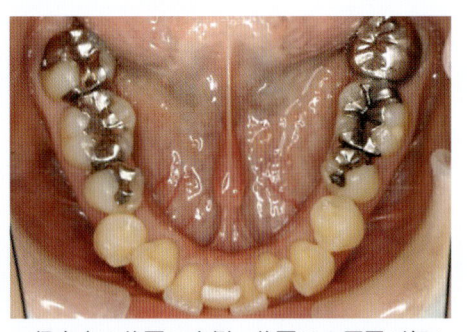

▲保定中の後戻り症例。後戻りの原因が何か、上下の咬合関係、被蓋関係、顎運動路、智歯の萌出、犬歯誘導時の側方圧、歯の硬度などさまざまな可能性を十分に考慮したうえで、拡大、遠心移動、歯冠幅径の減少などから適切な方法を選択する

○推奨される症例
Case 3：抜歯症例でも歯の移動量が比較的少なく、傾斜移動で改善される症例

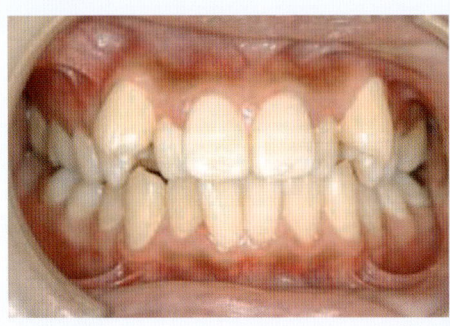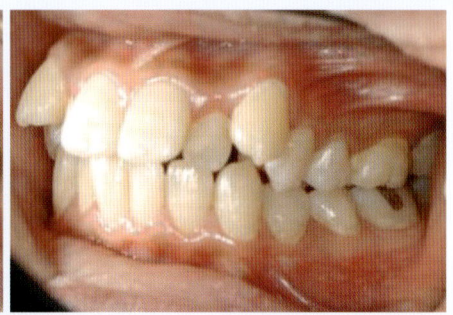

▲矯正専門医以外には、抜歯症例への適用は勧められない。ただし、歯軸が近心に傾斜（根尖が遠心）し、小臼歯抜歯後に犬歯の大きな移動を必要としないような症例では、選択される場合もある。歯軸傾斜を見極める正確な観察眼と、移動時にどのくらい傾斜が発生するかの経験的な推測能力が要求される

推奨されない症例

1. 抜歯症例

- 犬歯が遠心傾斜している
- 前歯部が大きく舌側傾斜している
- 歯の大きな移動を必要とする
- 大きな回転、圧下・挺出を必要とする
- 患者の協力度が低い

2. 乳歯列期、混合歯列期で顎骨の成長発育や歯の萌出の正確な予測が困難な症例

3. 骨格性の不正を有する症例

【Case 1】

犬歯が遠心傾斜している症例

　口元の突出感を主訴に来院。歯列の狭窄とともに犬歯が遠心に傾斜している。歯列の拡大と抜歯による前歯部の後方への移動が治療計画となるが、犬歯歯軸を適正な角度にするためには根尖を遠心に振らなければならない。このような症例においては、アライナー型矯正装置による治療の場合、犬歯の遠心への傾斜が増悪するとともに、臼歯部の近心傾斜が多く発生するため、推奨されない。

【Case 2】

前歯部が大きく舌側傾斜している症例

　前歯部の叢生を主訴に来院。前歯部の舌側傾斜と深いバイト、臼歯部のⅡ級関係を呈する Angle Ⅱ級2類の症例である。CBCT の断面像からは前歯部歯根の唇側に骨がほとんどみられない。歯冠部の位置を完全に保ったまま根尖部のみを舌側に移動できればよいが、その過程ではどうしても歯軸は唇側へ傾斜してしまう。そのため、唇側の薄い歯槽骨から歯根が露出してしまう危険性が予想される。

　将来、唇面の最深点が強く把持されて舌側方向への荷重が働き、同時に舌面の切端付近に弱い唇側方向への荷重が加えられれば可能となるかもしれないが、現状では難しい。このような症例はブラケット装置においても同様に困難な症例であり、トルキングと非常に慎重な移動が必要とされる。また、診断時の説明においても歯根の状況を十分に伝え、危険性も理解してもらわなければならない。

【Case 3】

骨格性の不正を有し、顎位も安定しない症例

　前歯部で咬めないことを主訴に来院。小臼歯から前歯まで開咬状態、上顎歯列の狭窄、舌の突出癖がみられる。下顎の位置も定まらず、CBCT による顎関節部の断面像からは下顎頭部の重篤な吸収がみられる。

　このような症例では、咬合面を覆う装置の利点として臼歯部が圧下されることも挙げられるが、装着時の歯面の滑りやすさによって顎位の不安定さが助長され、不定愁訴が増悪したり、治療ゴールを見失う場合もある。

　最近、開咬症例を「アライナー型矯正装置でうまく治しました」という講演も耳にするが、それは偶然の結果と考えるべきであり、安易に治療できると考えるべきではない。

● ○ ● ○ ●

　歯列の形態のみにとらわれず、顎関節の状態や運動機能も正しく診断することが肝要である。

×推奨されない症例　Case 1：犬歯の歯軸が遠心に傾斜している抜歯症例

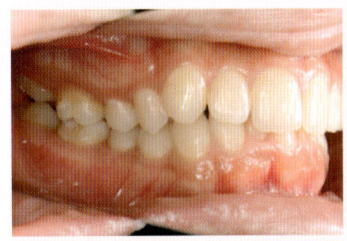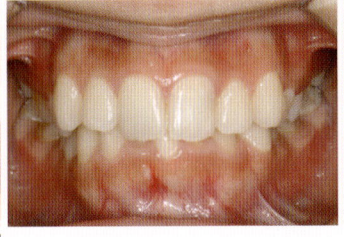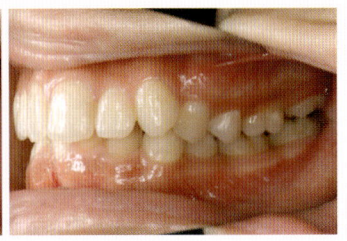

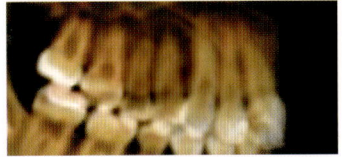

◀抜歯を必要とし、かつ犬歯の歯軸が遠心に傾斜している症例。移動時に根尖を遠心に移動させるだけのモーメントを発生させる把持力は、アライナー型矯正装置単独では難しい。アームを使った牽引などの専門的な技量が必要となる

×推奨されない症例　Case 2：前歯部が大きく舌側傾斜している症例

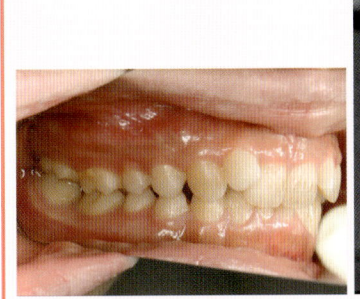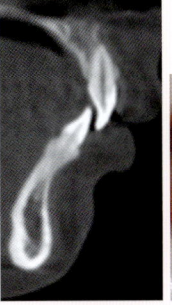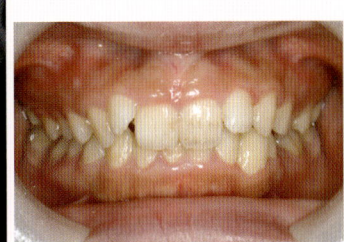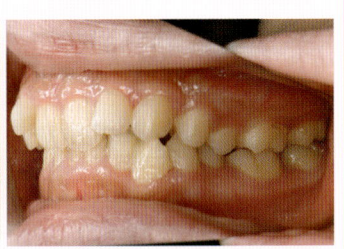

▲前歯部の舌側傾斜が強く、上顎前歯の唇側皮質骨の菲薄化が認められる。Ⅱ級エラスティックを使いながら、前歯の歯冠は動かさずに、歯根部のみを舌側に移動させることは至難の技である。ワイヤーでも難しい

×推奨されない症例　Case 3：骨格性の不正を有し、顎位も安定しない症例

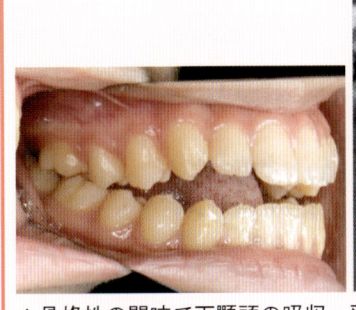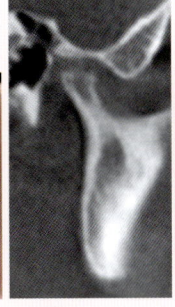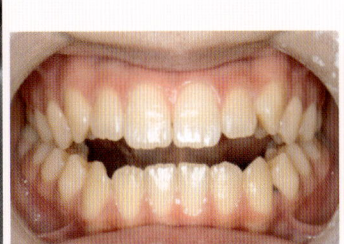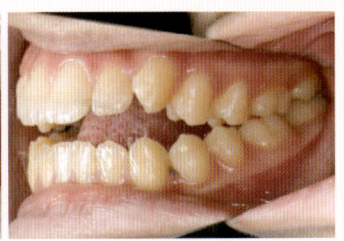

▲骨格性の開咬で下顎頭の吸収・平坦化もみられる。大臼歯を圧下し、前方歯を挺出させるような方法が、下顎頭にどのくらいの負担をもたらすものか。また、歯列の拡大によって下顎位への影響はどのように現れるのかなど、多くの問題を含んでいる例。専門医へ相談すべき症例である

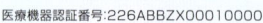

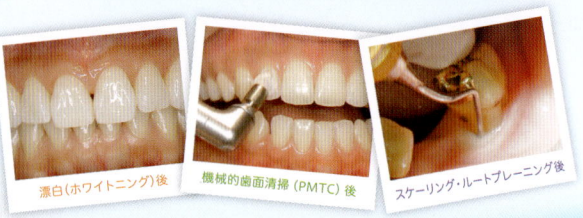

管理医療機器 歯科用知覚過敏抑制材料

新製品

ティースメイト® APペースト

医療機器認証番号:226ABBZX00010000

治療処置後の「シミ止め」に!

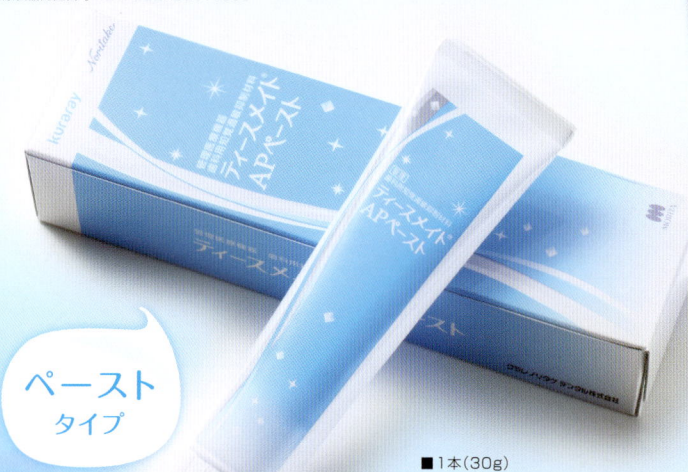

漂白(ホワイトニング)後 　機械的歯面清掃(PMTC)後 　スケーリング・ルートプレーニング後

写真提供:加藤正治 先生(高輪歯科)

ペースト
タイプ

■1本(30g)
メーカー希望小売価格
8,800円 241300

飛び散りにくいペースト性状

良好な生体親和性と知覚過敏抑制効果

フッ化ナトリウム配合(950ppm)

HApで封鎖

優れた即時抑制効果と生体親和性

エナメルクラック・形成象牙質※へ適用可能

※ ティースメイト® AP ペーストは形成象牙質への塗布はできません。

国内外で臨床評価報告※されている抑制材。

※詳細は製品パンフレットをご覧ください。

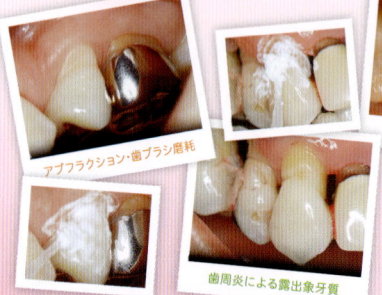

アブフラクション・歯ブラシ磨耗

歯周炎による露出象牙質

形成象牙質(合着前)

写真提供:南昌宏 先生
(南歯科医院)

写真提供:誉田雄司 先生(誉田歯科診療所)

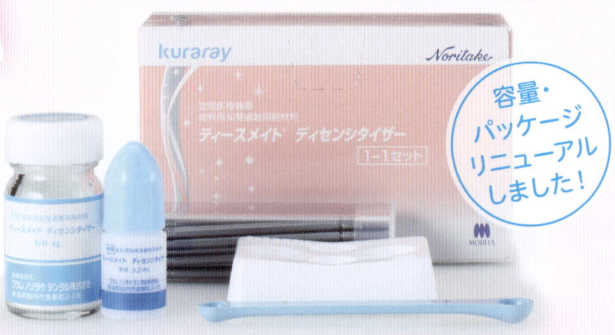

容量・
パッケージ
リニューアル
しました!

■1-1セット メーカー希望小売価格 7,800円 241211

管理医療機器 歯科用知覚過敏抑制材料

ティースメイト® ディセンシタイザー

医療機器認証番号:224ABBZX00014000

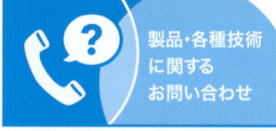

Chapter 3

アライナー型矯正装置による
治療の流れ

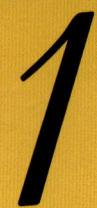

クリンチェックオーダーフォームの記入法
新規患者登録

佐本 博 *Hiroshi SAMOTO*
東京都・青山アール矯正歯科

　Chapter 3、4では、インビザライン（アライン・テクノロジー社）での治療について解説する。

　インビザライン治療では、ドクターサイトを通じてデータのやりとりや、クリンチェックの閲覧・修正を行う。当然のことだが、クリンチェックテクニシャンは、歯科医師の指示に従ってクリンチェックを作成する。歯科医師が思い描いた治療計画のシミュレーションを作り上げるためには、適切なデータを提示し、移動方法の明確な指示を行う必要がある。

　本項では、新規患者の登録手順について記す。登録はパソコンの他、スマホアプリでも行える（図1）。

患者登録に必要な資料採得

　提出に必要な資料は、顔貌写真（正面・側貌・スマイル）、口腔内写真（正面・左右側方・上下咬合面）、X線写真である（図2）。

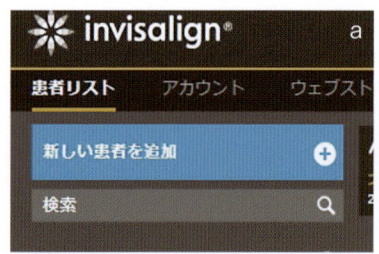
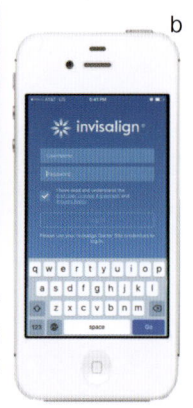

図❶　「新しい患者を追加」から患者フォルダを作成。患者の情報を入力する（a）。スマホアプリでの入力も可能（b）

　顔貌写真は、顔や顎の対称性、バランスを見るためのものである。耳や輪郭が隠れないように髪は整える。スマイルは、歯が見えるように自然に笑ってもらう。

　口腔内写真は咬合関係を正確に伝えるための資料である。咬合面観は前歯に口唇が被らないよう口角鉤を引き、最後臼歯まで全体が写る角度にミラーを挿入する。正面観は、咬合平面にまっすぐになるよう正中を合わせる。左右側方面観は、犬歯と大臼歯の咬合関係がはっきりわかるように撮影する。

処方書を作成する

　処方書を作成するにあたり、基本的な矯正の診断能力や経験が必要になってくる。クリンチェック作成の段階で治療計画の変更は可能であるが、あらかじめ抜歯・非抜歯の予想、抜歯部位の選定ができることが望ましい。

1．患者情報

　作成した患者フォルダから、処方書を作成する。「成人」または「10代」のいずれかを選択し、「インビザラインアライナー」から処方書の入力を行う。インビザライン治療において選択できるオプションは「コンプリヘンシブ・パッケージ」「ライト・パッケージ」「エキスプレス・パッケージ」の3つからなり、プランによって発注できるアライナーの枚数、可能な移動、追加アライナーの発注などが制限される（クリンチェック修正中でも

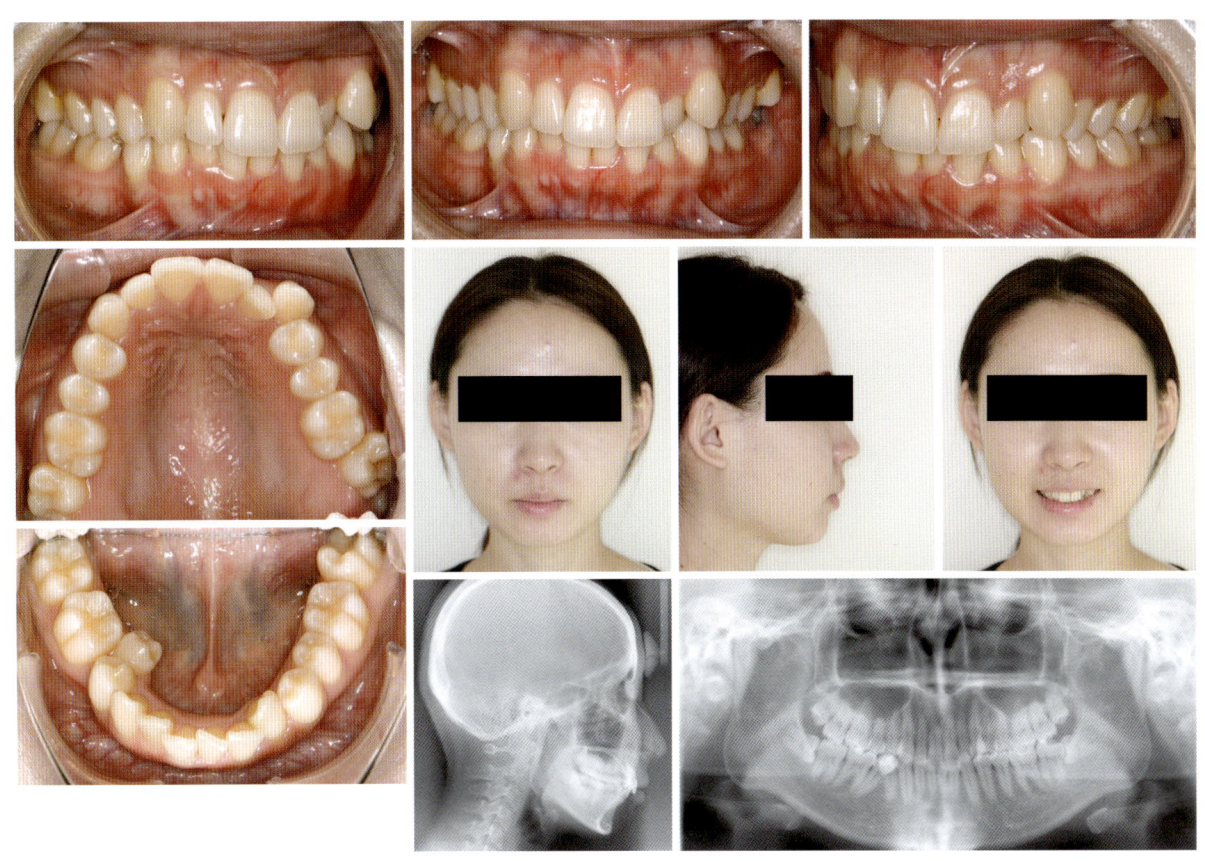

図❷　提出に必要な資料として、顔貌写真（正面・側貌・スマイル）、口腔内写真（正面・左右側方・上下咬合面）、X線写真を用意する

変更は可能だが、あらかじめ決めておくことが望ましい）。

2．歯の移動の制限

ブリッジやインプラント補綴歯など、移動させたくない場合は、あらかじめ動かさない設定にすることが可能である。クリンチェック上ではそれ以外の歯のみを移動する。

3．アタッチメントの設置の有無

歯の移動量により、デフォルトで必要な場所にアタッチメントが設置される。移動に応じて適切なアタッチメントが設定されるが、設置を望まない場所は外すことができる。金属などで補綴されている歯、予後が悪い歯や患者の審美的希望に応じて選択できる（クリンチェック修正時に外したり追加することも可能。最適アタッチメントは修正時に自身で設置することはできない）。

4．前歯部 - 臼歯部（A-P）関係

クリンチェックを作成するうえで、A-P 関係の指示が重要となる。左右の犬歯と大臼歯関係を移動させて改善するか、改善する場合にはどの移動方法にするかを選択する。犬歯・大臼歯ともに移動させず、前歯部だけ移動させる場合は「維持」を選択する。大臼歯を移動させず、犬歯から前歯を移動させる場合は「犬歯関係のみを改善する」を選択する。大臼歯の移動も含み 4 mm以内の移動を行う場合は「犬歯及び臼歯の関係を 4 mmまで改善する」を選択、Ⅰ級関係になる位置まで改善する場合は「Ⅰ級関係（犬歯および臼歯）に改善」を選択する。

臼歯部の移動に必要な歯の移動オプションを選択する。選択できる移動は、「IPR」と「Ⅱ級／Ⅲ級のシミュレーション（エラスティックジャン

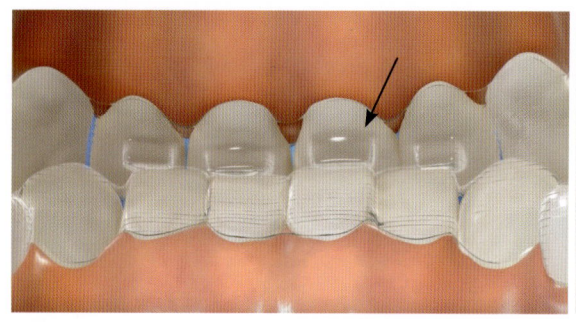
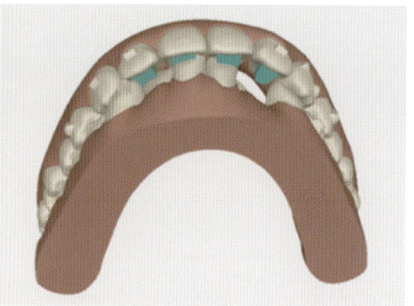

図❸　プレシジョン・バイトランプの設置（矢印）

プ）」、「順次的な遠心移動」から選択する。また、「10代のコンプリヘンシブ・パッケージ」の治療オプションでは、下顎前方誘導も選択できる。外科矯正を予定している場合は、顎矯正外科用シミュレーションを選択する。

5．オーバージェット

　治療後のオーバージェット量を指示する。前歯の位置を変えたくなければ「オーバージェットを維持する」を選択するが、叢生や空隙がある場合は、排列の仕方によってIPR併用となる。おもにオーバージェットを改善する場合、患者が許容すればIPRを選択する。

　最終位置のオーバージェットを明確に設定したい場合は「排列後のオーバージェットを示す」を選択し、特記事項の欄に最終位置のオーバージェット量を記述する。

6．オーバーバイト

　治療後のオーバーバイト量を指示する。前歯の高さは大きく変えず、オーバーバイト量が理想的であれば、「オーバーバイトを維持する」を選択する。オープンバイトの場合は前歯を移動させるが、口唇との関係や顔貌バランスを考慮し、前歯のみを挺出させるか（上顎・下顎・両顎）、前歯の挺出と臼歯部の圧下も併せて行うかを選択する。

　ディープバイトの場合は、前歯のみを圧下させるか（上顎・下顎・両顎）、前歯の圧下および小臼歯の挺出も併せて行うか選択する。また、目標となるオーバーバイトを明確に指示したい場合は「排列後のオーバーバイトを示す」を選択し、そ

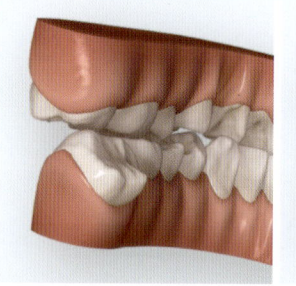
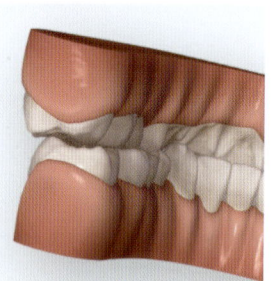

図❹　臼歯部のクロスバイト

の量を特記事項の欄に記述する。

7．バイトランプ（臼歯部を離開させるためのアライナーに形成される突起物）の設置

　ディープバイトを改善するにあたって、上顎にバイトランプを設置できる。「前歯のみ」か「犬歯間」かを選択する。プレシジョン・バイトランプ（図3）は、下顎前歯の排列に合わせて、咬合可能な位置に形態が調整され、上顎舌側に設置される。

8．臼歯部のクロスバイト

　臼歯部にクロスバイトが認められる場合、その咬合を改善し正常被蓋にするか、クロスバイトを維持した状態にするかを選択する（図4）。

9．空隙と叢生（アーチレングス・ディスクレパンシー）

　アーチレングス・ディスクレパンシーに対するアプローチ方法を指示する。

　スペースがある空隙歯列では、すべてのスペースを歯の移動によって閉鎖するか、スペースを残すかを選択する。矯正治療後に補綴予定があるならば、あらかじめスペースを残しておくこともで

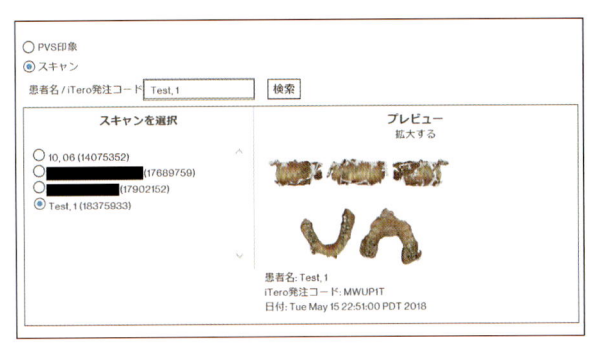

図❺　データ送信画面

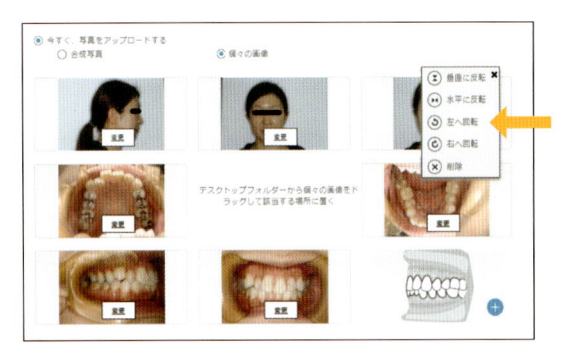

図❻　写真のアップロード画面

きる。その場合は部位も選択する。

　叢生を改善するためのスペース確保には、「拡大」「唇側傾斜」「IPR」がある。拡大は歯列弓の形態と歯槽骨幅を考慮して拡大可能な量を判断する。唇側傾斜は、前歯の傾斜角や唇側歯槽骨量をみて傾斜可能か判断する。IPR によりスペース確保する場合は、部位ごとに IPR 量を設定する。

　抜歯の治療計画を作成する場合は、あらかじめ抜歯予定の歯を設定できる。大臼歯の移動やアンカレッジについて指示をする場合は、特記事項に記載する。指示がない場合には、アライン・テクノロジー社のデフォルトの SmartForce 機能が適応され、必要に応じて大臼歯の移動が行われる。

　10代の治療オプションの場合は萌出スペースを設けることができる。永久歯への交換スペースを確保するため、該当する部位にスペース量を設定する。MA（下顎前方誘導）を用いる場合は、小臼歯に萌出スペースは設定できない。最後臼歯が萌出前で、アライナーが第１大臼歯までしか覆えていない場合、第２大臼歯の過萌出を防ぐための萌出タブの設置が可能である。

10.　特記事項

　治療計画に反映したい事項で、上記のチェックのみでは伝えきれないことがあれば記入する。

PVS ／スキャンを選択

　歯のデータ採得は、PVS 印象を行い UPS で郵送するか、iTero でスキャンしてデータを送信す

る。スキャン後、クラウド上にアップされるとドクターサイト上に名前とスキャン画像が上がってくる。日時に間違いがないことを確認し、選択する（図５）。

写真のアップロード

　患者のプロフィール入力時にアップロードしていれば、自動的にデータはアップロードされているが、この時点でも写真のアップロードは可能である。合成写真は顔貌写真３点＋口腔内写真５点を１枚に編集し、添付する。個々の画像は、各項目に１枚ずつドラッグアンドドロップで貼りつけていく。写真の反転・回転も可能である（図６）。

　必要に応じてX線写真をアップロードする。パノラマX線写真の他に、デンタルX線写真、セファログラムなど、JPEG 形式であれば添付できる。インプラントやブリッジがある場合は、部位の再確認のためにもアップロードしておくとよい。

提出

　すべての項目の指示が完了したら、処方書を提出する。スキャンデータを選択した場合は、処方書はそのままオンラインで提出される。PVS印象を行った場合は、処方書を提出し、SHIPPING PAGE １枚、同時に、UPS 送付用ラベル２枚、コマーシャルインボイスを３枚ずつ印刷し、BOX 梱包袋に添付する。

2 クリンチェック治療計画

佐本 博 *Hiroshi SAMOTO*

東京都・青山アール矯正歯科

提出した患者データをもとに、クリンチェックを作成する。治療開始から最終位置までの歯の動きやそれに伴うステージ数がわかるクリンチェック治療計画が、ドクターサイト上にアップロードされる。最初にアップロードされたクリンチェック治療計画はあくまでも試案であり、担当医が診断結果に基づいて予測実現性の高い治療計画になるまで、修正・指示を繰り返し行う。完成されたデータをもとに、アライナーが作製される。

クリンチェックのチェックポイントを表1に示す。変更指示をコメント欄にて行う場合は、短めの文章で、簡潔に記載する。なるべく箇条書きで、該当する歯、修正したい箇所を明記する。クリンチェック3Dコントロールを用いて行う場合は、自ら歯を移動させて理想的な位置を示すことができる。何度か修正を繰り返すことを想定しながら、大幅な修正（歯の最終的な位置やステージング）から先に指示していく。完成されたクリンチェックは決して歯の正確な移動を保証するものではない。実際の臨床においては、歯の移動による反作用はクリンチェック上には反映されてないことを前提に歯の動きをチェックし、状況に応じて対処する必要がある。

治療前の咬合状態の確認

クリンチェック上のステージ0における咬合状態と、実際の患者の咬合状態が正確に一致しているかを確認する（図1）。

正面観では、顔貌の正中線と歯列の正中線の位置、オーバーバイトが一致しているかを確認する。顔貌の正中線と歯列の正中線が一致していない場合は修正をリクエストするか、顔貌の正中とクリンチェックの正中のズレを術者が把握したうえで計画を作成する。

側方面観は、クラス関係（A-P前後関係）が一致しているかを確認する。実際の側方面観写真とクリンチェック上の側面観の視点を一致させ、上下の咬合関係を見比べて差異がないかを確認する（写真は明確に咬合関係が確認できるように撮影する）。

咬合が実際の患者の臨床状態と一致していることを確認し、一致していない場合は再度、適切な位置でのセットアップを行う。

①新しい写真を撮影し、咬合面観での咬合接触点を咬合紙で印記する。

②写真と再セットアップの理由を添えてカスタマーサポートに送信する。

③クリンチェック修正コメントから変更すること

表❶　クリンチェックのチェックポイント

①治療前の咬合状態
②最終位置
③ステージングと治療期間
④IPR指示コメント
⑤アタッチメント：種類・サイズ・部位およびアライナーの機能
⑥最終バイト

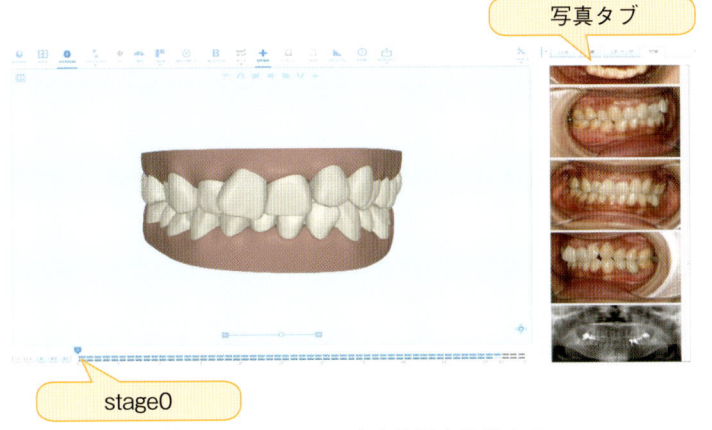

写真タブ

stage0

図❶ 「写真タブ」とイニシャルの咬合位置を比較する

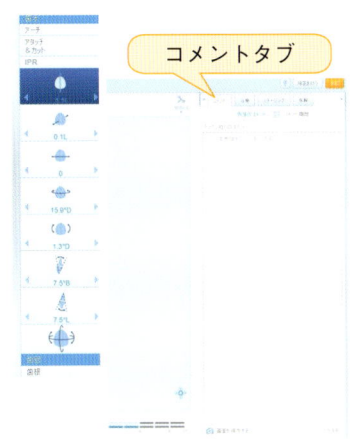

コメントタブ

図❷ クリンチェック上での移動の指示を簡潔に記入する

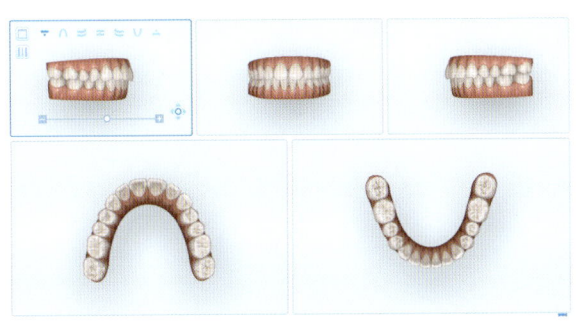

図❸ 上顎および下顎歯列弓は適切にアライメントされているか、歯の移動が適切に行われ、理想的な最終位置で排列されているかを確認する

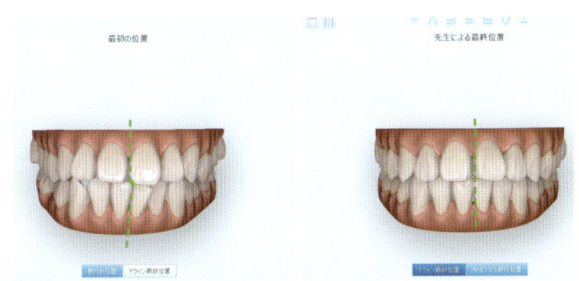

図❹ 指示された正中線の改善は適切に行われたかを、顔貌正中と比較する。正中線がズレている原因が咬合関係にあるのか、骨格の影響か、歯の大きさによるものかを精査する。後述するさまざまな移動方法やIPRを組み込んでいく

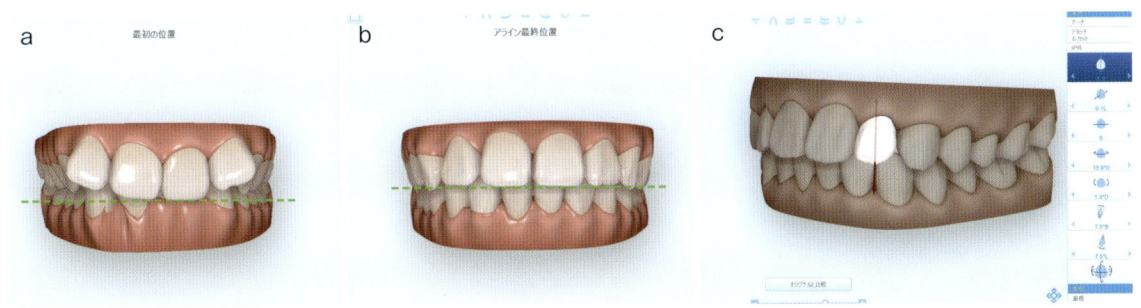

図❺ a、b：治療前後を比較し、オーバーバイトは適切かを確認する。c：「歯牙」のタブで挺出・圧下を任意の位置までカーソルで操作できる

が可能。この際、咬合が正しく設定されていなかったため、提供した新しい写真を参照し、咬合状態を設定し直す必要がある旨を書き添える。

最終位置の確認

最終位置を細かくチェックし、適切な排列となるように修正を行う。3Dコントロールにて自ら操作するか、コメントタブ上で修正事項を記入す

る（図2〜13）。

ステージングと治療期間の確認

歯の移動の経路、順序、スピード、時期は適切か、歯が移動する軌道をよく観察し、不自然な動きや無理な移動がないかを確認する。

アンカレッジを考慮し、動かす歯・動かさない歯を設定できる。とくに抜歯ケースや遠心移動

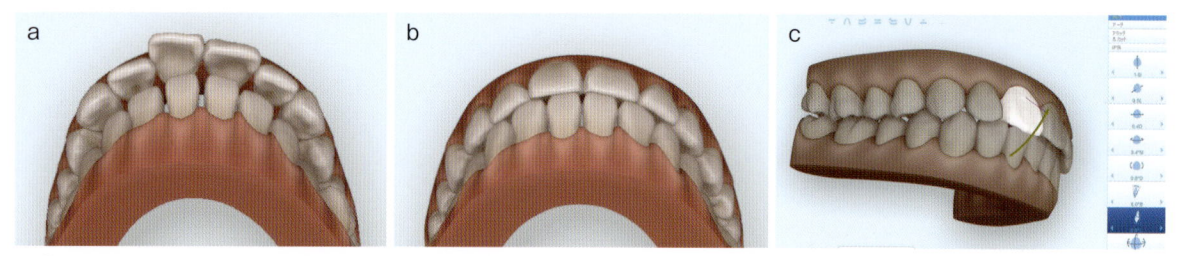

図❻　a、b：上下前歯部が適切なオーバージェット量かを確認する。c：歯冠の傾斜角度を調整する

最初の位置　　　　　先生による最終位置

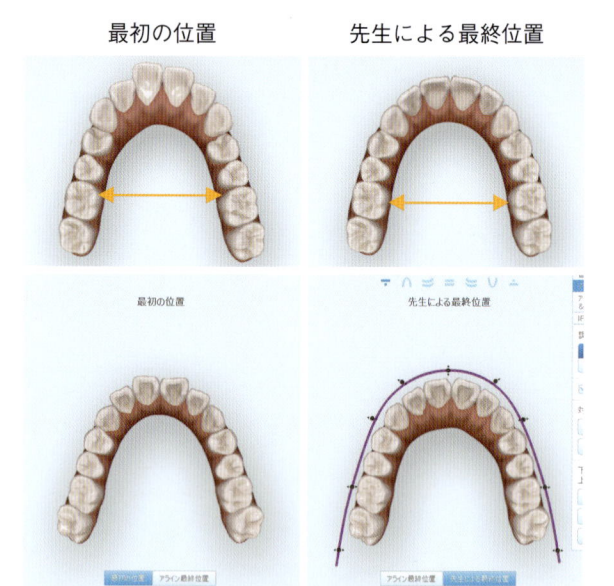

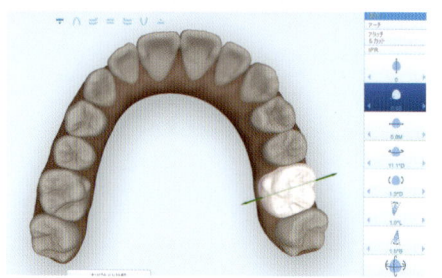

図❽　1〜数歯のインアウトを行う場合は、3D コントロール「歯牙」のインアウトで頬舌的位置を決定する

図❼　歯列弓の拡大量・対称性は適切か、咬合面から見て歯槽骨・歯周組織との調和を確認する。歯列アーチ形態を調整する場合は、3D コントロール「アーチ」タブから上・下顎それぞれ拡大・縮小ができる。部分的、左右対称的、上下顎の調和も合わせて調整可能である

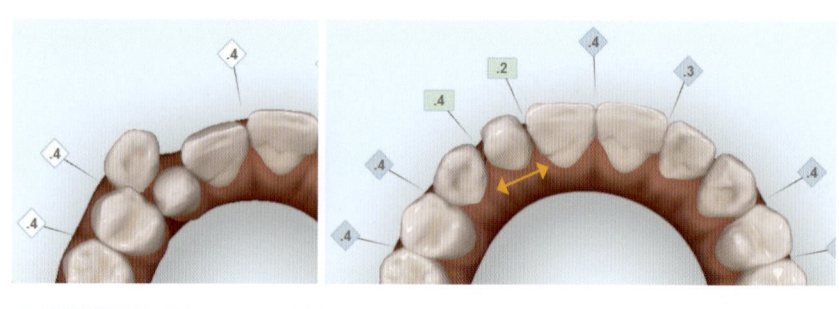

図❾　矯正治療後に補綴修復を予定している場合は、クリンチェック上であらかじめスペースを設定できる

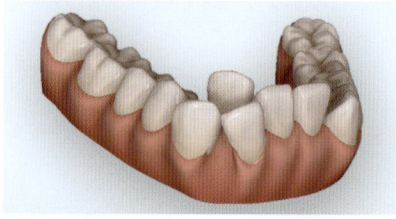
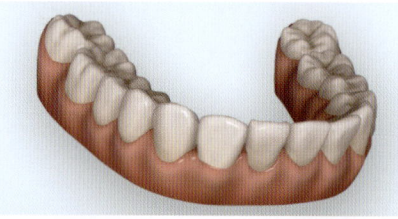

図❿　全体の拡大および唇側傾斜の量に対して、適切な歯周組織のサポートがあるかを確認する。口腔内写真やX線写真を参考に、イニシャルの歯槽骨の形や歯周組織を見て、移動量が適切かを判断する

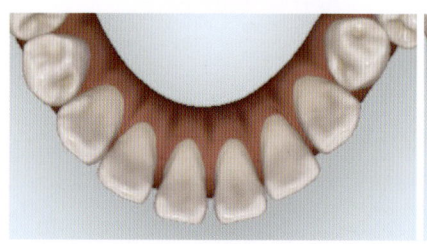
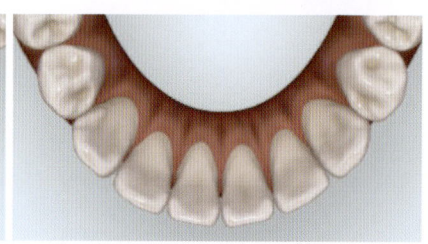

図⓫　空隙閉鎖は適切に行われているかを確認する

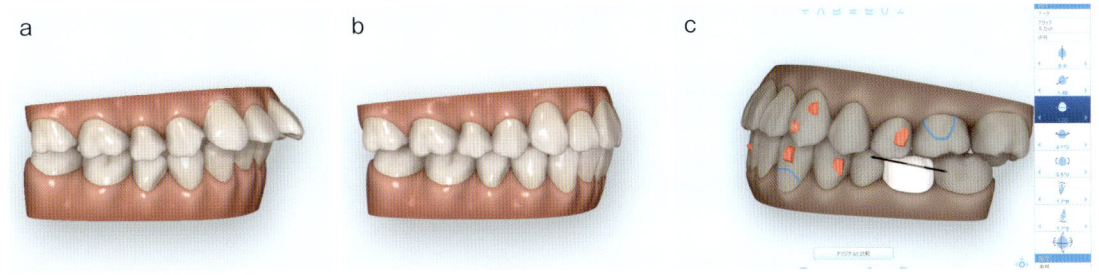

図⑫ a、b：治療前後の上顎と下顎の対合関係は適切か、犬歯関係、大臼歯関係が適切な位置で咬合しているかを確認する。c：歯を近遠心へ移動させ咬合関係を決定する

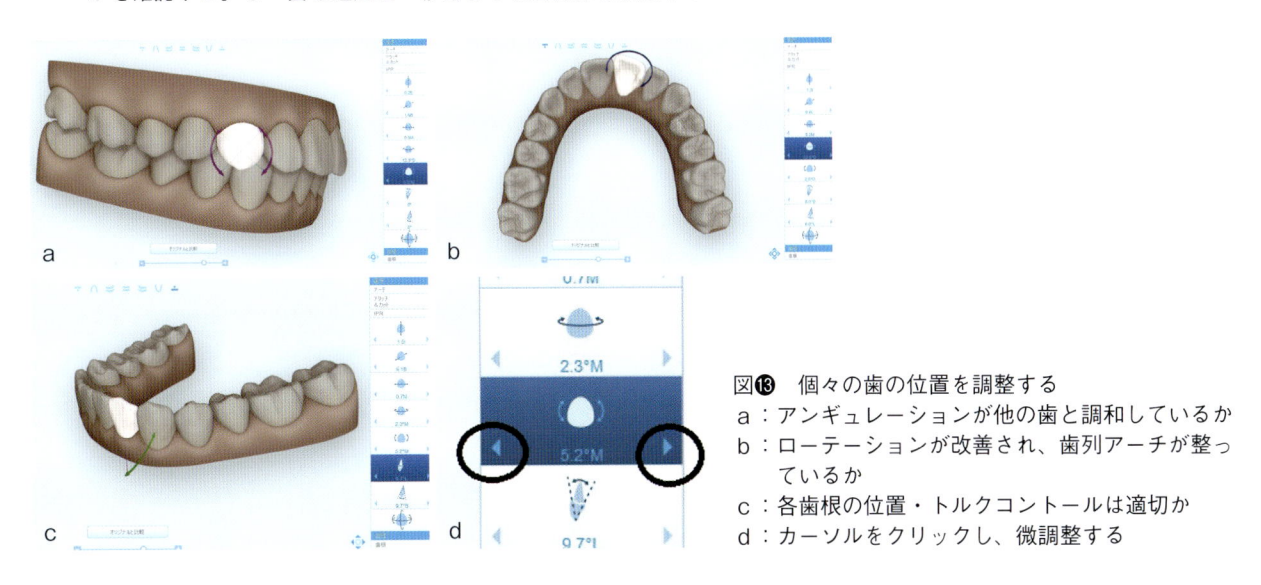

図⑬ 個々の歯の位置を調整する
a：アンギュレーションが他の歯と調和しているか
b：ローテーションが改善され、歯列アーチが整っているか
c：各歯根の位置・トルクコントロールは適切か
d：カーソルをクリックし、微調整する

ケースでは、予測実現性をできるだけ高めることが望ましく、歯を移動させるタイミングや順序をよく考察する必要がある。

おもな３つの歯の移動パターン（ステージング）を図14〜16に示す。

ステージング上に示されるアタッチメントを設置する時期と除去する時期を確認する（図17）。

上下アライナーのステージ数が異なる場合は、パッシブアライナーが設定されているかを確認する（図18）。

アタッチメント、エラスティック用のフック、ボタンカットの設置

①現在アタッチメントが設置されていない歯に、アタッチメント付与の必要はないか
②アタッチメントを他の形状に変える必要がないか
③設置されているアタッチメントに除去希望の歯はないか（修復歯、審美的理由など）

④設置されているアタッチメントの種類・長さ・角度など変更すべきか
の４点を確認する（図19〜22）。

IPR の確認

1．IPR は治療目標に対して適切か

正中線の一致、ディスクレパンシーの調整を目的として0.5mm以内の隣接面切削を組み込むことができる。最終的な拡大量、歯の傾斜移動、遠心移動など、歯の移動のみで達成することが難しい場合に IPR を行う。天然歯部位の切削量選定は慎重に行う。

2．どのステージでどの部位に行われるか

切削器具を使用するため、確実に最大豊隆部を切削できるようなタイミングで IPR を設定する。整列した後の歯冠形態が不自然にならないよう、叢生が強い箇所の IPR はあまり早いタイミングで行わない（図23〜25）。

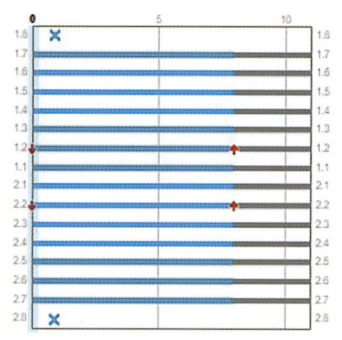

図⓮　同時並行的移動（サイマルテニアスス
テージング）。全部の歯が同時に移動する（エ
ラスティックジャンプによる移動も含まれる）

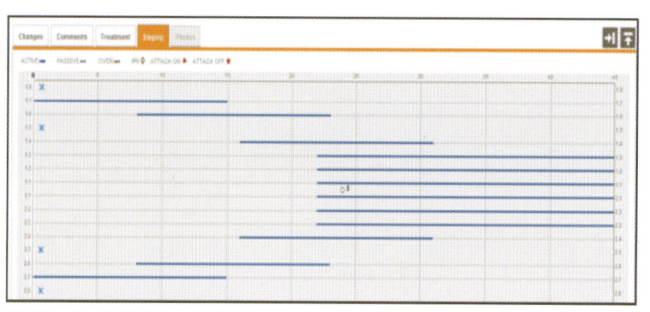

図⓯　順次的遠心移動（シーケンシャルステージング）。大臼歯
から順に遠心へ移動する。たとえば、７番が遠心へ移動される
ときは他の歯は動かさずにアンカレッジとなる

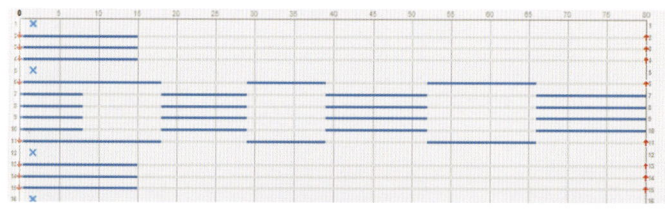

図⓰　フロッグタイプ（抜歯用ステージング）。小臼歯抜歯でよく
用いられるステージング。犬歯と４前歯のリトラクションを交互に
行う移動。ステージ数は多くなるが、アンカレッジコントロールを
強化し、予測実現性を高めるステージングである[1]

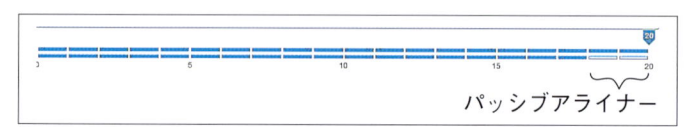

図⓲　上下顎、それぞれのステージ数は適切かを確認する。移動に
必要なステージ数が上下で違う場合がある。移動が終わった後も上
下ともアライナーを装着できるようパッシブアライナーを使用する
設定にしておくことが望ましい

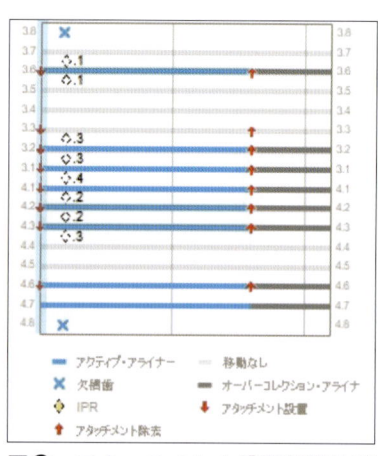

図⓱　アタッチメント設置時期は適
切かを確認する。また、アタッチメ
ントを外すのであれば、そのタイミ
ングを確認しておく

3．IPR 実施に際し、臨床的な問題はないか

　IPR をする歯が天然歯か補綴歯かを確認する。
補綴歯である場合は IPR 量を柔軟に設定可能で
あるが、前歯部であれば反対側の歯との審美的バ
ランスを考慮して切削することが望ましい。

　天然歯の場合は事前に X 線写真で隣接面のエ
ナメル質の厚みを確認することが理想ではあるが、
確認が難しい場合は各歯の平均のエナメル質の厚
みを参考にする。文献によって異なるが、切削可
能なエナメル質量の限界はおおよそ上顎切歯で
0.3mm、下顎切歯では0.2mm、小臼歯と大臼歯では0.6
mmとされている。経験則から、さまざまな著者に
よって、元の隣接面エナメル質の50% 以内であ
れば切削が許容されると考えられている[2~8]。

【参考文献】
1 ）Hiroshi Samoto, Vicki Vlaskalic: A Customized Staging Prodedure to Improve the Predictability of Space Closure with Sequential Aligners. J Clinical Orthodontics, 48 (6): 359-367, 2014.
2 ）Robin NM, John P, Donald J, Nakashima S, Sano H, Bahar A, Hublin JJ, Tanya M: Enamel thickness in Asian human canines and premolars. ANTHOROPOLOGICAL SCIENCE, 118 (3): 191-198, 2010.
3 ）Alexander Marc Johner, Nikolaos Pandis, Alexander Dudic, Stavros Kiliaridisd: Quantitative comparison of 3 enamel-stripping devices in vitro: How precisely can we strip teeth? American Journal of Orthodontics and Dentofacial Orthopedics, 143 (4), 2013.
4 ）Fillion D: Vor-und nachteile der approximalen schme-lzreduktion. Inf Orthod Kieferorthop, 27: 64-90, 1995.
5 ）SheridanJJ, LedouxPM: Air-rotorstrippingandproximalseal ants. An SEM evaluation. J Clin Orthod, 23: 790-794, 1989.
6 ）Stroud JL, English J, Buschang PH: Enamel thickness of the poste- rior dentition: its implications for nonextraction treatment. Angle Orthod, 68: 141-146, 1998.
7 ）Sheridan JJ: Air-rotor stripping. J Clin Orthod, 19: 43-59 1985.
8 ）Boese LR: Fiberotomy and reproximation without lower retention, nine years in retrospect: part I. Angle Orthod, 50: 88-97, 1980.

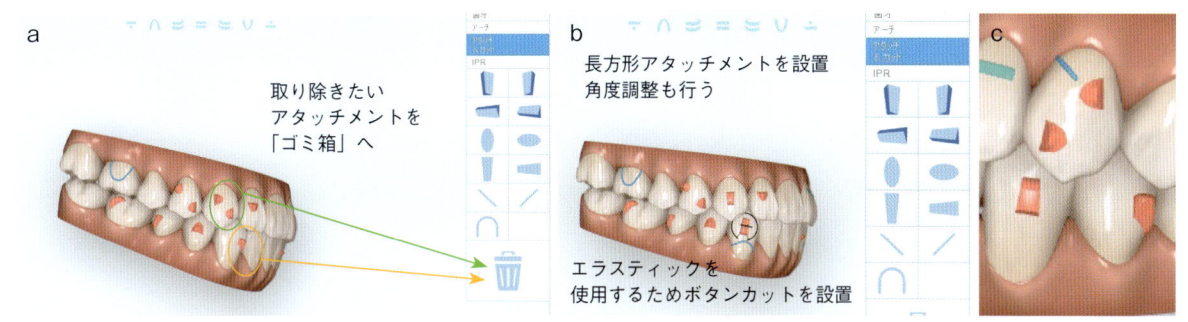

図⑲　a、b：最適アタッチメントは、歯の移動量によって自動設置されてくるものであり、取り除くと３Dコントロール上では設置できない。c：プレシジョンカットは最適アタッチメントと併用可能

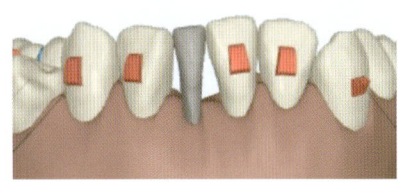

図⑳　抜歯された部位の隣在歯には、長方形アタッチメントを付与することが推奨される。要望があれば抜歯空隙にポンティックを設置することが可能

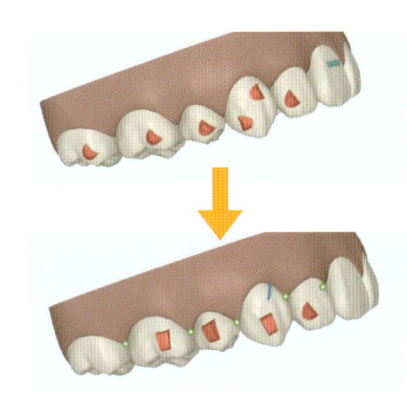

図㉑　小臼歯抜歯症例は、デフォルトでG6のアタッチメントが付与されてくる。G6の機能を使用しない場合、またはアタッチメントを変更したい場合、３～７番のすべてのアタッチメントが取り除かれる。その後に任意のアタッチメントを設置していく

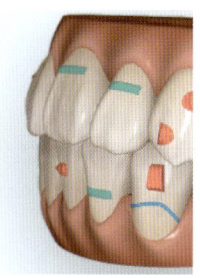

図㉒　パワーリッジの有無、組み込むステージ（タイミング）を検討する。パワーリッジは、前歯のトルクコントロールの移動を行う場合に自動的に組み込まれる。除去もできる

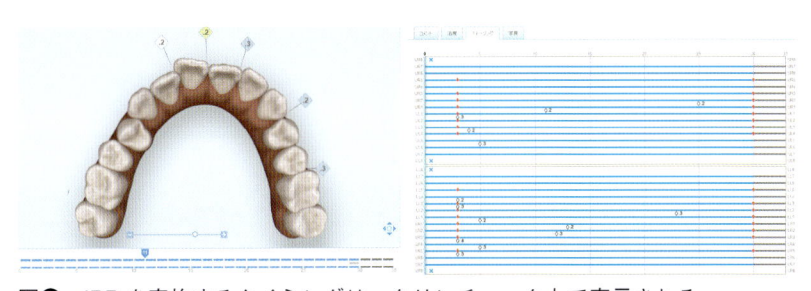

図㉓　IPRを実施するタイミングは、クリンチェック上で表示される

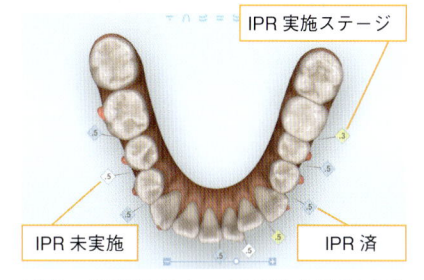

図㉔　各部位においてIPRを実施するタイミングを確認する。指定されたステージ数に到達するまでに実施する（数回に分けて行うことも可）

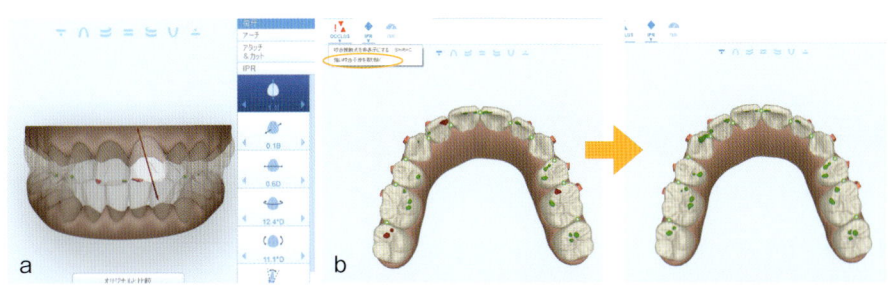

図㉕　最終バイトのチェック。咬合接触点の位置、辺縁隆線の高さを確認する。不必要に強く当たっているところは該当する歯に移動を加える（a）。多数歯におよぶ調整は咬合タブ「強い咬合を除去する」にて、自動調整も可能（b）

3 IPR

佐本 博 *Hiroshi SAMOTO*
東京都・青山アール矯正歯科

IPR（Interproximal enamel Reduction）とは、ストリッピングやディスキングとも呼ばれ、歯の隣接部を削合し、スペースを確保することである（**図1**）。

IPRの目的には、スペース確保、トゥースサイズディスクレパンシー、正中線の改善などがある。

エナメル質限界切削量は、天然歯の部位によって異なる。また、個人差もあるため、平均値を参考に、できるだけ少ない切削量を心がける（**表1**）。

クリンチェックにおいて設定されるIPR量は、バーチャル上で排列された歯が隣接面で重なった余剰分である。歯列形態は、IPRを行った歯冠幅径を想定して作成されている（**図2**）。IPRを行うタイミングは変更することも可能で、叢生がとりきれていない時期に削合すると、本来の歯冠形態を崩してしまうため、IPRの器具が最大豊隆部にアプローチできる時期が望ましい。矯正治療後の歯の形を予測しながら切削を行う（**図3**）。

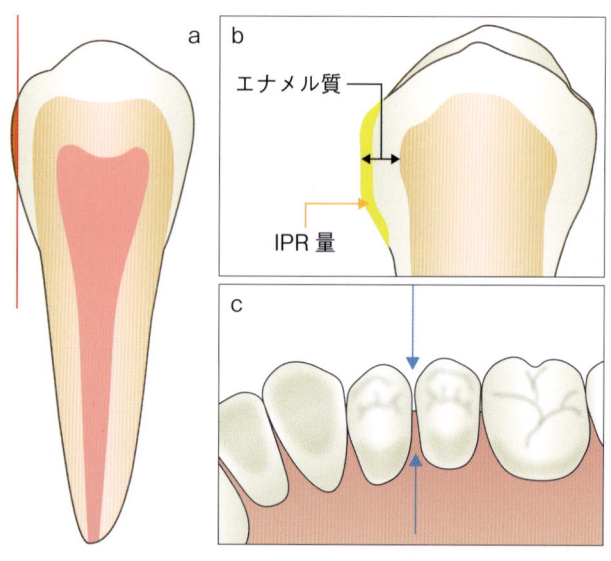
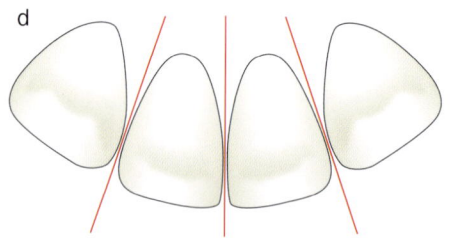

図❶　IPRの注意点
a：許容されるIPR量はエナメル質の半分以下である
b：歯冠形態に沿って切削することが望ましい
c：頬舌側の隅角部の形態を滑らかにする
d：バーを歯軸に平行に動かし、隣接面にバーによる凹凸ができないように注力する

表❶　エナメル質限界切削量（mm）（Fillion D: Apport de la sculpture amélaire interproximale à l'orthodontie de l'adulte（3e partie）. Revue Orthop Dento Faciale, 27: 353-367, 1993より引用改変）

	中切歯		側切歯		犬歯		第1小臼歯		第2小臼歯		第1大臼歯		トータルIPR量
	M	D	M	D	M	D	M	D	M	D	M	D	
上顎	0.3	0.3	0.3	0.3	0.3	0.6	0.6	0.6	0.6	0.6	0.6		10.2
上顎IPR量	0.6		0.6		0.6		1.2		1.2		1.2		
下顎	0.2	0.2	0.2	0.2	0.2	0.2	0.6	0.6	0.6	0.6	0.6		8.6
下顎IPR量	0.4		0.4		0.4		0.9		1.2		1.2		

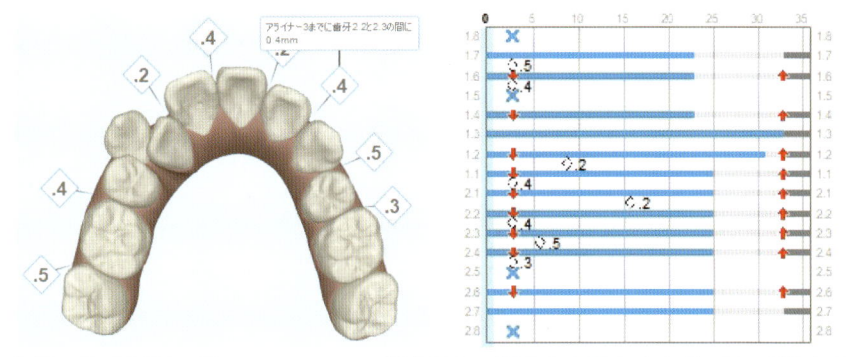

図❷ 治療計画に伴い0.1〜0.5mmの削合量と、削合を完了させる「ステージ数」がクリンチェック上で示される。また、ステージングタブ上に該当する箇所のIPR量が表記される

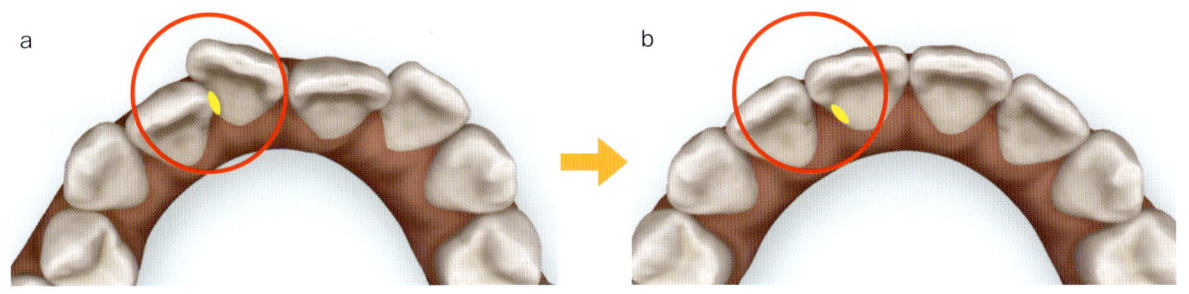

a：早い段階でUR1とUR2の間に「0.5mm」という指示があった場合の例

b：あまり早いステージで削合すると、UR1の舌側面を削合してしまうことになる

図❸ IPRの失敗例

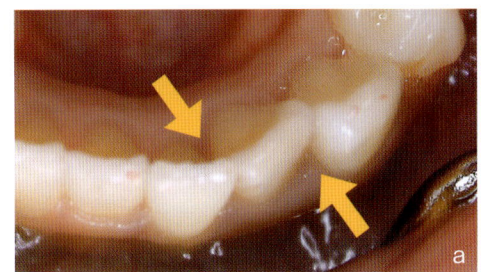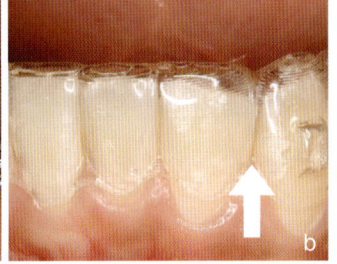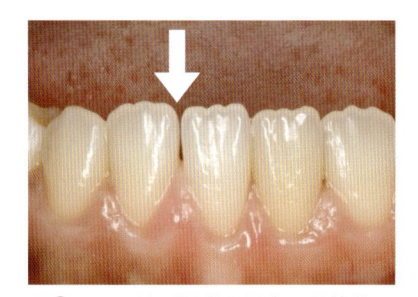

図❹ IPR量が不十分な場合。a：隣接面コンタクトの摩耗により、歯の動きに遅れが生じる。b：結果的にアンフィットの歯は圧下されてしまう

図❺ IPR量が過剰な場合。最終的にスペースが余る可能性もあるため、設定より少なめにIPRする

IPR量が不十分な場合

IPR量が不十分であると、歯の移動のスペースが不足するため、十分な移動ができず、結果的にアライナーがフィットしなくなる。計画どおりに並ばない、根尖方向への圧下が生じるなど、悪影響を及ぼす（図4）。

IPR量が過剰な場合

IPR量が多すぎると、治療の最終段階で空隙が残る（図5）。追加アライナーで改善するか、バーチャルCチェーンを組み込んで対処する。イニシャル、追加アライナーでIPRを設定する際には、合計切削量に十分注意を払い、過剰な切削を防ぐ。

IPR量の設定

クリンチェック上では、過去に行ったIPR量を加味したうえで可能な切削量が表示される。エナメル質の厚み、歯の最終位置、側方拡大量、補綴歯への切削などを考慮しながら切削量を増減させ、適切なIPR量を設定する（図6）。

IPRは、矯正治療後の口腔内環境が清潔に保たれるよう、隣接面形態の形成を慎重に行う。

削合に適した器具を用いて、過剰な切削を行わ

ないよう注意する（**図7**）。拡大鏡などを用いて切削面を観察し、IPR した隣接面は臨床的歯冠形態を考慮しながら滑沢に研磨して仕上げる。

　図8～13に、IPR の手順を示す。

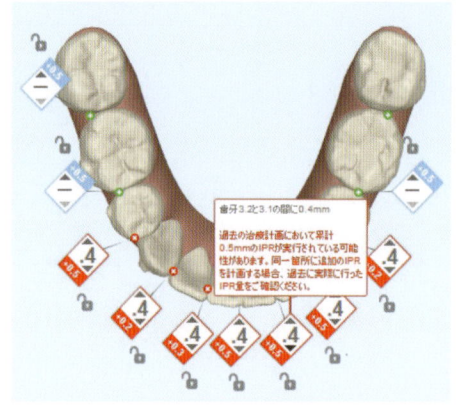

図❻　IPR 量の設定。IPR 量が過剰であった場合、モニター上に警告が表示される

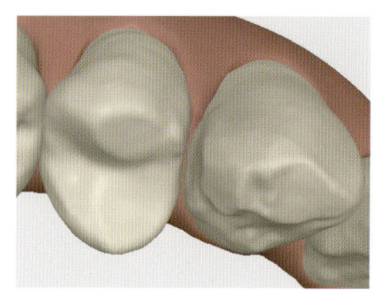

図❼　失敗例。隣接面にバーによるステップが存在する

IPR の手順

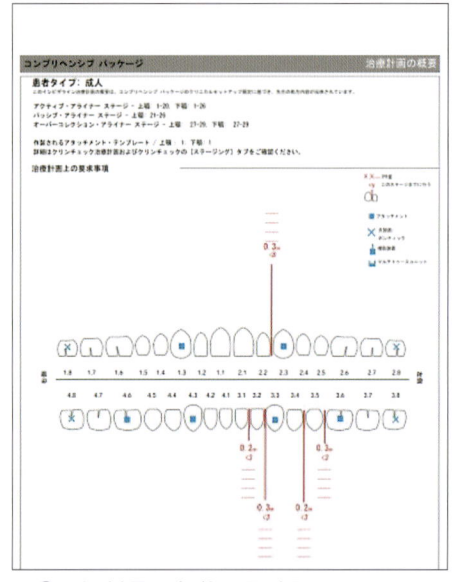

図❽　切削量と部位を再確認する。また、IPR 表に実施した日や IPR 量を記載しておく。切削量が多い場合、何回かに分けて実施してもよい

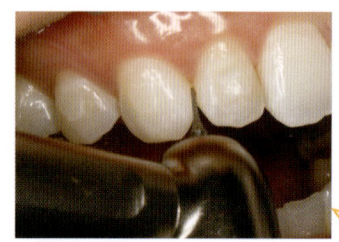

図❾　IPR 量0.4mm以上では、先に極細のダイヤモンドバーでコンタクトポイントを削合する。ステップができるリスクを減少させるために、切削量が多い場合のみ、バーを使用する。コンタクトポイントを削合した後は、オーソファイルを用いて調整する

> **POINT**
> テーパーがつかないように歯軸に平行にバーを入れ、まっすぐに動かし、コンタクトポイントを取り除く。細いバーのため、折れやすい。無理なトルクがかからないよう注意する

オーソファイル：0.1～0.5mm

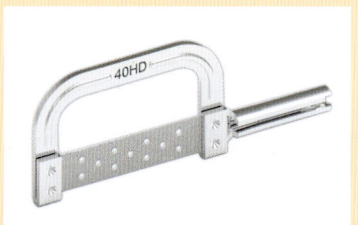

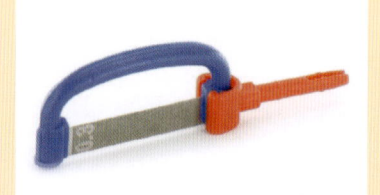

C.C ストリップス（BSA サクライ）　　プロライン（Forest-one）

縦方向に動くコントラアングル（EVA チップ用）を用いて隣接面を形成する。表面はまっすぐ削合され、目の荒いものは形態修正に、細かいものは研磨まで幅広く用いられる

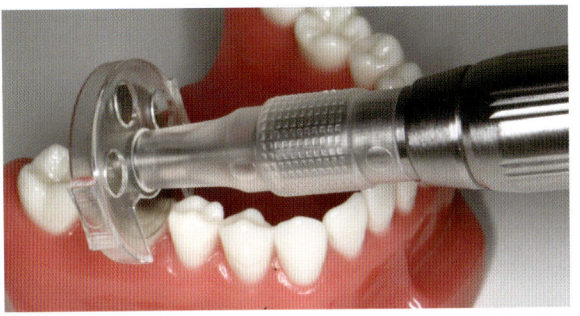

図❿　隣接面がメタルの場合（FCK、In などの補綴物）、ストレートダイヤモンドディスクを用いることがある。歯周組織を傷つけないよう十分注意する

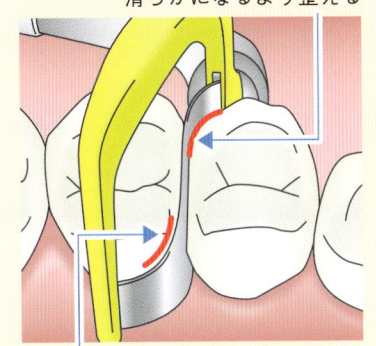

オーソファイルで削合し、隣接面形態を整える

POINT

バーで切削した面は、滑らかになるよう整える

隅角はカーブに沿ってオーソファイルを動かし、角を丸めるように研磨する

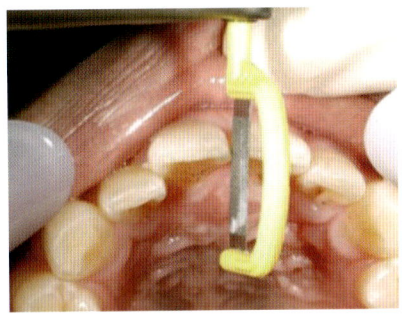

図⓫　0.1mmの削合はメタルストリップス、0.2〜0.3mmの削合はメタルストリップスまたはオーソファイルから開始する。バーでコンタクトを削合している場合は、隣接面形態、隅角を整える
①薄いオーソファイルでコンタクトを落とす
②近心、遠心へ押し広げるように軽く頬側・舌側方向に縦運動させながら広げていく（抵抗が感じられなくなるまで）
③順に厚いファイルに変えてコンタクトスペースを広げていく
④予定のスペースが確保できる手前で順に薄いオーソファイルに戻し、隣接面を研磨する

IPR ゲージ

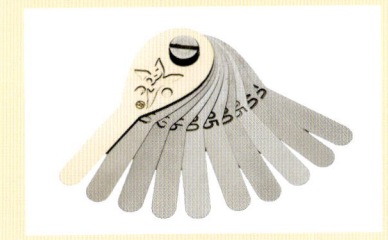

measuring-gauge（Forest-one）

ストリップス：0.1〜0.3mm、最終研磨

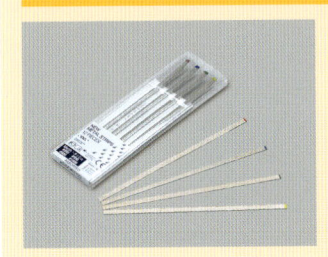

ニューメタルストリップス（ジーシー）

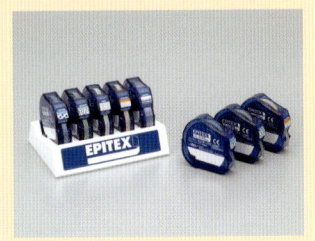

エピテックス（ジーシー）

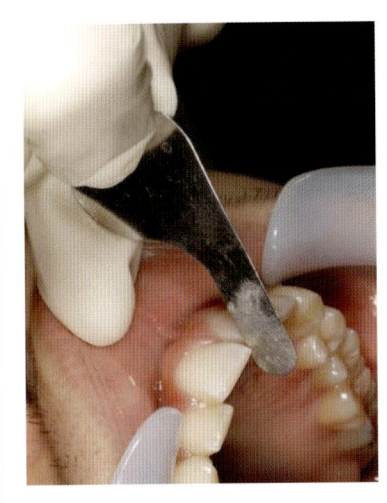

図⓬　途中、IPR ゲージで計測する。歯間空隙内にゲージを挿入し、そのスペース量を測定する。軽く引っ張られる抵抗を感じるまで調整する

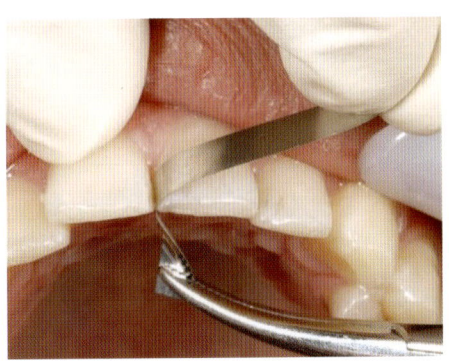

図⓭　微調整・仕上げをストリップスで行う。ゲージで計測しながら微調整し、最終研磨を行い、表面を仕上げる

4 側方拡大／大臼歯の遠心移動／エラスティック、ボタン、プレシジョンフックの設定

佐本 博 *Hiroshi SAMOTO*
東京都・青山アール矯正歯科

側方拡大のポイント

側方拡大は、狭窄歯列の是正や叢生改善を行ううえで用いられる移動の一つである。スマイル時のバッカルコリドーの改善にも有効である。治療シミュレーション作成時に、前方拡大、IPR、遠心移動などを組み合わせて、適切な拡大量を判断する（**図1**）。

拡大量の決定

口腔内診査より、頬側に十分な歯槽骨・歯周組織があるかどうか、臼歯の頬舌側の傾斜角、臼歯の頬側方向への歯体移動の必要性、歯列アーチの左右対称性、臼歯部におけるオーバージェットなどを確認する。

1．歯槽骨と歯周組織の観察

咬合面観から見て、頬側に十分な歯肉と歯槽骨があるかを確認する（**図2**）。頬側歯肉が見えない場合や、歯頸部歯肉が薄く退縮している場合は、積極的な拡大は行えない（舌側傾斜した臼歯は頬側方向へのアップライトに伴い歯槽骨頂へ骨を誘導することがあるため絶対的に禁忌ではない）。

2．歯の傾斜角度と最終位置の確認

狭窄歯列は、歯が口蓋側に位置し、なおかつ内側に傾斜していることがよくある。拡大前の大臼歯の傾斜角度は予測実現性に影響しやすい（**図3**、**4**）。咬合面観の口腔内写真より、アーチフォームと臼歯の頬舌側の歯槽骨幅を確認しながら、拡大後の最終位置をイメージする。咬頭嵌合位の臼歯部のオーバージェットを確認し、過剰な拡大になっていないか、もしくは拡大量が不足していないかを判断する。歯体移動による側方拡大が必要な場合は、頬側の歯肉退縮に注意する。

3．ディスクレパンシーとアーチフォームの調整

叢生量が多いことにより、拡大後もスペースが不足している場合は、遠心移動やIPRを加える。側方拡大量の増加により、前歯部を舌側に移動することも可能である。アーチフォームは左右対称に排列する。IPR量が限界を超える場合や遠心移動が困難な場合は、抜歯の治療計画を検討する。

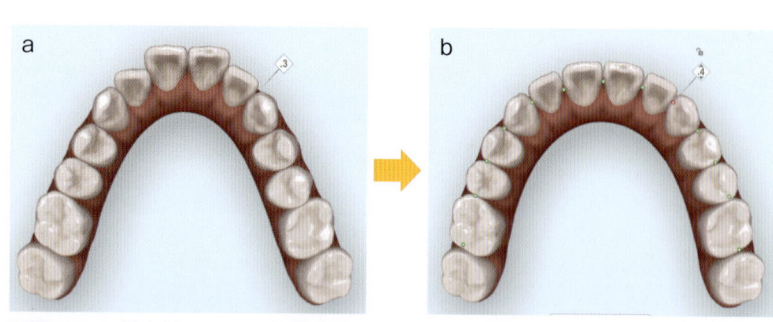

図❶　a：側方拡大前、b：側方拡大後

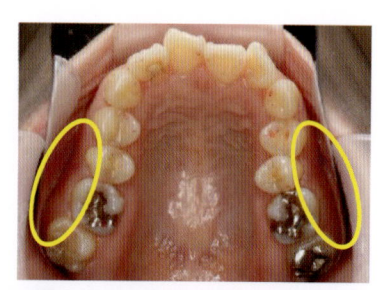

図❷　大臼歯頬側の歯肉の状態を確認する

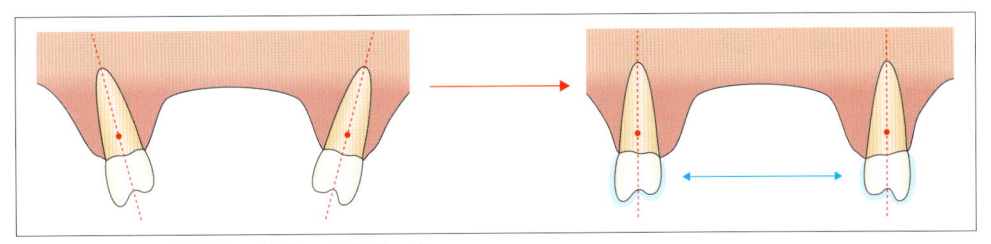

図❸　おもに傾斜移動の拡大は実現性が高い

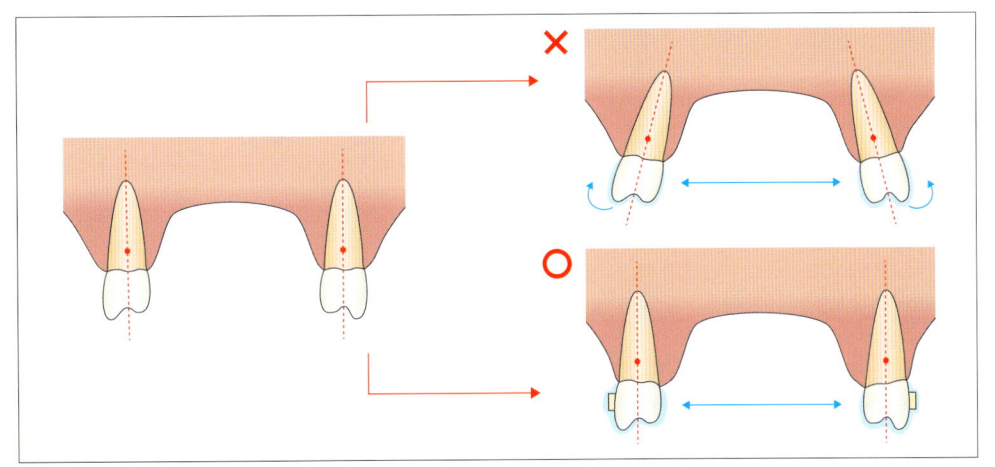

図❹　歯体移動をさせたい場合には、唇側傾斜のリスクがあるため、アタッチメントは不可欠である

歯列弓の拡大 詳細はこちら

- ◉ 犬歯間、小臼歯間および大臼歯間の歯列弓を拡大
- ○ 犬歯間および小臼歯間のみの歯列弓を拡大
- ○ 小臼歯間および大臼歯間のみの歯列弓を拡大
- ○ 拡大せず、歯列弓の形態を確立および維持する

側方拡大 詳細はこちら

- ◉ 片側2mm以下
- ○ 片側2mmを超える

図❺　「治療方針」における設定。歯列弓の拡大の仕方および側方拡大量は、クリンチェック上で自由に変更できる

---

10. 空隙と叢生（アーチレングス・ディスクレパンシー）

空隙
- ◉ 全ての空隙を閉鎖
- ○ 特定の空隙を残す　特定の空隙を変更する

叢生

上顎を改善	主に	必要に応じて	なし
拡大	○	◉	○
唇側傾斜	○	◉	○
ＩＰＲ‐前歯部	○	○	◉
ＩＰＲ‐右側臼歯部	○	○	◉
ＩＰＲ‐左側臼歯部	○	○	◉
下顎の改善			
拡大	○	◉	○
唇側傾斜	○	◉	○
ＩＰＲ‐前歯部	○	○	◉
ＩＰＲ‐右側臼歯部	○	○	◉
ＩＰＲ‐左側臼歯部	○	○	◉

図❻　「処方書」における設定

側方拡大の調整法

1. クリンチェック前に必要な設定

　ドクターサイトの「治療方針」（**図5**）で、臼歯部歯列弓拡大の基本方針をあらかじめ設定できる。「治療方針」はドクターの大まかな指針であり、症例ごとに提出する処方書にて移動方針を指示する。さらに、クリンチェック上で細かく修正を行う。

　「処方書」（**図6**）の叢生の項目から、排列オプションを選択する。拡大は叢生改善のための一つの方法であり、大きく拡大を組み込む場合は「主に」を選択し、他の移動と組み合わせていくのであれば「必要に応じて」を選択する。まったく拡大を組み込まず、他の移動を優先させる場合は「な

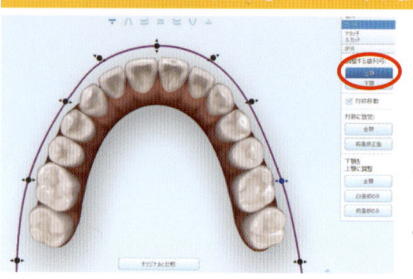

- 対称移動の☑は、カーソルを拡大方向へ移動させると左右側ともにアーチが拡大される
- ☑を外すと、カーソルで移動した方向のみ移動する

②アーチの自動調整が必要であれば、対称に設定。「全顎」か「前歯部正面」を選択する

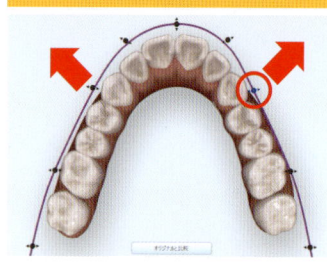
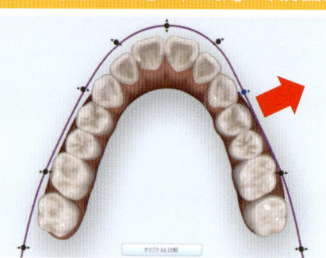

③先に上顎アーチを調整した場合、下顎を上顎に合わせて自動調整できる

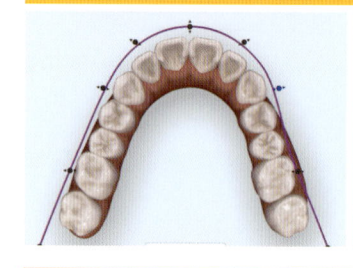
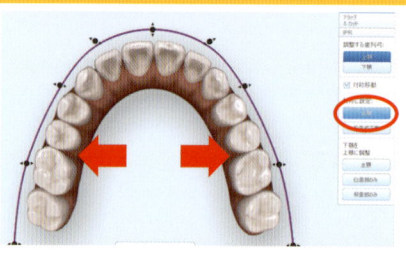

- 下顎を上顎に調整する部位を「全顎」、「臼歯部のみ」、「前歯のみ」から選択する
- 先に下顎アーチを調整した場合、下顎アーチに上顎を合わせることも可能

④修正したアーチ形態にあわせて、対顎のアーチ形態やバイト接触点が自動調整される

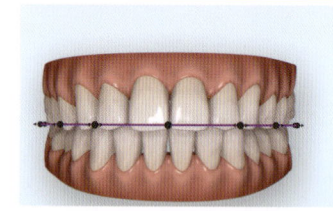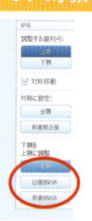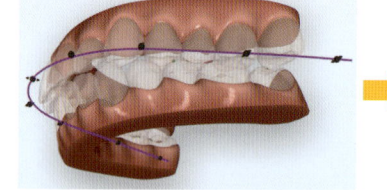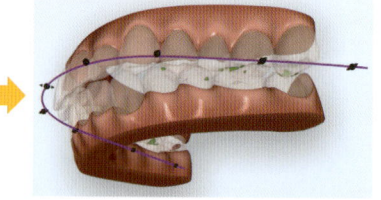

図❼　クリンチェックでの調整法の流れ

し」を選択する。使用するオプションが指定されていない場合は、ソフトウェアにより、唇側傾斜、拡大、IPR の順に計画される。

　その他、特別に移動に関して反映させたい事項があれば、特記事項の欄に記載する。

2．クリンチェックでの調整法（図7）

　3D コントロール「アーチ」から、任意のアーチに変更できる。クリンチェック上で口腔内写真をモニタリングしながら作業することが望ましい。インプラントが埋入されている場合は移動できないため、注意が必要である。埋伏第3大臼歯がある場合は、側方拡大を阻害することがあるので注意する。

大臼歯の遠心移動のポイント

　Ⅱ級の大臼歯関係を改善する目的で上顎大臼歯遠心移動を計画する場合、事前に非抜歯による計画が正しいかどうか、遠心移動が実現可能かどうかの入念な診査・診断が必要になってくる。さまざまな要素によって診断が異なるため、最終的な治療計画の決定はクリンチェック作成後に判断することを推奨する。左右側の大臼歯関係がエンドオン（Half Unit）Class Ⅱであるのかフル（Full）Class Ⅱであるのか、もしくはその中間であるか

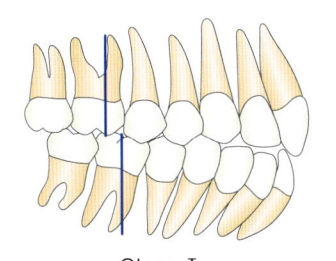
Class I

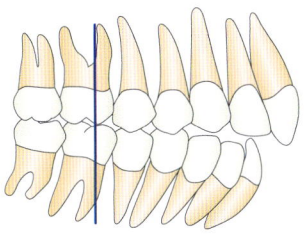
Half Unit Class II

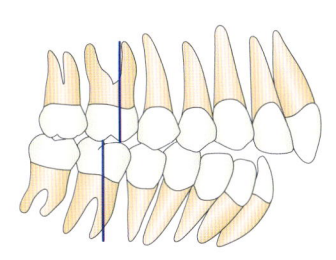
Full Class II

図❽　初診時における大臼歯関係

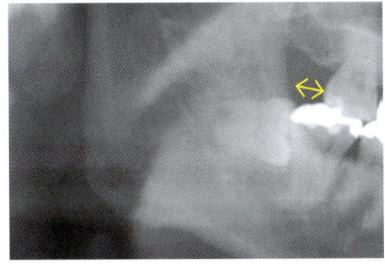

図❾　第2大臼歯の遠心部に遠心移動が可能なスペースがあるか確認する

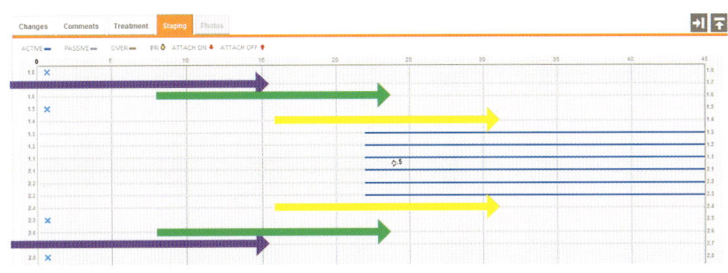

図❿　順次的遠心移動のステージング

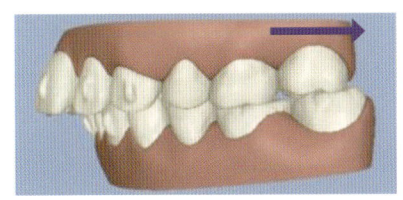

図⓫a　第2大臼歯が遠心へ移動する

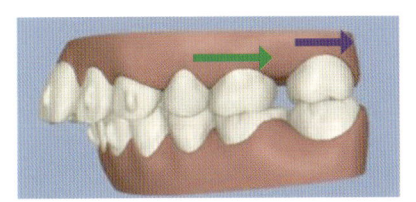

図⓫b　次に第1大臼歯の移動が開始

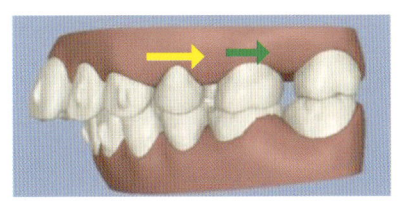

図⓫c　小臼歯の移動が開始

によって遠心移動法の選択も変化してくる（図8）。パノラマX線写真による大臼歯遠心移動域があるかどうか、口腔内を触診して第2大臼歯遠心部に頬筋、翼突下顎縫線が強く当たっていないかなど、入念に確認する必要がある（図9）。

大臼歯遠心移動法

1. シーケンシャル（順次的遠心移動）

　シーケンシャル移動は第2大臼歯から順次タイミングを変えて遠心移動させていく方法である。アライン・テクノロジー社デフォルトの遠心移動法であり、歯の移動が分けて行われるため、エラスティックジャンプよりステージ数は多くなる（図10）。順次的に動かすことでより固定源を確保しやすいため、確実な移動が可能となり、遠心移動量が多い場合に用いられることが多い（推奨移動量2〜4mm）。

　第2大臼歯のみが遠心方向へ移動し、他の歯は固定源としてクリンチェック上は動かない。第2大臼歯が数ステージ移動したら、続いて第1大臼歯の移動が開始される。第2大臼歯の遠心への移動が終わると、小臼歯の遠心移動が開始される。この間前歯は動かない設定になっている（図11）。

　しかし、アライナーの中で起こる歯の動きは、臼歯部が遠心に移動する反作用として、前歯が前方に押される力がかかっていることになる。この反作用の動きをなくし、最大限臼歯部を遠心に移動させるために顎間エラスティックの使用が必須となる。

　大臼歯の移動が終わると、臼歯関係はI級関係を達成できている。犬歯付近にスペースが確保され、臼歯部を固定源として前歯がリトラクションされる。クリンチェック上では、臼歯部はアンカレッジとして動かさない設定になっている。しかし、実際には、前歯がリトラクションされる力の反作用として、臼歯部が近心に牽引される。せっ

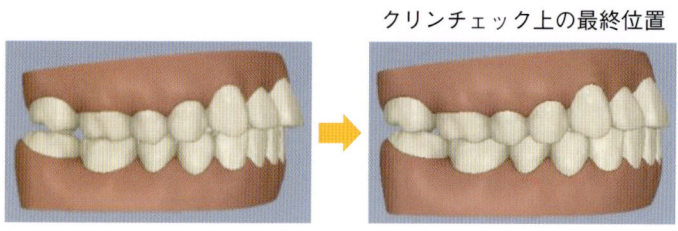

クリンチェック上の最終位置

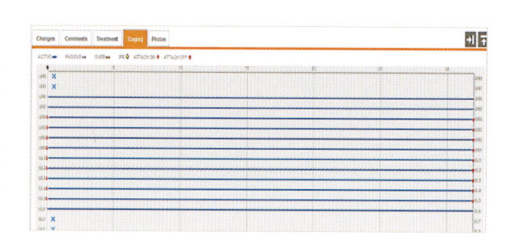

図⓬　同時並行のステージング

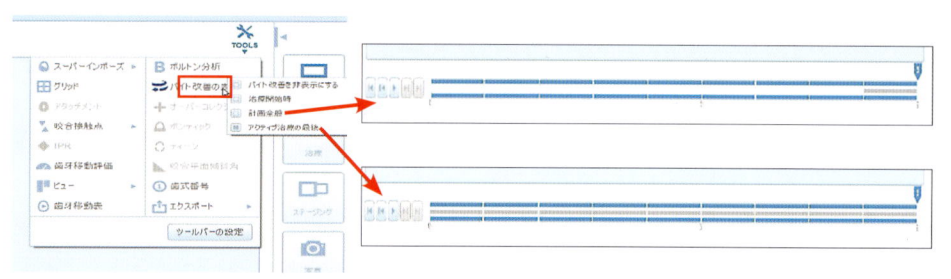

図⓭　クリンチェックの Tools バーより移動の見え方を変更できる

かく確立した大臼歯関係を崩してしまうことを防止するために、顎間エラスティックの使用を続ける。

　大臼歯の咬合関係や、遠心移動量、アンカレッジコントロールに応じて歯の移動開始のタイミングや、ステージングを変えることも可能である。

2．エラスティックジャンプ（バイトジャンプ）

　大臼歯から順次的に遠心に移動するシーケンシャル移動に対して、エラスティックジャンプはすべての歯の移動を「同時並行的」に行うことが特徴である（図12）。

　以下に示すさまざまな用途で使用される。下顎骨の前方成長を予想して治療計画を立てる場合、中心位と中心咬合位に差がある場合、歯列全体の移動を期待して治療計画を立てる場合などがある。

▍顎間エラスティックの使用は1日中

　上顎全体の遠心移動を期待して行う場合、エラスティックジャンプはその名のとおり、顎間エラスティックの力がアライナーから歯に加わることにより歯列全体が後方へ動かされる。

　クリンチェック上では、最終ステージでジャンプするように見える。この移動量を確認しておく

プレシジョンフック
- 近心および遠心のフック加工により、ボタンを設置することなくエラスティックの使用が可能
- 犬歯および臼歯の頬側に設定が可能

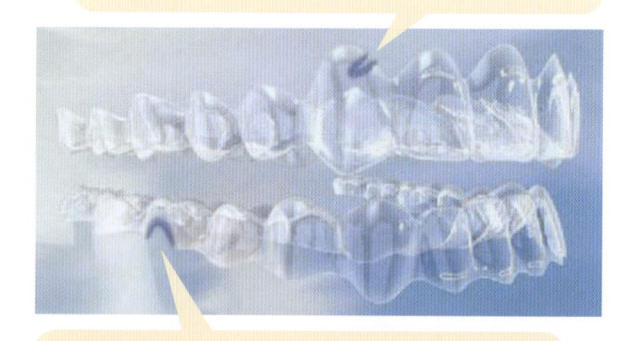

ボタンカット
- 歯に接着されるボタンに対応
- 犬歯、小臼歯、大臼歯の頬側または舌側に設定が可能

図⓮　プレシジョンフックとボタンカット

（デフォルトでの移動量目安は2mm以内）。

　一般的に、同時並行的移動を行うエラスティックジャンプのほうが遠心移動よりステージ数は短く設定される。しかし、エラスティックジャンプで示されるステージ数は、最終的な治療期間を反映しているものではない。

　顎間エラスティックの使用は1日中、アライナーと合わせて使用するように患者指導する。実

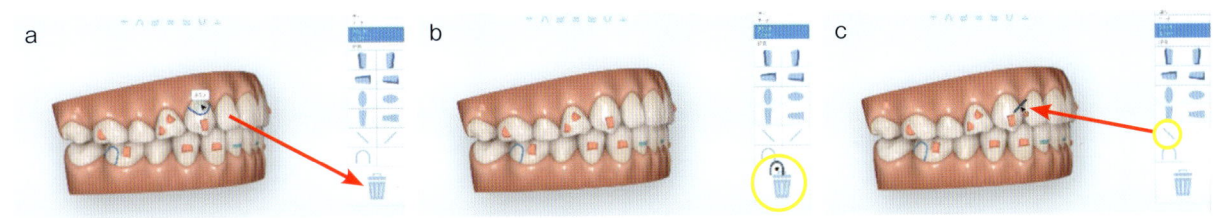

図⓯　ボタンカット部分をクリックしながらゴミ箱に移動させるとボタンカットが取り除かれる（a、b）。プレシジョンフックを設置する場合、クリックしたまま該当する歯へカーソルを移動させる（c）

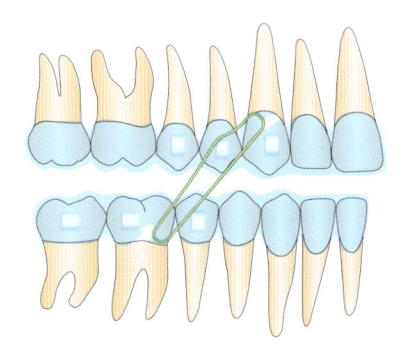

図⓰　プレシジョンフックを設定する場合、エラスティックによるアライナーの浮きを防止する目的でアタッチメントを設置する

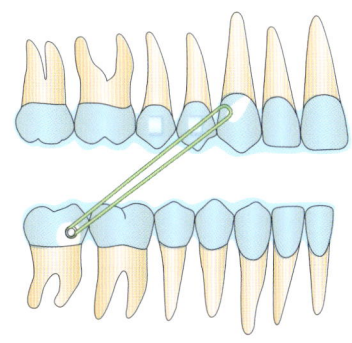

図⓱　下顎の第2大臼歯から牽引する場合、エラスティックをかかりやすくする目的でボタンカットにする

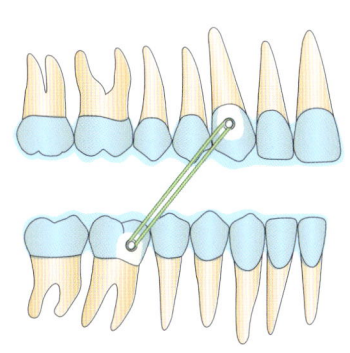

図⓲　歯の挺出やフィッティングの改善を同時に行いたい場合にプレシジョンフックからボタンカットに変更する場合がある

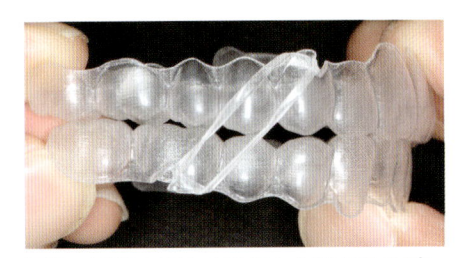

図⓳　下顎の第1大臼歯と上顎犬歯のプレシジョンフックからⅡ級エラスティックをかけている

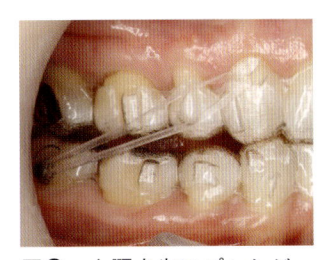

図⓴　上顎犬歯にプレシジョンフック、下顎第2大臼歯にボタンがセットされている

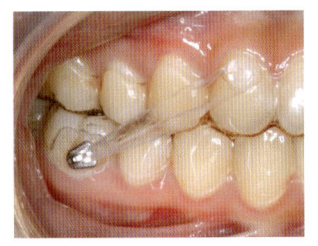

図㉑　アライナーが浮き上がる場合、上下ともボタンカットにすることも有効である

際の移動は顎間エラスティックを作用させている時間にゆっくりと遠心へ移動していく。クリンチェックのToolsバー「バイト改善の表示」を切り替えると「クリンチェック上の最後の1ステージで動きを組み込む」、「全ステージに動きを組み込む」とクリンチェック上での移動の見え方を変えることができる（**図13**）。

プレシジョンフック・ボタンカットの設定

　アライナーに顎間エラスティックをかけるためのプレシジョンフックやボタンカットをあらかじ

め設定できる（**図14**）。

　クリンチェック画面上での修正例を**図15**に示す。修正画面の「アタッチメント＆カット」タブを開き、ドラッグアンドドロップで、設置と除去の切り替えができる。

　上顎遠心移動では、犬歯にプレシジョンフック、臼歯部にプレシジョンフックまたはボタンカットを設置することが多い。プレシジョンフックを設置する場合、アライナーにエラスティックをかけるため、浮き上がり防止のためにアタッチメントも合わせて設置することを推奨する（**図16～21**）。

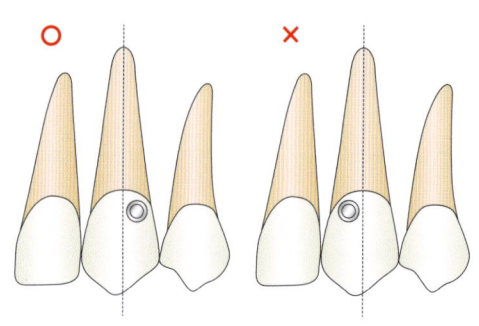
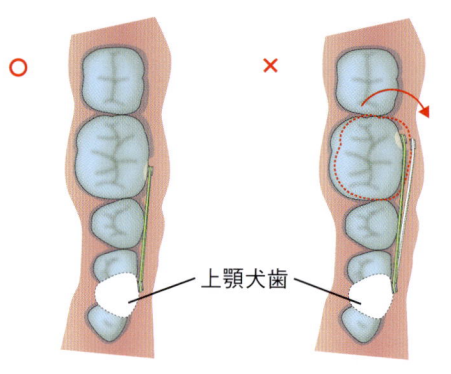

図㉒　上顎犬歯にボタンを設置する場合は、ローテーションを防ぐ目的でやや遠心よりにセットする

図㉓　下顎の大臼歯にボタンを設置する場合は、ローテーションを防ぐ目的でやや近心よりにセットする

上顎犬歯

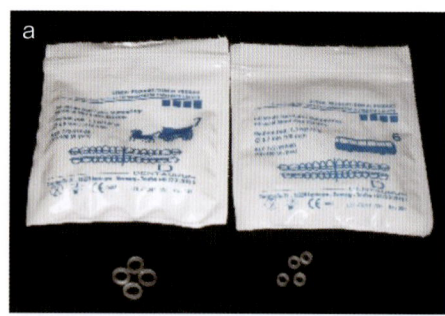
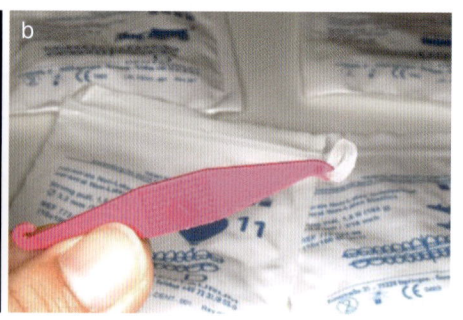

図㉔　エラスティック
a：エラスティックのサイズや太さにはさまざまな種類がある。かける位置や場所で調節する
b：患者がエラスティックをかけづらい場合は、補助器具を使用してもらう

ボタンの設置箇所

　ボタンの設置箇所を**図22**に示す。上顎犬歯からⅡ級エラスティックをかける場合、ボタンを近心寄りにつけると遠心ローテーションしてしまうことがある（**図23**）。ボタンは歯頸部のやや遠心寄りにセットする。下顎大臼歯も同様に、不要な近心ローテーションを予防するため、ボタンは歯頸部やや近心寄りに設置する。

顎間エラスティックの使い方と指導法

　アライナーの使用と同様、顎間エラスティックは患者の協力が必要となり、顎間エラスティックが使用できないと期待した動きが達成できない。
　患者に顎間エラスティックの必要性を十分に理解してもらうことがとても重要である。歯科医師は、治療計画説明時にしっかりと患者の理解を得ることに注力する。クリンチェック上で歯の動きを見てもらい、その歯の移動に必要な力のかかり方をイメージしてもらう。
　患者が自宅でスムーズに使用できるよう、装着練習を入念に行う。患者に合わせて指の使い方、エラスティックを引く方向をアドバイスする。使い方に慣れるまでは、サイズの大きなエラスティックで自信をつけるのも有効である。指が届かない場合には、補助器具を使う（**図24**）。

顎間エラスティックのサイズと強さ

　アライナー矯正の場合、エラスティックの力がアライナーを通してすべての歯に分散するため、比較的強い力で使用することを推奨する。プレシ

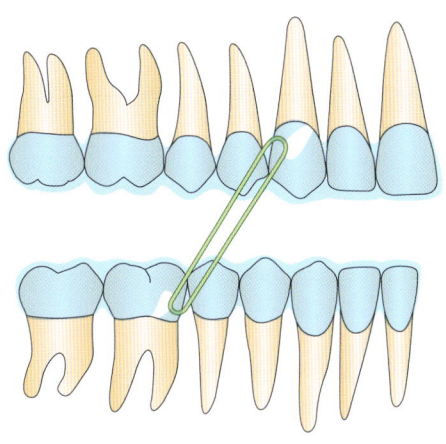
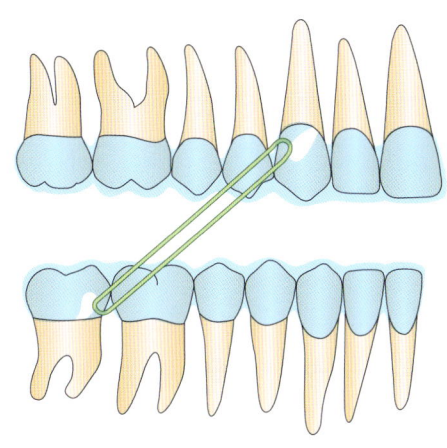

上顎3〜下顎6
強さ：1.6〜2.9N（約160〜290g）
直径：3/16inch（4.8mm）

上顎3〜下顎7
強さ：2.2〜3.7N（約220〜370g）
直径：3/16inch（4.8mm）

図㉕　顎間エラスティックのサイズと強さ

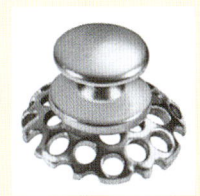

TOMY リンガルボタン
（リンガルアタッチメント）
ベースがメッシュ上になっているため接着性が高い。審美的な問題のない大臼歯部や舌側に適している

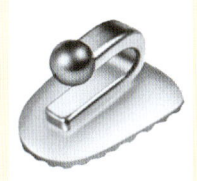

TOMY アンテリアクロスフック
フック状になっているため、顎間エラスティックがかけにくい第2大臼歯部に有効

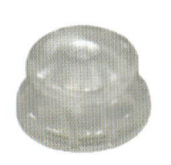
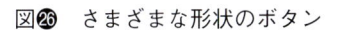

TOMY プラスチックリンガルボタン
審美性に優れているため犬歯や小臼歯部に適している

図㉖　さまざまな形状のボタン

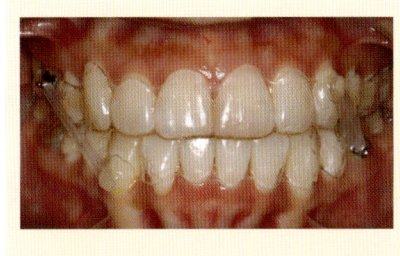

ミッドライン改善のための顎間エラスティック
上顎のミッドラインを左側に、下顎のミッドラインを右側に移動するために左右側にそれぞれ反対方向の顎間エラスティックを使用している（右側Ⅲ級・左側Ⅱ級エラスティック）

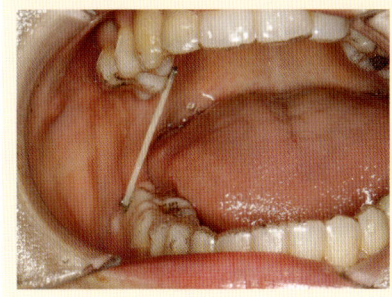

交叉エラスティック
クロスバイト（交叉咬合）を改善するための補助的矯正力として、交叉エラスティックを使用する。上顎口蓋側と下顎頬側にボタンを設置した

図㉗　他のエラスティックの使用法

ジョンフック、ボタンカットの設置位置は、かけたい強さ・歯の形態・審美性・かかるベクトルに応じて使い分ける。距離に合わせて適切な力がかかるエラスティックのサイズ・強さを選択する（図25）。

顎間エラスティック使用により顎関節に症状が認められた場合は、エラスティックの強さを減少するか、使用を中止して経過観察する。顎関節症状が改善されない場合は、顎間エラスティックの使用を中止して、矯正用アンカースクリューから

の牽引を検討する。

さまざまなボタンと活用法

さまざまな形状と審美性のボタンが存在するが、エラスティックをかける方向や歯の部位によって適切なものを選択する。使用するエラスティックの太さによってかかりやすさが異なるので、あらかじめ使用するエラスティックを決定してから適切なボタンを選択する（図26、27）。

5 アタッチメント

佐本 博 *Hiroshi SAMOTO*

東京都・青山アール矯正歯科

アタッチメントとは

　アタッチメントとは、歯を効率的に動かすために歯面に装着されるコンポジットレジンである。クリンチェックで計画された形状のものを、テンプレートを用いて歯にセットする（図1、2）。

　見た目は、歯の表面に付いている白いボッチで、さまざまな歯の移動を補助する役割がある（表1）。

　クリンチェック作成時に歯の動きに合わせてアライン・テクノロジー社が推奨するアタッチメントが自動的に設置されるが、治療計画に応じてさまざまな目的で設置する必要があるため、最終的にどのアタッチメントを選択するかは術者の判断に委ねられている（表2）。

1. 従来型アタッチメント

　従来型アタッチメントは、長方形、傾斜つき長方形、楕円形などの規則的な形をしており、クリンチェック上で任意の場所に設置や除去が可能である（図3）。クリンチェック3Dコントロール上では、縦・横方向だけでなく、長さ、厚み、傾斜角度や回転軸を自由に操作できる。また、プレシジョンカットとの併用が可能である。

長方形アタッチメント：近心・遠心的傾斜改善や近心・遠心移動、またアライナーの保持などで設置が推奨される

傾斜つき長方形アタッチメント：トルク付与、挺出移動で設置が推奨される

楕円アタッチメント：歯冠長の短い歯のアライ

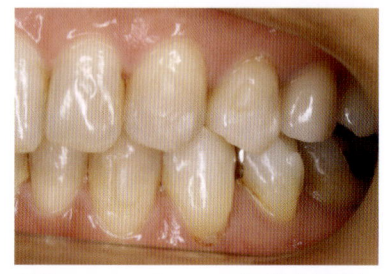

図❶　アタッチメント（口腔内写真）

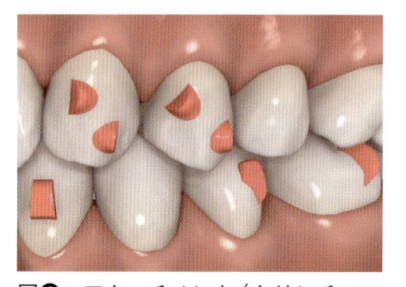

図❷　アタッチメント（クリンチェック上）

表❶　アタッチメント付与のチェックポイント

・ローテーションやトルクの改善
・挺出
・圧下
・アライナー保持
・アップライト

表❷　アタッチメントを設置する目的

・挺出や捻転、歯体移動などの難易度の高い移動に必要なフォースを与える
・凹凸の少ない歯冠形態の歯のアライナーによる把持力を強化する
・圧下させる歯の反作用により、固定源のアライナーが浮かないようにする
・スペース閉鎖時に、固定源の歯が反作用で傾斜しないようにする
・顎間エラスティックにより、アライナーが浮かないようにする

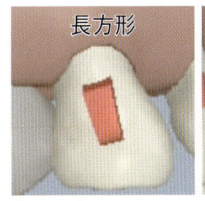 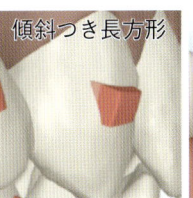 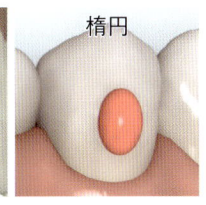

長方形　　傾斜つき長方形　　楕円

図❸　従来型アタッチメント

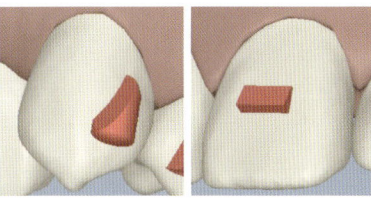 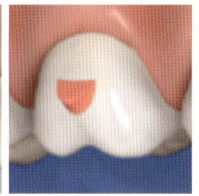

図❹　最適アタッチメント

ノンアクティブ
サーフェス（隙間）

アクティブ
サーフェス
（隙間なし）

図❺　最適アタッチメントの構造

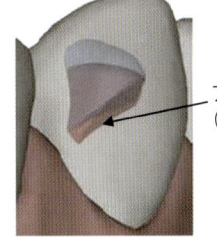

アクティベーション
（ここに力をかける）

図❻　アライナーから最適アタッチメ
ントに力が加わる

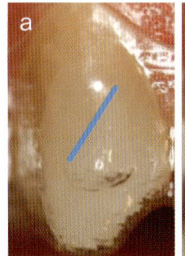 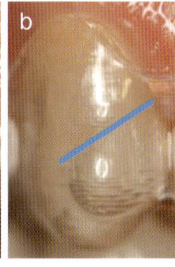

a　　b

図❼　歯面の最適アタッチメント
とアライナーのアタッチメントは
形状が異なる。a：テンプレート
の角度。b：アライナーの角度

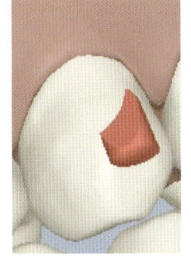

図❽　回転用ア
タッチメント。
回転量が5°以
上の場合に設置
される

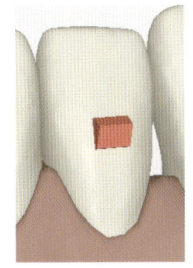

図❾　挺出用ア
タッチメント。
挺出量が0.5mm以
上の場合に設置
される

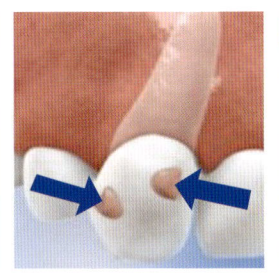

図❿　ルートコントロー
ル用最適アタッチメント。
2つのアタッチメントに
加わるフォースが歯の移
動に適したモーメントを
生み出す。歯軸傾斜に応
じて中切歯、犬歯、小臼
歯に設置される

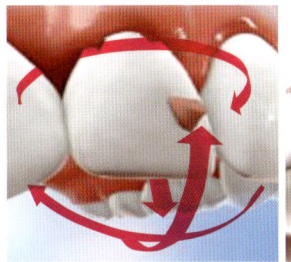

図⓫　マルチプレーン最適機能

ナー保持やローテーション改善での設置が推奨さ
れる

2．最適アタッチメント

　最適アタッチメントは、歯冠形態と3次元的移
動に合わせて歯に固有な形・デザイン・大きさに
カスタマイズデザインされたものが自動設置され
る（**図4**）。一度除去すると、クリンチェックコ
ントロール上にて自分では設置できない。

　アライナーの「アクティブサーフェス」は、歯
面の最適アタッチメントの「アクティブサーフェ
ス」にしっかりと接し、歯の移動に必要なフォー
スを生じる。したがって、「アクティブサーフェ
ス」の面には隙間がない。「ノンアクティブサー
フェス」には意図的な隙間がクリアランスとして

設けられ、不要なフォースが生じないようになっ
ている（**図5**）。

　歯面の最適アタッチメントが、アライナーのア
タッチメントと異なる形状をしており、「アクティ
ベーション（力をかけること）」が作用するよう
に設計されている（**図6**）。つまり、歯面の最適
アタッチメントは、わずかにアライナーのアタッ
チメントよりオフセットされた位置でテンプレー
トによって設置される（**図7**）。

3．その他の最適アタッチメント

　その他の最適アタッチメントを**図8〜13**に示
す。**図11**は、上顎側切歯の挺出が回転および歯
冠傾斜を伴う場合、コントロールを向上させるた
めにデザインされた機能である。

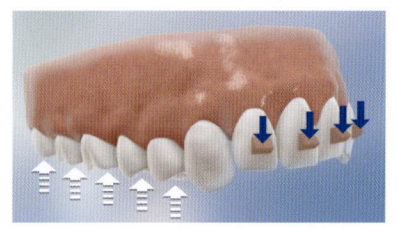

図⑫　マルチトゥース挺出最適アタッチメント

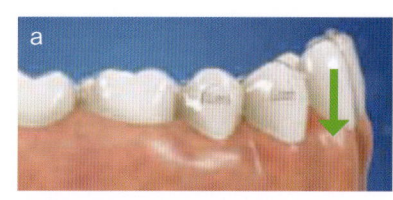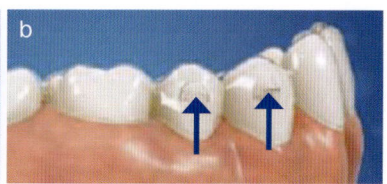

図⑬　過蓋咬合用最適アタッチメント。a：前歯部は圧下のみ行われ、小臼歯は前歯のアンカー目的のためにアタッチメントが設置される。b：小臼歯の挺出と前歯の圧下を同時に組み合わせることもできる

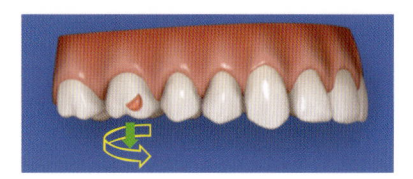

図⑭　大臼歯回転挺出用最適アタッチメント

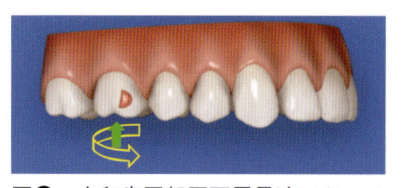

図⑮　大臼歯回転圧下用最適アタッチメント

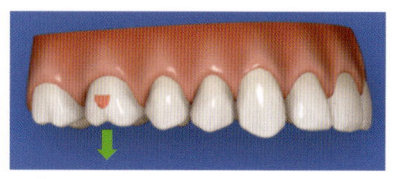

図⑯　大臼歯挺出用アタッチメント

唇側アタッチメントのアクティブサーフェスは、側切歯に対し挺出方向へのフォースを伝えると同時に回転や傾斜を行うよう方向づけられている。アライナーには「プレッシャーポイント」が舌側に設置され、多面的移動のコントロールのための第二のフォースが加えられる。

図12は、前歯部オープンバイトの治療に用いられる。前歯に設置されたアタッチメントがユニットで挺出方向へ、また臼歯部に圧下方向へアライナーから力が加わることで連動し、オープンバイト改善を行う仕組みである。

独自に開発されたソフトウェアにより、歯の移動を分析し、必要とされる最適なフォースシステムを決定する。個々の歯のサイズ・形状・位置に基づき、最適なアタッチメントと機能を決定し設定される（図13）。

大臼歯の最適アタッチメント

大臼歯の回転用アタッチメントは、SmartForce機能として作用する。クリンチェック上に設置したり、アタッチメントデザインを自ら行う必要はなく、移動様式に合わせて自動的に設置される（図14～16）。

- 十分なスペースがあれば、プレシジョンカットの設置が可能である
- デフォルトの設置位置は、近心ローテーションには近心に、遠心ローテーションには遠心に設置される。

小臼歯抜歯向けソリューション

第1小臼歯抜歯向けソリューションは、マキシマムアンカレッジあるいは2mmまでの臼歯の近心移動を行う症例のためにデザインされたものである（図17）。SmartForceアタッチメントとSmartStageアクティベーションとの連動により、臼歯部のアンカレッジを最大化する。また、前歯の遠心移動中に臼歯がティッピングすることを避け、犬歯を平行移動するようデザインされている（図18）。

2mmを超える臼歯の近心移動が組み込まれた場合、G6以前のアタッチメント（最適アタッチメントまたは従来型のアタッチメント）が設置される。これらのアタッチメントは、犬歯と第2小臼歯の移動に応じて設置され、大臼歯には長方形アタッチメントが設置される。SmartStageテクノロジーは適用されない。

1．SmartForce

犬歯：リトラクション用最適アタッチメント
臼歯部：マキシマムアンカレッジ最適アタッチメント

犬歯は、歯根を平行にリトラクションするために近心傾斜方向の力が組み込まれている。効率的

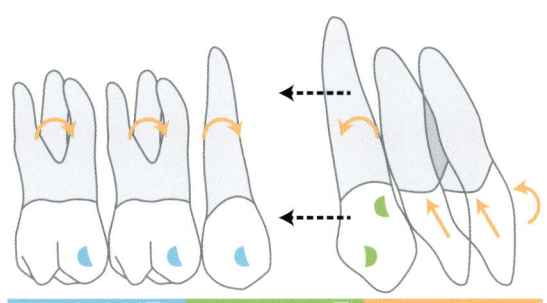

アンカレッジ用 最適アタッチメント	リトラクション用 最適アタッチメント	アライナー・アクティベーション

- ●犬歯リトラクション中の歯根の平行化を維持
- ●臼歯のアンカレッジを維持
- ●バーティカルコントロールを維持

図❼　小臼歯抜歯向けソリューション：SmartForce ＋ SmartStage

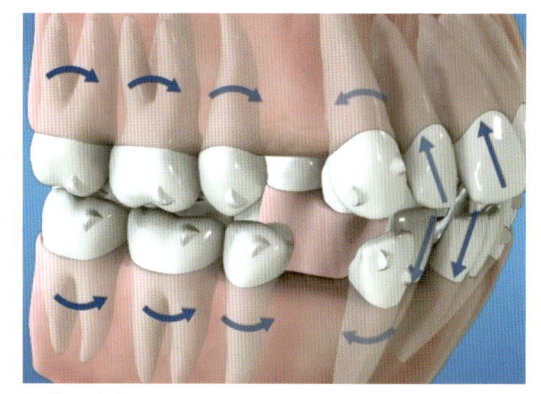

図❽　犬歯をリトラクションするときに組み込まれている力。抜歯スペース閉鎖による望まない傾斜に反発する力が、アタッチメントから加わる

な歯体移動と、臼歯のアンカレッジコントロールと近心傾斜に反発するフォースをかけることを目的とした機能。

2．SmartStage

アライナーアクティベーションが加わり、リトラクション中の望まないティッピング、前歯の挺出を避ける機能。

インビザライン G6 の機能（SmartForce アタッチメントと SmartStage テクノロジー）はマルチトゥースユニットとして適用されるため、すべてを適用するか、あるいはまったく適用しないかのいずれかとなる。クリンチェック治療計画の変更により1つのアタッチメントが除去されると、関連するすべてのインビザライン G6 SmartForce アタッチメントならびに SmartStage テクノロジーが取り除かれることになる。

アタッチメントの選択方法

アタッチメントの形状は年々種類も増え、術者の判断によってクリンチェック上で自由に選択できるようになった。また、3D コントロールで大きさや角度を自由にカスタマイズすることも可能である（最適アタッチメントは不可）。

通常、アライン・テクノロジー社の推奨するアタッチメントが設置されてくるが、最終的には 3D コントロール上で歯の動きを確認しながら術者の判断でアタッチメントを設置するか否か、形

状をどのようにするかを決定する。

アタッチメントを設置するタイミング

アタッチメントを設置するステージ、除去するステージも術者の判断によって変更可能である。初めてアライナーを装着する患者にとって、多数のアタッチメントが設置されるとアライナーの取り外しに苦労することがあるため、ステージ2もしくは3からの設置にカスタマイズすることも可能である。アタッチメントを除去するタイミングも、最後のアライナーやオーバーコレクションアライナー装着時に設定することで、アタッチメントのない状態でクリアリテーナーとして使用することも可能である。

アタッチメント不適合時の対応

歯とアライナーのトラッキングに問題が生じたときは、アタッチメントのフィットの状態を観察する。アタッチメントとアライナーが完全に不適合になり、アライナー辺縁に浮きが認められる場合は、歯を圧下してしまうリスクが発生するため、ただちにアタッチメントを除去する。フィッティング改善のためにアライナーの装着期間を延長するか、もしくはエラスティックとボタンによるリカバリーを試みる。フィッティングの改善が見込めない場合は、追加アライナーまたはセクショナルワイヤーによる改善を検討する。

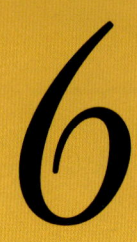保定移行時の確認事項

佐本 博 *Hiroshi SAMOTO*
東京都・青山アール矯正歯科

アライナーによる動的治療が終了したら、保定装置（リテーナー）を使用し、後戻りを防止する。保定へ移行する前に、**表1**の項目を確認する。

アタッチメントの除去

保定に移行することが可能であれば、歯面に接着したアタッチメント、ボタンやセクショナルワイヤーなどをすべて除去する（**図1**）。

エナメル質を傷つけないようにレジン研磨用タービンバー（**図2**）、カーバイドバー（**図3**）などを用いてレジンを除去する。その後、シリコーンポイントで注意深く研磨する（**図4、5**）。研磨ペーストとブラシなどで最終研磨を行い、表面を滑沢に仕上げる（**図6**）。拡大鏡を用いて取り残しのレジンがないかどうか、エナメル質が傷ついてないかを確認することを推奨する（**図7**）。

表❶　動的治療終了時の確認項目

犬歯関係 Angle Ⅰ級の確立
計画された大臼歯関係の確立
臼歯部における咬合（バーティカルストップ）
前歯部における早期接触の有無
理想的なオーバージェット・オーバーバイトの獲得
歯周組織の状態（リセッションの有無など）
患者の満足度

POINT
咬合紙を用いて咬合状態を確認する。患者にタッピングをしてもらいながら前歯部を触診して、過度な早期接触がないかを確認する。咬合と歯の形態を確認し、必要に応じて咬合調整を行う

治療後の資料採得

術前資料と同様、術後の資料採得を行う。口腔内写真、顔貌写真、X線撮影など、必要な資料を採得する。

リテーナーの選択

リテーナーとして使用する装置として、**表2**の選択肢が考えられる。状況に応じて選択する。

リテーナーの印象

さまざまな保定装置が存在するが、インビザラインのビベラリテーナーを紹介する。

ビベラリテーナーは、アライナー発注と同様、PVS印象かiTeroスキャンデータを用いて作製される。クリンチェックデータを用いて作製する場合は、該当するクリンチェックデータのステージ数を指定する。また、前回作製したビベラリテーナーの再度同じデータで発注可能である。

オプション

① **ポンティック**：欠損空隙を残す場合、アライナーと同様ポンティックの設置が可能である

② **リンガルボンデッドリテーナーと併用（スキャン推奨）**：リンガルバーを覆う設計か、リンガルバーを覆わないリテーナー外形をトリミングする設計にするかを選択できる（**図8**）。リンガルバーを装着している状態でスキャンし、リテーナー装着時にリンガルバーを除去する場合

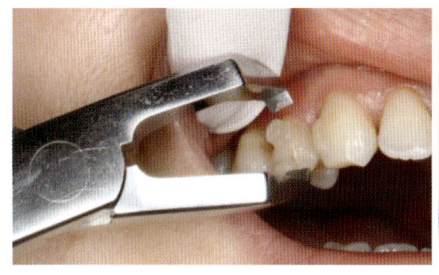

図❶ アタッチメント、ボタンを除去する。唇側／舌側に取り残しがないか確認する。タービンバーを使用する際はエナメル質を傷つけないよう、フェザータッチで操作する

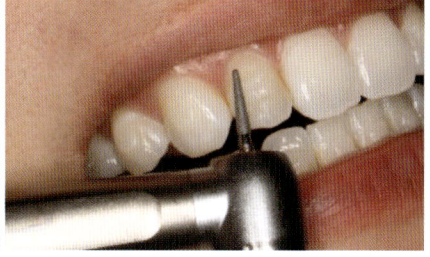

図❷ レジン研磨用タービンバー

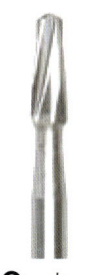

図❸ カーバイドバー

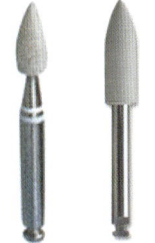

図❹ シリコーンポイント

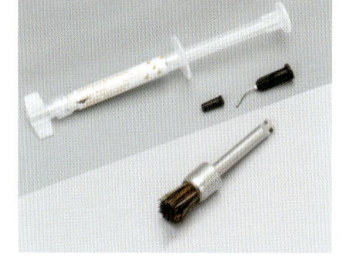

図❺ シリコーンポイントで研磨

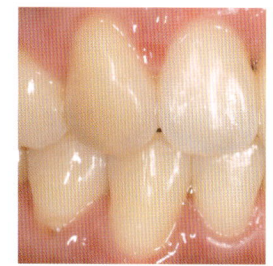

図❻ 研磨ペーストとブラシ

図❼ 最終研磨後、拡大鏡などを用いて確認する

表❷ リテーナーの選択

①最終的に使用しているアクティブアライナーをそのままリテーナーとして使用する。場合によっては同じ形（番号）の交換アライナーをセットする
②新たにインビザライン リテーナー（VIVERA）を発注する。同じ形のリテーナーを発注する場合と新たに印象採得を行い作製する場合がある
③印象採得を行い、クリアリテーナーを作製する
④印象採得を行い、ベッグまたはホーレータイプのリテーナーを作製する
⑤場合によってはフィックスタイプ（C to C）のリテーナーをセットする

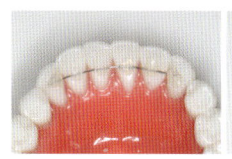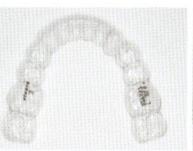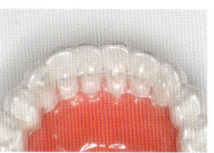

リンガルバーを覆う設計

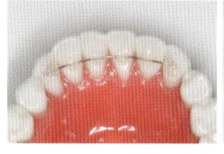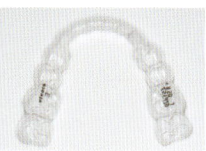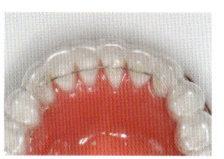

リンガルバーを覆わないトリミング設計

図❽ リンガルバーの設計

は、バーチャル上でリンガルバーのトリミング、リテーナー作製も可能である

③**バイトランプ**：過蓋咬合に対して、アライナーと同様バイトランプを設置できる

発注後10日ほどでリテーナーが到着する。到着までは、後戻りしないように引き続きアライナーを使用しておく。

リテーナーのセット

アライナー同様、取り扱い方法と取り外し方法を説明する。動的治療終了後から半年ほどは1日中、その後12時間、1年ほどかけて夜間就寝時へと移行していく。しかし、術後安定性は個人差があり、咬合状態や習癖にも影響される。装着時間や保定期間は経過をみながら、個別に患者指導を行う。Ⅱ級・Ⅲ級の改善を行った場合は、後戻り防止に注意する。ビベラリテーナーにカットを施し、保定期間においても就寝時にエラスティックを使用する場合がある。

リテーナーのセット後の経過観察

リテーナーセット後も歯列維持のため定期的な診察が必要である。3〜6ヵ月の間隔で来院していただき、後戻りの有無や咬合状態を確認する。リテーナーの装着時間が適切かどうか、装着時間を減少することが可能かどうかを歯列の状態を観察しながら判断する。後戻りが認められた場合はリテーナーの装着時間を1日20時間以上に戻してリカバリーを図る。

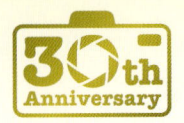
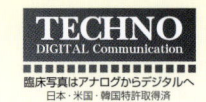

TECHNO 第二段
本格ミラーレス

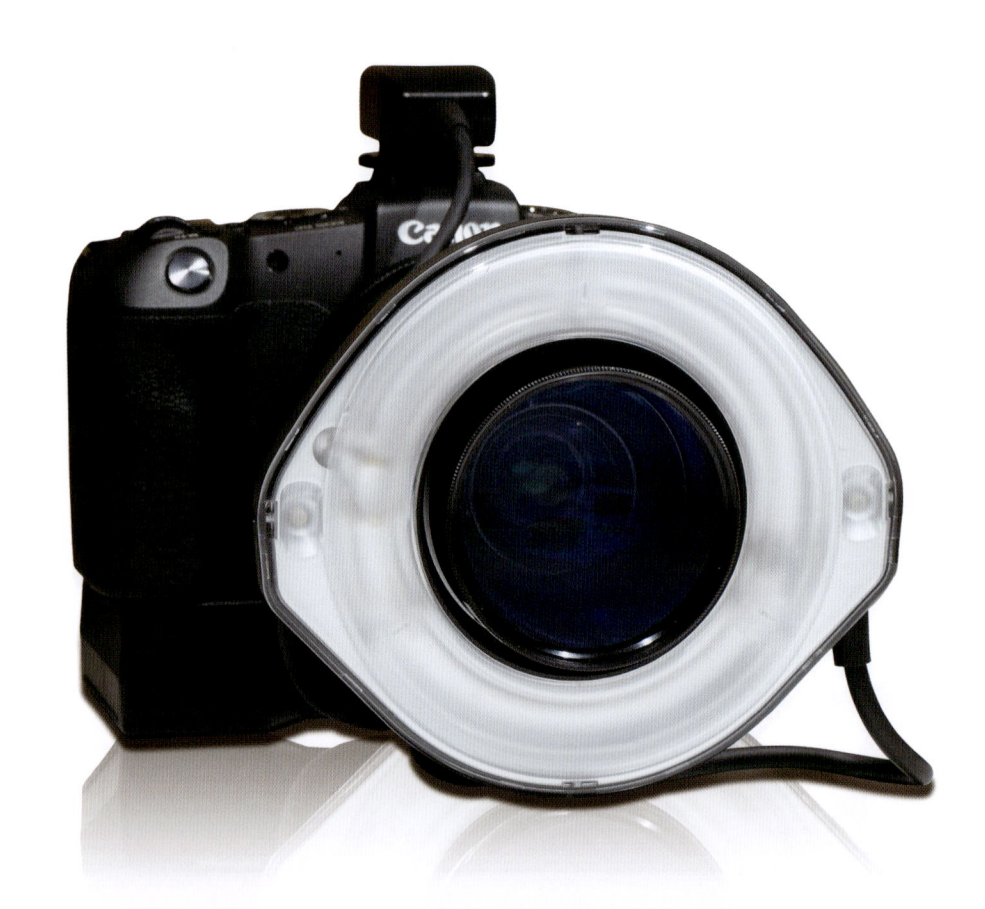

Canon EOS RP ver.
DCCM-PRO

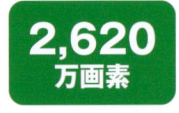
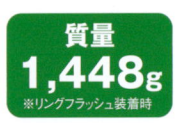
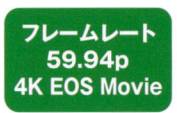
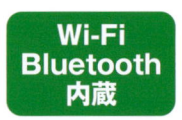
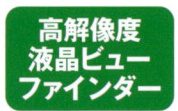

※弊社商品はクリックストップ型規格倍率レンズ、照明用フラッシュ（リング・サイドのどちらかを選択）、
　ニッケル水素充電池セット、SDメモリーカードが附属しております。

M&D DIGITAL Communication
株式会社ソニックテクノ www.sonictechno.co.jp

〒111-0054 東京都台東区鳥越2-7-4　TEL：03-3865-3240　FAX：03-3865-0143　E-mail：info@sonictechno.co.jp

0120-380-080
受付時間 10：00〜18：00（土・日・祝日除く）

Chapter 4

不測の事態への対応法

1 アンフィット時の エラスティック活用術

佐本 博 *Hiroshi SAMOTO*
東京都・青山アール矯正歯科

　インビザラインの治療が進むにつれ、アライナーに浮きがみられることがある（**図1**）。クリンチェックの動きと見比べ、浮きの原因を考察し、対処する。

　浮きが起こる要因の一つとして、アライナーを外している間の歯磨きや、食事時における矯正力や維持力の中断がある。簡単な歯の移動（傾斜移動）においては、外している時間によるリスクは気にするレベルではない。しかし、困難な歯の移動（挺出、捻転、歯体移動）になると、歯とマウスピースの不適合（アンフィット）が起こりやすい。不適合を軽減する目的で、歯の動きに応じたアタッチメントの選択と装着が必要になるが、決して万能なものではない。アンフィットが起きたときにどのように対応すべきか、さまざまな事例を挙げて紹介する。

上顎または下顎側切歯のアンフィット

　歯の形態が小さく豊隆の少ない上顎側切歯は、アンフィットが起こりやすい部位である。アタッチメントをセットしても、アンフィットが起こることは少なくない。治療中にアンフィットが認められた場合、追加アライナーでリカバリーする方法、セクショナルワイヤーでリカバリーする方法、エラスティックでリカバリーする方法がある。

　アンフィットを起こしている歯が上顎側切歯単独であれば、審美的なことを考慮して、エラス

ティックによるリカバリーが第一選択になる場合が多い。アンフィットが認められる歯にアタッチメントが装着されている場合は、まず、アタッチメントを除去してからボタンを唇側または舌側、もしくは唇舌側両方の歯頸部に装着する（**図2**）。次に、歯の挺出したい方向を確認し、それに応じてエラスティックをかける部位を検討する。通常唇側にボタンをセットした場合、ボタンがセットされた唇側部のアライナーをカットし、舌側辺縁にキーホール型のカットを2ヵ所入れて、アライナーの切縁部をまたいでエラスティックを装着する。唇側に設置したボタンにアライナーが接触しないように注意し、移動量を考慮してアライナーをカットする（**図3〜5**）。

　移動前の歯軸と挺出方向を十分に確認する必要がある。エラスティックをかける方向が水平になればなるほど垂直方向にかかる力が減少する。また、隣在歯とのコンタクトがきついと、挺出したい歯と隣在歯間で摩擦が増加するため動きが鈍くなる。この場合、ストリップスで研磨し、過度な

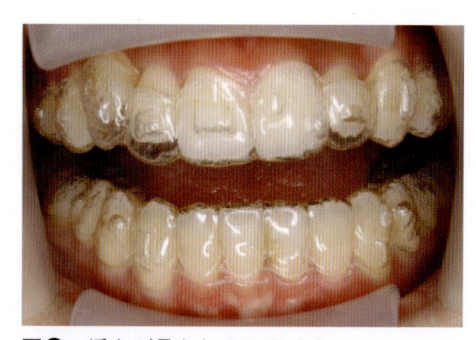

図❶　浮きが見られるアライナー

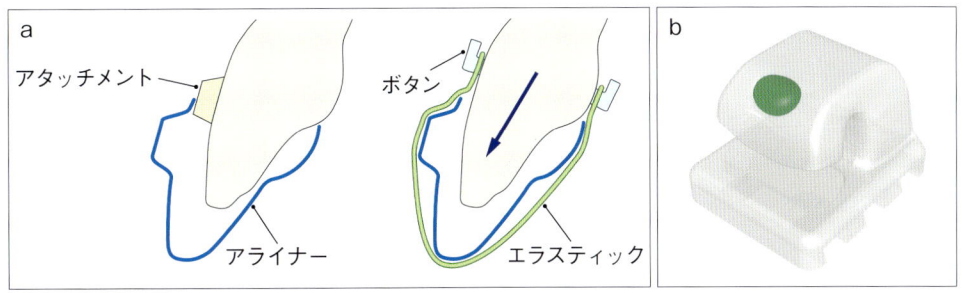

図❷　a：アンフィットが認められる歯のアタッチメントは除去しておく。唇側または唇舌側両方の歯頸部にボタンを設置する。b：審美性を考慮して、透明のボタンを使用する（TOMY シーガルボタン）

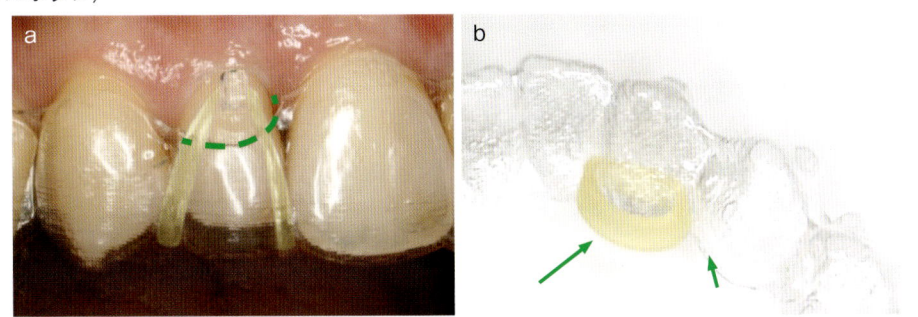

図❸　a：アライナーの辺縁カット。ボタンにアライナーが当たらないようにカットする。
b：舌側にキーホール型のカットを2ヵ所入れ、エラスティックをかける
［推奨エラスティック／強さ：1.3〜1.8N（128〜184g）、直径：1/8 inch（3.2mm）］

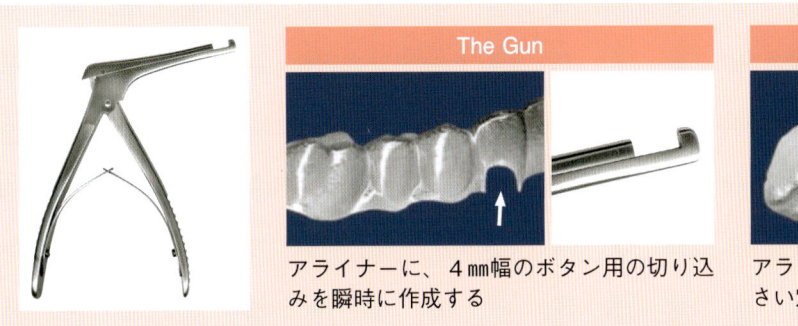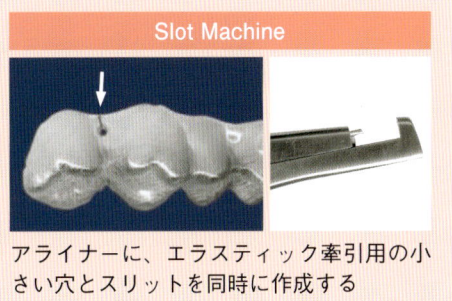

図❹　アライナーカットに適したインスツルメント。器具先端の特殊形状のブレードで瞬時に切り込むため、ひび割れやささくれができず、切り口はとてもシャープである

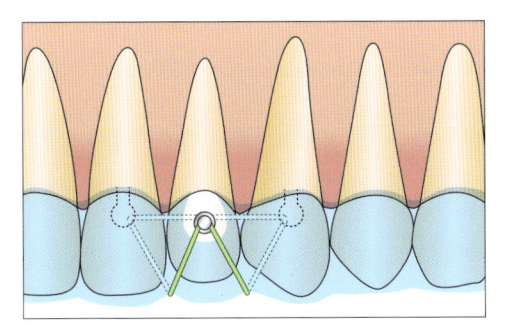

図❺a　該当歯の唇側歯頸部のアライナーを丸くカットしてボタンを設置する
［推奨エラスティック／強さ：1.3〜1.8N（128〜184g）、直径：1/8 inch（3.2mm）］

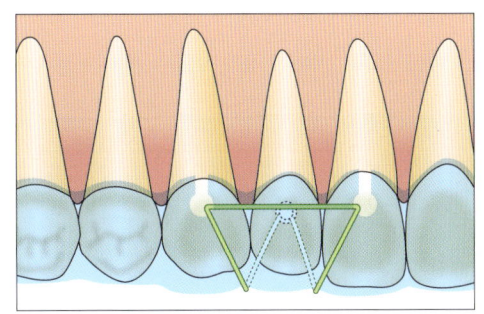

図❺b　舌側面観。エラスティックによる牽引力を増加したい場合は、隣在歯の舌側辺縁中央部のアライナーにキーホール型のカットを入れる

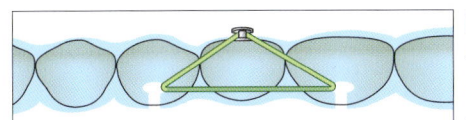

図❺c　咬合面観。あらかじめ舌側のキーホール型のカットにエラスティックをセッティングしてから口腔内にアライナーを装着し、その後、エラスティックを頬側のボタンにかける

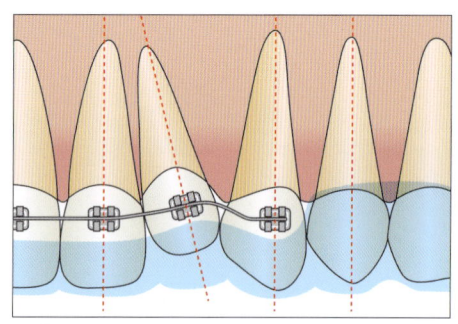

図❻ 歯軸の改善と挺出が同時に必要な場合は、ボタンとエラスティックのみによる改善は難しい。セクショナルアーチによるアプローチが有効である

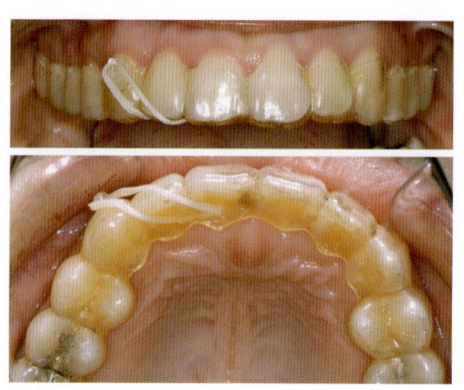

図❼ 唇舌側エラスティック。捻転と挺出の両方の移動が含まれる場合は、エラスティックをかける部位を近遠心方向に変化させる

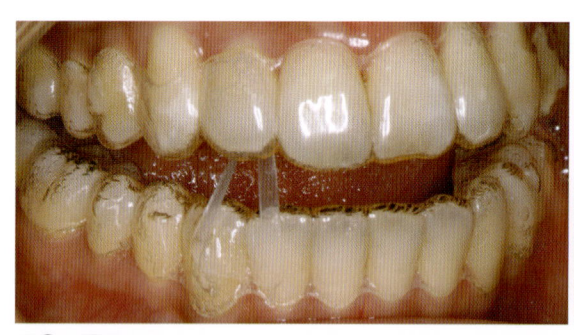
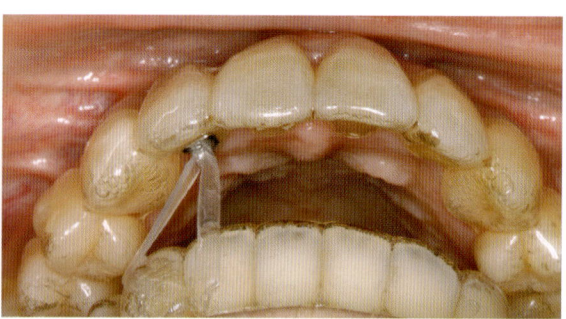

図❽ 顎間エラスティックを使用して側切歯を挺出する際、審美的な問題に対して患者の承諾が得られれば、対顎からの牽引も有効である。下顎にアタッチメントが設置されていてアライナーが外れる心配がない場合は、キーホール型のカットを入れるほうが簡単ではあるが、アライナーが外れてしまう場合は歯に直接ボタンを設置する

コンタクトを削減するか、あらかじめセクショナルワイヤーで、ローテーションやアンギュレーションを改善してから挺出を行う（**図6**）。

フィットが改善するまでアライナーの交換を中止するか、以降のアライナーを同様にカットすることでアライナーを交換しながら治療を進めるかは状況に応じて判断する。

フィットが改善した直後は後戻りしやすいので、数ヵ月はエラスティックを継続するか、ボタンを除去してから再びアタッチメントを歯に装着してアライナーによる維持を行う。

犬歯のアンフィット

叢生により低位唇側転位している犬歯は挺出が必要な場合が多いため、アンフィットを起こしやすい。基本的に上顎側切歯と同様の改善法で行うことが可能であるが、対顎も挺出が必要であるならば対顎の歯にもボタンを設置し、顎間エラスティックを使用する（**図7〜9**）。

臼歯部のアンフィット

臼歯部のアンフィットにおける対応は、該当する歯の部位、本数、アンフィットを引き起こしている原因を精査し、適切な対応法を選択する。ここでは、おもにエラスティックを用いた対応法を記載する。Chapter 4-2 セクショナルワイヤー併用術、Chapter 4-4 臼歯部のオープンバイトへの対応法も参考にしてほしい。

挺出不足によりアンフィットしている臼歯にボタンを設置する。ボタン設置部のアライナーをカットし、状況に応じてさまざまなタイプの顎間エラスティックを使用する（**図10〜13**）。

別のアプローチ法として、臼歯部のアライナーのカット、あるいはアライナーの装着時間を減少することにより、自然に咬合が回復することがある。しかし、この方法は後戻りのリスクがあるため、初診時と現在の歯列の状態を比較し、アーチフォームや咬合の安定性を検証したうえで行う必

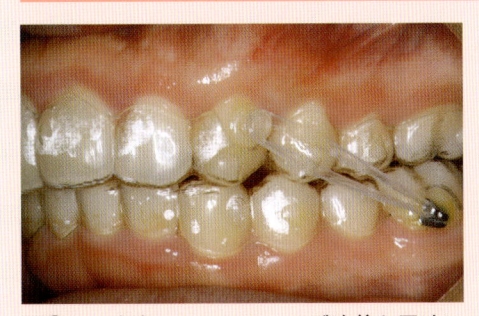

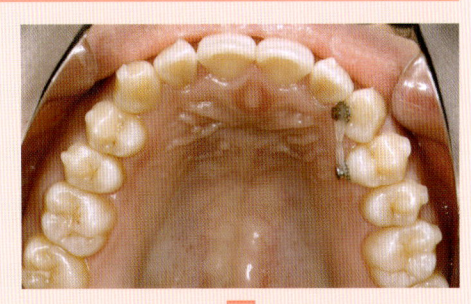

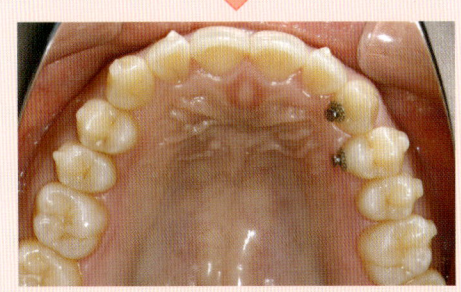

図**9** a 犬歯のフィッティング改善と同時にⅡ級関係改善を図りたいときは、上顎犬歯歯頸部にボタンを設置して、下顎臼歯部からⅡ級エラスティックをかけるのが有効である。犬歯の遠心ローテーションを防止するために、ボタンは犬歯唇側面の遠心寄りに設置することが望ましいが、遠心に付けすぎるとエラスティックがかけにくくなることがあるので注意が必要である

図**9** b 犬歯の捻転のみの改善の場合、舌側にリンガルボタンとパワーチェーンを設置することで可能となる。舌側のボタン装着部のアライナーのみカットする

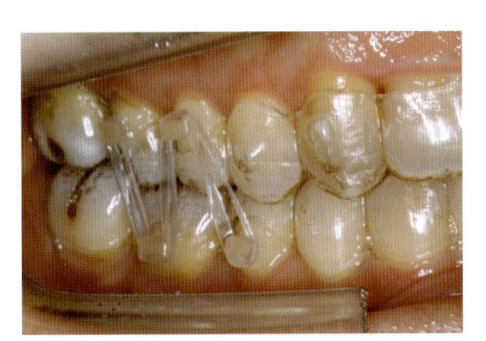

図**10** スパゲティチェーン。互い違いにかけることにより、複数歯を同時に挺出できる

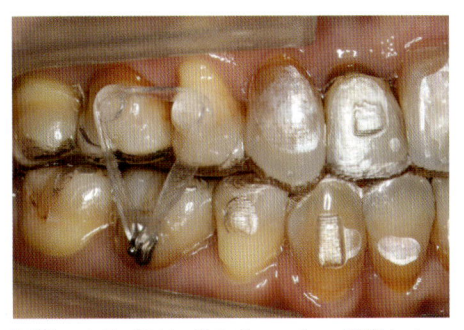

図**11** トライアングルチェーン。挺出したい歯に合わせてボタンをセットする。複数歯の挺出が同時に可能

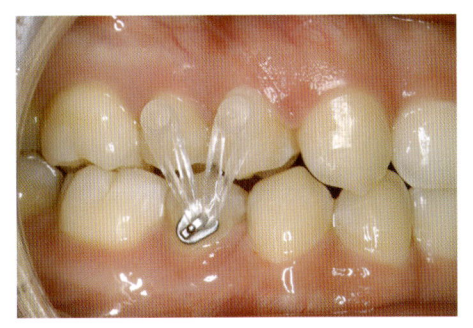

図**12** Vチェーン。より緻密に咬合させたい場合、ゴムの輪をボタン下にくぐらせるようにかけることも有効である

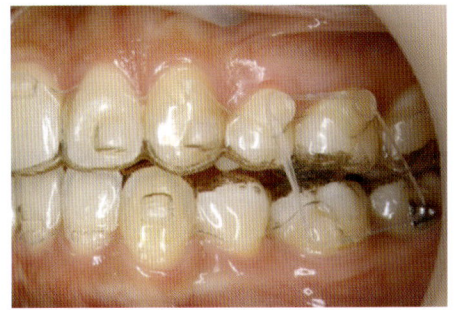

図**13** ボックスチェーン。4本の臼歯にボタンを設置して、アライナーの上から四角形にゴムをかける

図**10** ［推奨エラスティック／強さ：0.7N（71g）、直径：3/8 inch（9.5mm）］
図**11**～**13** ［推奨エラスティック／強さ：1.3～1.8N（128～184g）、直径：3/16 inch（4.8mm）］

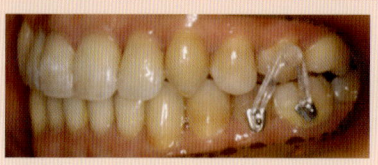

アライナー装着8時間、エラスティック装着20時間

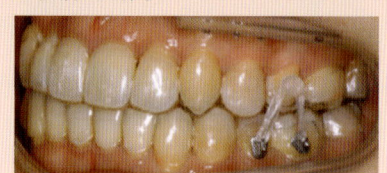

アライナー装着時

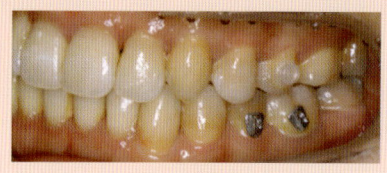

2週間後

図⓮　顎間エラスティックの装着を20時間維持しながらアライナーの装着時間を減少することで、挺出が速くなる。アンフィットの改善、臼歯部開咬の改善が認められたとしても、すぐに顎間エラスティックは中止しない。後戻りを防止する目的で、改善後2～3ヵ月は夜のみのエラスティックの使用を推奨する

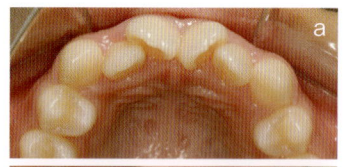

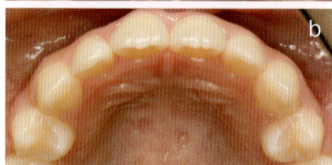

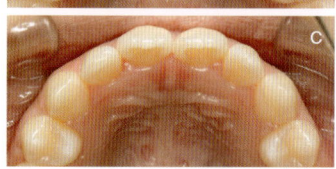

図⓯　初診時に上顎両側中切歯の翼状捻転が認められる場合は、アライナー装着時間の減少により後戻りしやすいので注意する。
a：初診時、b：最終アライナー装着（20時間装着）、c：最終アライナー装着時間減少（12時間装着）1ヵ月後

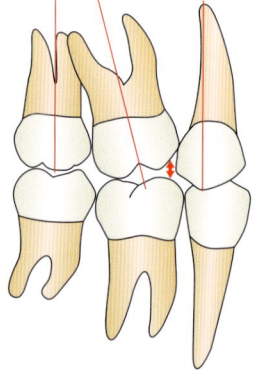

図⓰　歯軸傾斜によりアンフィットが引き起こされている場合

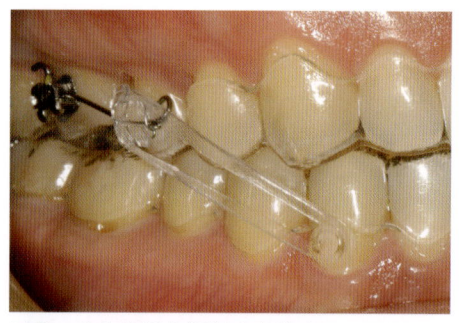

図⓱　大臼歯近心傾斜を改善するには、セクショナルワイヤーを使用する

要がある。

　たとえば、側方拡大後、該当する部位のアライナーを咬合面を覆わない状態にカットすると、拡大する前の状態（舌側方向）へ後戻りしやすい。そのため、アライナーによる把持を保ったまま顎間エラスティックを使用するほうが後戻りのリスクは少ない。

　最後のアライナーを装着している状態で、アライナー装着時間を減少しながら、顎間エラスティックを長時間使用すると、歯列形態を維持しつつ咬合関係を改善できる（**図14**）。初診時に上顎中切歯の翼状捻転などがあった場合はアライナーの装着時間の減少に十分注意する（**図15**）。

　臼歯の挺出不足もしくは想定外の圧下によるアンフィットであれば前述の方法で改善が可能であるが、臼歯の近心移動時の近心傾斜によりアンフィットを起こしている場合は、エラスティックによる改善が困難な場合が多い（**図16**）。その場合は、継続的に力を作用できるセクショナルワイヤーでの改善が有効である（**図17**）。セクショナルワイヤーの活用法は Chapter 4-2（p. 57）で詳しく述べる。

2 セクショナルワイヤー併用術

佐本 博　*Hiroshi SAMOTO*

東京都・青山アール矯正歯科

　追加アライナーもしくはエラスティックによる
リカバリーが困難と予想されるアンフィットに対
しては、セクショナルアーチによる改善が有効で
ある。とくに大臼歯が近心傾斜したことにより隣
在歯との段差が認められ、臼歯根尖部の近心移動
が必要になる場合は、セクショナルワイヤーを用
いて改善することが望ましい（**図1**）。

　審美性や快適性を考慮しながらブラケットの選
択、設置部位の決定を行う。近年、アタッチメン
トと似た形状のブラケット（MANEWVER：ジー
シーオルソリー）も市販されている（**図2**）。

　第2大臼歯のシザースバイトはアライナー単独

で改善する場合もあるが、第2大臼歯の被蓋が深
い場合はインビザライン単独での改善が困難にな
ることがある。セクショナルワイヤー、もしくは
インプラントアンカーとの併用が有効である（**図
3**）。

　小臼歯のローテーションの改善は、アタッチメ
ントのみでは困難な場合がある。また、辺縁隆線
を揃えたり、挺出方向の移動も伴う場合は、セク
ショナルアーチによるリカバリーが有効である
（**図4**）。

　また、垂直方向の挺出不足と歯軸傾斜が複数歯
にわたることもある。この場合は、隣在歯の歯軸

セクショナルワイヤー
装着時 　　　　　　　2ヵ月後

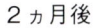
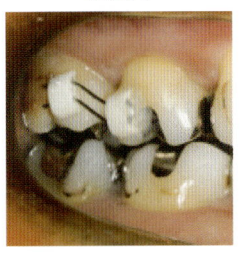
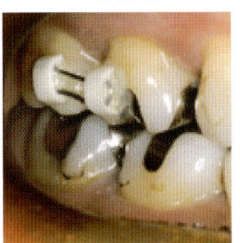

図❶　隣接面辺縁段差の改善。セクショナルワイヤー
7|根尖部の近心移動を行った

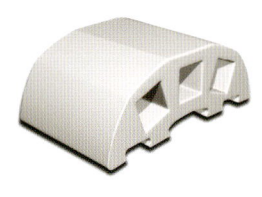

図❷　MANEWVER（マニュー
バー：ジーシーオルソリー）。
チューブ状のブラケットスロッ
ト3つで構成されたセルフライ
ゲーションブラケット。歯面に
接着し、歯のアンギュレーショ
ンや高さの改善に合わせてワイ
ヤーを通すスロットを選択でき
る。長方形アタッチメントと形
状が似ており、患者に受け入れ
られやすい点もメリットである

初診時　　　　　　　　　　　　　　　　　　セクショナルワイヤー終了時

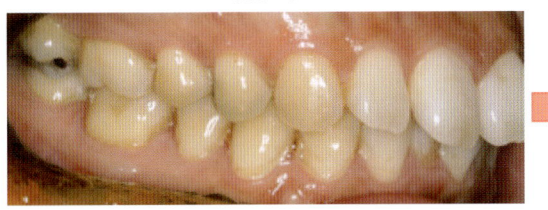
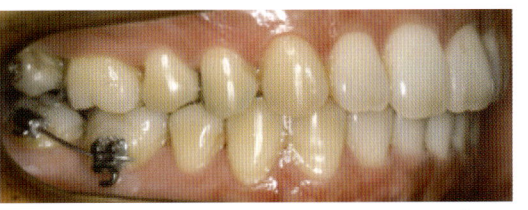

図❸　シザースバイトの改善。セクショナルアーチによる7|の圧下と頬側へのアップライトを行った。7|頬側
にエラスティック用のボタンをセットした

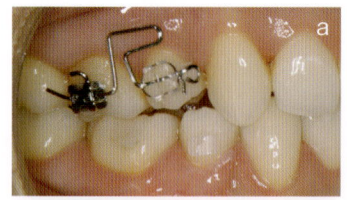
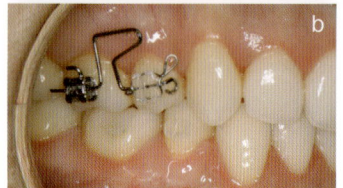
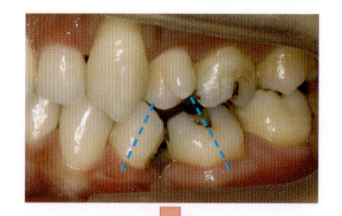
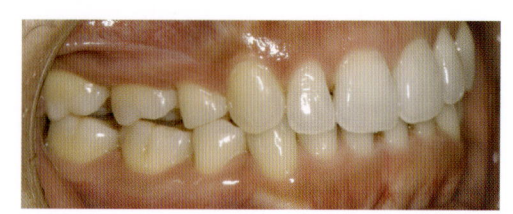

図❹　セクショナルワイヤーによる小臼歯の挺出および捻転の改善。上下顎小臼歯間にアップアンドダウンエラスティックを使用した

大臼歯の近心傾斜

臼歯の咬合離開　　　　　咬合平面

図❻　ボーイングエフェクト。小臼歯・大臼歯が近心傾斜、前歯の早期接触が認められる

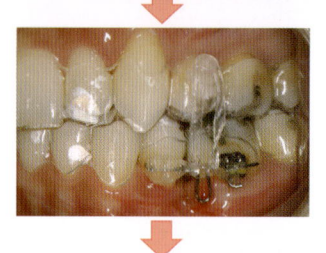
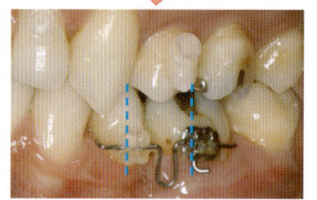

図❺　下顎小臼歯と大臼歯の挺出および傾斜の改善

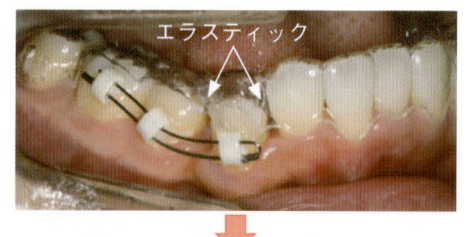

エラスティック

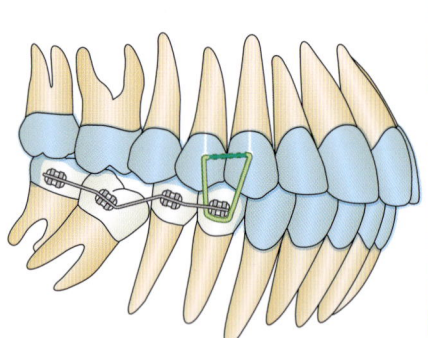
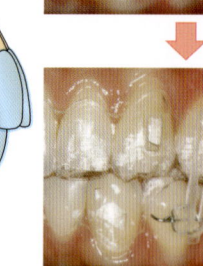
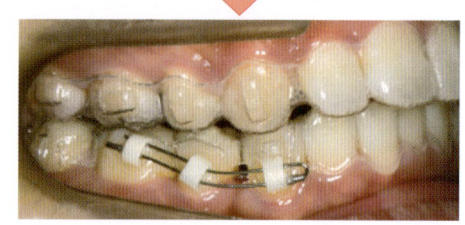

図❼　臼歯の近心傾斜により咬合が不十分な場合

図❽　MANEWVER による改善。下顎のアライナーの舌側辺縁からエラスティックをセクショナルワイヤーにかけた。歯軸の改善と挺出を同時に行う

を平行にすることと挺出を同時に行う必要があるため、セクショナルワイヤーが有効である（図5）。

抜歯スペース閉鎖時に起こるボーイングエフェクトの改善

　小臼歯抜歯を行った場合、抜歯スペースを閉鎖する力によって、小臼歯・大臼歯が近心傾斜し、臼歯部の離開がみられることがある。さらに前歯が早期接触し、被蓋関係も悪化してしまう（図6）。

　前歯部リトラクション時の反作用によるアンカレッジロス、アタッチメント形状や装着時の不備、顎間エラスティックの反作用、前歯の過度な咬合干渉、患者のアライナー使用コンプライアンスの欠如など、さまざまな要因がある。また、個々の歯冠形態や初診時における歯軸方向、治療計画作成時における大臼歯の近心移動量や、歯の移動ステージングの影響も大きい。要因が多岐にわたるがゆえに、抜歯ケースにおいて頻発しやすい。

　アライナー治療にはさまざまなリカバリーの方法があるが、ボーイングエフェクトのように複数の臼歯が近心傾斜している場合は、セクショナルワイヤーでのリカバリーが効率的である。

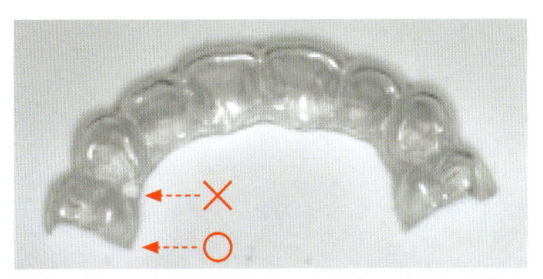

図❾ 第1小臼歯抜歯を行った場合、絶対に犬歯の遠心でアライナーをカットしない。第2小臼歯遠心でカットする

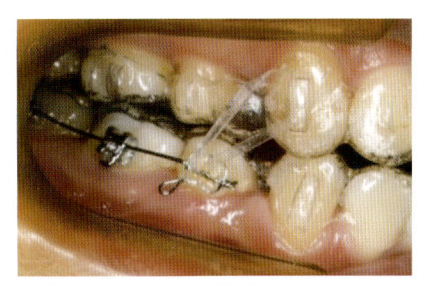

図❿ ブラケットを装着したアライナーの頬側面を大きくカットし、以降のアライナーも同様にカットして治療を進める

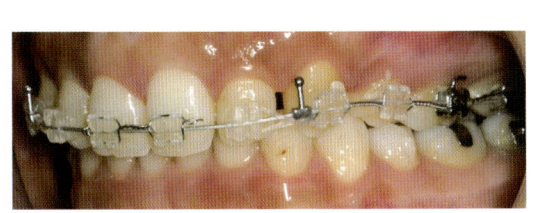

図⓫ フルアーチワイヤーによる治療に切り替えたケース。リカバリーにおいて、上顎前歯の圧下と抜歯スペースの閉鎖を同時に行うのは、アライナーでは困難な場合が多い。下顎はアライナーによる治療を継続している

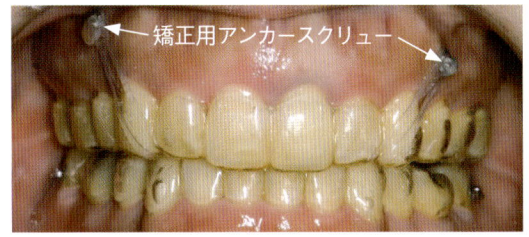

図⓬ 前歯の圧下と抜歯スペース閉鎖を同時に行うために、矯正用アンカースクリューを上顎犬歯、第2小臼歯間に埋入した。上顎アライナーの舌側辺縁から咬合面を通り、矯正用アンカースクリューにエラスティックを引っかける

抜歯ケースにおけるセクショナルアーチの注意点

- 大臼歯の近心傾斜を改善し、大臼歯の辺縁隆線を揃えるためのブラケットポジションには十分注意する。
- 歯軸傾斜改善の反作用で隣在歯が圧下されてしまう場合があるので、エラスティックを用いて予防する（図7、8）。
- 臼歯部のアライナー全体を除去する場合は、抜歯スペースが再び開いてしまわないよう、抜歯部ではカットしない（図9）。
- ブラケットとワイヤーに当たらないよう頬側面のアライナーを大きくカットする（図10）。
- リカバリーした後もワイヤーとエラスティックをしばらく継続して後戻りに注意する。

フルアーチワイヤーによるリカバリー

抜歯ケースにおいて、臼歯部が近心傾斜（アン

カレッジロス）とともに前歯の過度の挺出がみられる場合、追加アライナーやセクショナルアーチでのリカバリーが困難な場合が多い。

前歯の圧下とともに抜歯スペースを閉鎖するには、臼歯部のみのセクショナルアーチや取り外し式のアライナーではコントロールが困難である。矯正用アンカースクリューを使用しないかぎりは、全顎的に固定式の矯正装置に切り替えてリカバリーを行うことが望ましい（図11）。限界を理解してアライナー単独による改善を諦めることも時には必要になる。

矯正用アンカースクリューによるリカバリー

フルアーチワイヤーやセクショナルアーチによるリカバリーが患者の事情で困難な場合は、矯正用アンカースクリューを併用して、アライナーによる上顎前歯の圧下と抜歯スペースの閉鎖を同時に行うことも可能である（図12）。

3 追加アライナー作製時の注意点

佐本 博 *Hiroshi SAMOTO*
東京都・青山アール矯正歯科

インビザラインシステムでは、治療途中に追加のアライナーを作製できる。追加アライナーとは、さらなる歯の移動が望まれる場合、または、当初のクリンチェック治療計画と臨床的経過に差が生じ、アライナーが適合しなくなった場合に、再度クリンチェックを作成し、アライナーを追加できるオプションである。

1. 提出理由の選択（図1）

追加アライナーを発注する理由を選択する。その他の項目を選んだ場合は、特記事項に入力する（ex.とくに動きが不十分だったところ、クリンチェック作成上注意を払うところなど）

2. 現在どのステージのアライナーを装着していますか？（図1）

現在装着しているアライナーのステージ数を入力する。

3. 対象となる歯列弓（図2）

通常、両顎で作製することが多い。片顎のみクリンチェック上で動かす場合、対顎のパッシブアライナーを作製することも可能。

4. 次の資料を提出してください：PVS印象／スキャン（図2）

追加アライナーを発注する際、再度、スキャン・PVS印象を行い、そのデータを元にクリンチェックを作成する。さまざまな理由で、前回のクリンチェックデータを用いて追加アライナーを発注する場合は、どの治療計画のどのステージの歯のデータで作成するか、特記事項に記入する。

5. 治療計画をどのようにセットアップされますか？（図2）

現在の歯並びから、最小限の動きにとどめた最終位置を再設定する場合、「現在の歯牙の位置から最終調整を行う」を選択する。また、前回と同じ最終位置を目指す場合は「前回承認したクリンチェックと同じ最終位置となるよう計画を進める」を選択する。その他、目指す最終位置に特記

図❶　提出理由の選択と現在のステージ数

図❷　治療計画をどのようにセットアップするか、現在の口腔内の状況から再度診査し、決定する

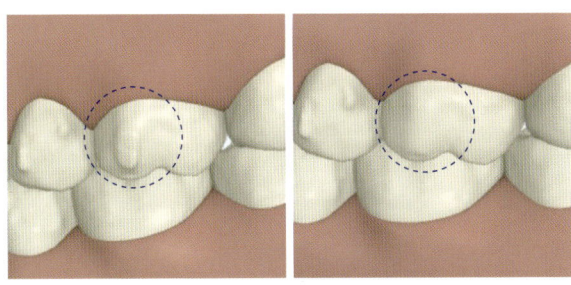

図❸ 歯の移動を行わない部位を選択。事前に口腔内診査を行い、移動する必要のない歯を確認する。クリンチェック作成中に移動可能歯に変更可能

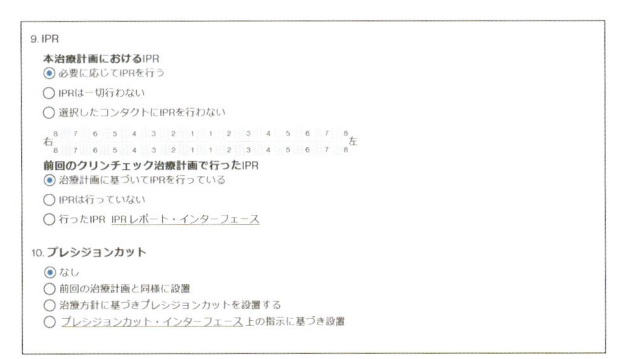

図❹ アタッチメントの設置は患者の希望と口腔内写真を確認して決定する。クリンチェック上で変更も可能

図❺ アタッチメントをバーチャル上で除去することも可能

事項があれば、その旨を記入する。

6. 歯牙移動の制限（図3）

イニシャルのクリンチェック同様、動かさない歯を設定できる。さらに、イニシャルの治療で予定どおり移動が行われた歯は、追加アライナーで動かさない設定にすることもできる。

7. アタッチメント（図4）

追加アライナーで必要となる歯の動きに合わせてアタッチメントが設置される。イニシャルクリンチェック同様、補綴の状態や審美性によって設置しない歯を選ぶことができる（**図5**）。

8. 最適アタッチメント

追加アライナーを発注する際、アタッチメントを除去してから印象採得ないしスキャンをすることが推奨されている。スキャンが導入され、アタッチメントをそのまま残してもアライナーが正確に作製されるため、フィットに影響を与えることが少なくなった。

従来型のアタッチメントは、アタッチメントとアライナーの形状が同一であるため、そのまま使用できる。しかし、最適アタッチメントの機能を用いる場合、設置の仕方を選択できる。残っているアタッチメントをバーチャル上で除去し、新たに最適アタッチメントを設置することも可能。

図❻ IPR／プレシジョンカットの設定。クリンチェック上で調整可能なためおおよその計画で問題ない

9. IPR（図6）

IPRも新たな治療計画に加えることができる。すでにイニシャル治療でIPRを行っていることも多いため、トータルの切削量が多くなりすぎないように注意する。また、IPRの実施状況を選択しておく。

10. プレシジョンカット（図6）

カットもアタッチメント同様、追加アライナーの動きに合わせて設置できる。ボタンを残したままスキャンした場合、追加アライナーでそのまま使用するならば、ボタンカットの位置を確認・指示しておく。新たにボタンカットの場所を設置し直すことも可能で、その場合、ボタンやアタッチメントはバーチャル上で除去される。

追加アライナーを発注する前に行っておくこと

イニシャルの治療が終盤に近づくにつれ、不足している動きがあることに気づく。そのまま追加

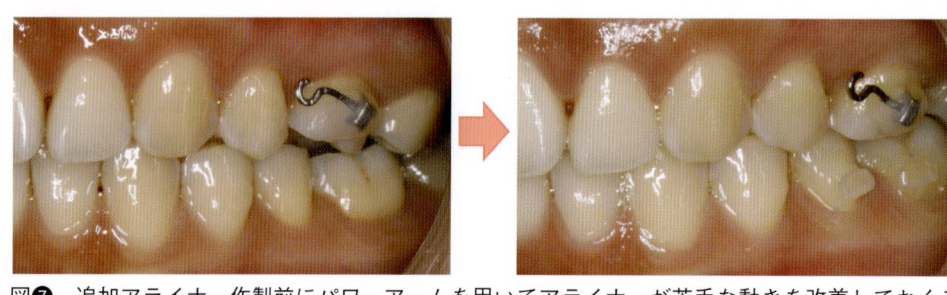

図❼　追加アライナー作製前にパワーアームを用いてアライナーが苦手な動きを改善しておくことも有効である。下顎の小臼歯と大臼歯からトライアングルチェーンをかけた

アライナーの発注もできるが、その前にリカバリー処置を部分的に行っておくと、追加アライナーのステージ数が削減され、予測実現性の高い治療となる。まずは追加アライナー作製前にアンフィット部位や咬合を確認し、事前に必要な処置がないかを検討する。

1．挺出不足や捻転歯の改善

挺出や捻転など、アライナーのみでは比較的困難な歯の移動が必要な場合、追加アライナー作製前にエラスティックやセクショナルワイヤーを用いて改善しておくことが効率的である。改善後は挺出や捻転の後戻り防止のために、追加アライナーが届くまで該当箇所をレジンで暫間固定するか、簡易的なマウスピースで保定する。

2．追加アライナー前の臼歯部開咬への処置

中心位と中心咬合位が一致しているにもかかわらず、臼歯部に開咬が認められる場合は、以下の方法で追加アライナー印象前にある程度改善をしておくことが有効である。

● 臼歯部の挺出が足りない場合は、アップアンドダウンエラスティックによる牽引または臼歯部のアライナーをカットすることよる自然挺出を誘導する。改善後はカットされていない交換アライナーに戻す。

● 全体的に軽度の開咬が認められる場合は、最終アライナーの装着時間を8〜12時間に減少して1〜2ヵ月装着し、自然挺出を促す。

● 臼歯部のアライナーをカットしたり、アライナーの装着時間の減少による後戻りのリスクが高い場合は、一時的にラップアラウンドタイプのリテーナーを装着し、自然な咬合を誘導する。抜歯スペースが後戻りしやすい抜歯症例に有効である。

臼歯部の開咬がある程度改善してから追加アライナーの印象を行う。追加アライナーが届くまでは、暫間的なリテーナーによる保定を継続する。

3．近心傾斜した臼歯の改善

臼歯の歯冠が傾斜している場合は、たとえ追加アライナーを作製してもリカバリーが困難なことが予想される。あらかじめセクショナルワイヤーやパワーアームなどを用いて歯軸改善を行っておく（**図7**）。方法や注意点に関しては、セクショナルワイヤーの項（Chapter4-2：p. 57）に詳しく記述する。リカバリーが終了した後は、追加アライナーが届くまで必ず保定または暫間保定することを忘れてはならない。

4．追加アライナー印象時のバイトの確認

追加アライナー作製時、バイトを注意深く観察する必要がある。中心位（または習慣性咬合位）と咬頭嵌合位が一致しない場合は、中心位もしくは習慣性咬合位におけるバイト（早期接触を起こしている状態）の印象採得を行う。つまり、前歯部の叢生または圧下の改善が不十分なことが原因で前歯部に早期接触が認められる場合は、早期接触が移動によって取り除かれて下顎位が変化した後の咬合をイメージして歯の移動を計画する。そのため、クリンチェックを作成する際は、早期接触が取り除かれた後の顎位の変化を再現するためにエラスティックジャンプ（バーティカルジャンプ）による治療計画を立てる。

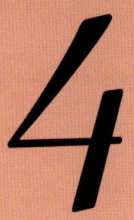 臼歯部のオープンバイトへの対応法

佐本 博 *Hiroshi SAMOTO*

東京都・青山アール矯正歯科

アライナー矯正はワイヤー矯正と違い、治療中や治療後に、臼歯部の開咬を呈することが多い（図1）。臼歯部がオープンバイトになる原因は、臼歯部が圧下されたことや前歯部が挺出したことだけが原因ではない。咬合面がアライナーで被覆されていることや、垂直方向のたわみが少ないアライナー装置の特性上、移動中の歯の早期接触による臼歯部の開咬を惹起しやすい。咬合状態だけをみるのではなく、クリンチェック上の歯の動きと現在の歯の位置を比較し、適切な対処を行うべきである。

前歯部の圧下不足

クリンチェック上で前歯に圧下の移動が組み込まれていた場合、それが十分に達成できていなければ前歯が干渉し、臼歯部が開咬する。前歯部のアライナーがフィットしていても、前歯部圧下不足の影響で、小、大臼歯のアンフィットがみられることがある。単純に臼歯部を挺出して対処すべきものではない。さらに、側面観における咬合平面と上下前歯部の位置関係から、圧下不足は上顎前歯なのか下顎前歯なのか、あるいはその両方な

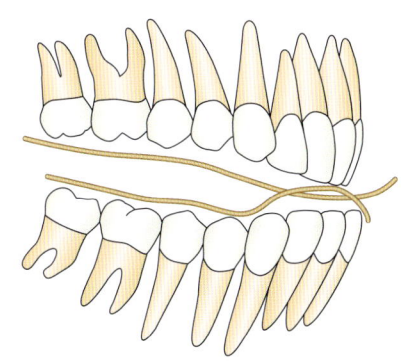

図❷　上顎前歯の圧下か、下顎前歯の圧下か、もしくは両方が必要かを、咬合平面との顎骨の調和を考慮しながら判断する

のかを確認し、追加アライナーによる改善を検討する（図2）。

抜歯ケースの場合は、アライナーによる前歯圧下が困難な場合が多いため、ワイヤーによる改善を推奨する。

前歯の叢生改善が不十分

イニシャル治療終了後、前歯に1本でも回転不足があれば、早期接触とそれによる臼歯部の開咬を引き起こしてしまうことがある。また、舌側転位している歯を唇側へ移動させた場合も同様に、移動不足による早期接触および臼歯部の開咬が起きやすい（図3）。

上顎切歯舌側面の形態

最終的な段階において、上顎前歯舌側面の歯冠形態や近遠心の辺縁隆線が下顎の切縁と接触することにより、最終的な咬合に影響を与える場合がある。上顎前歯の補綴物の舌側部に厚みがある場

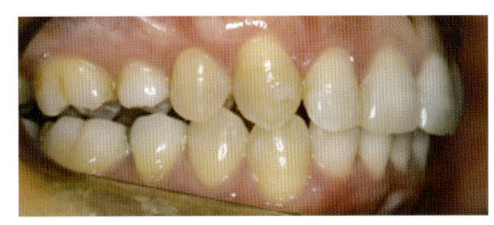

図❶　臼歯部が開咬している

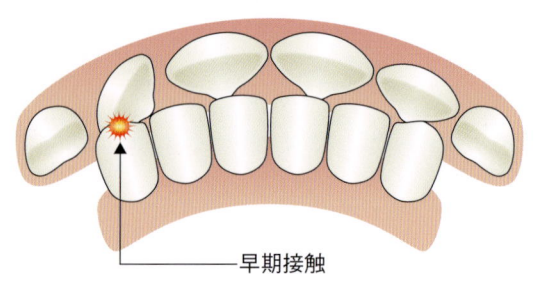

早期接触

図❸ 前歯部における叢生が十分に改善されていない場合、早期接触による開口が起こる場合がある

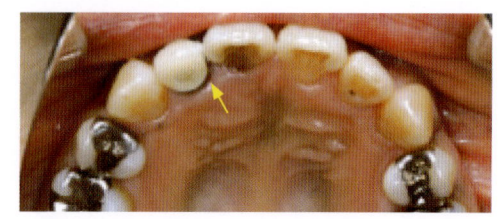

図❹ 矯正終了後、2|メタルボンドの舌側部の豊隆が下顎前歯切縁に干渉することがある。咬合調整を行うか、再補綴が必要になることがある

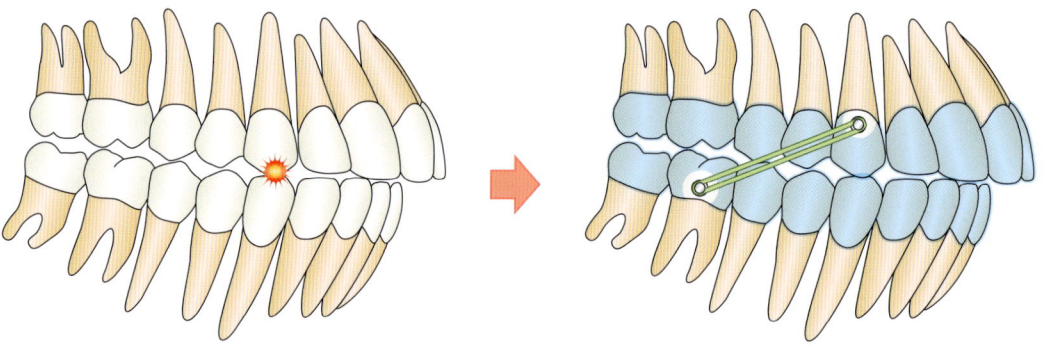

図❺ 犬歯関係がⅡ級で、上下顎犬歯に早期接触が認められる場合は、Ⅱ級エラスティックを使用する

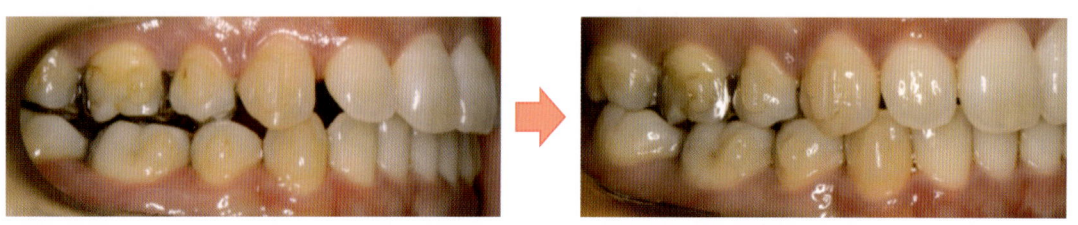

図❻ Ⅱ級エラスティック開始4ヵ月後、犬歯の早期接触が改善されて臼歯部の咬合が確立された

合も同様である（**図4**）。

イニシャルのクリンチェック作成時点で、最終的な咬合接触点の位置を確認しておき、歯の移動終了後に咬合調整や形態修正、または補綴処置を行うべきか検討しておく。

上下顎 A-P（前後的）関係の改善不足

上下顎それぞれのアライナーで、叢生は改善されたがA-P関係が改善されていなければ咬頭が干渉し、臼歯部が咬合しない。この場合、Ⅱ級ないしⅢ級エラスティックを使用し、A-P関係を改善する。

顎間エラスティックは、上下顎咬合関係を調和させるうえで有効的なアイテムである。クリンチェック作成時点で必要性が予測されれば、あらかじめプレシジョンフックやボタンカットを設置

しておく。治療途中でアライナーの必要な箇所にカットを加え、エラスティックの使用を開始してもよい（**図5〜8**）。

部分的な臼歯の移動不足

クリンチェック上で臼歯の挺出などの予測実現性の低い移動が組み込まれている場合、部分的に移動が不十分になる。

アライナーがアンフィットしている箇所を確認する。続いて、アライナーを外して対顎の歯とコンタクトしているかを確認する。

1．片顎の臼歯の挺出不足

該当する歯にボタンを接着し、挺出用顎間エラスティックを使用する。対合する歯に同様のボタンを接着するか、アライナーにカットを加え、エラスティックをかける（**図9、10**）。歯の移動方向を考え、ボタンの接着部位と牽引方向を決定する。

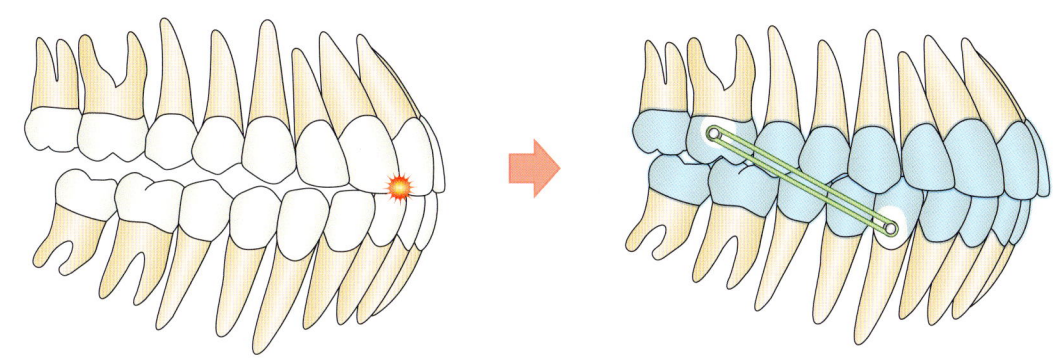

図❼　犬歯関係がⅢ級で中切歯または側切歯に早期接触が認められる場合は、Ⅲ級エラスティックを使用する

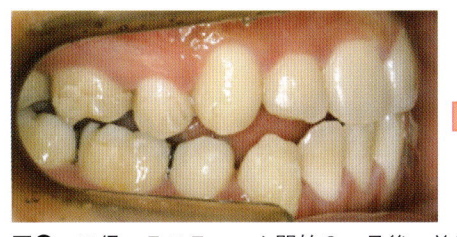
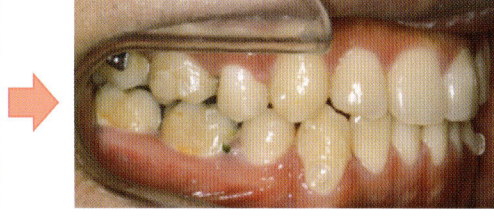

図❽　Ⅲ級エラスティック開始３ヵ月後、前歯の早期接触が改善されて臼歯部の咬合が確立された

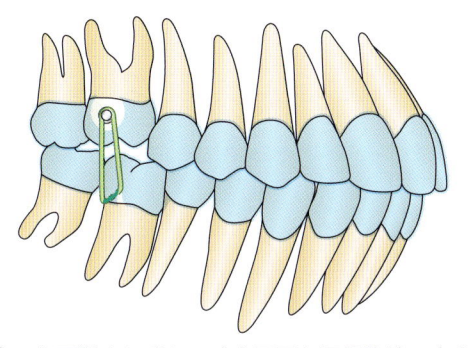

図❾　上下顎それぞれの咬合平面と辺縁隆線の高さの差異を確認し、挺出不足の歯にボタンをセットする

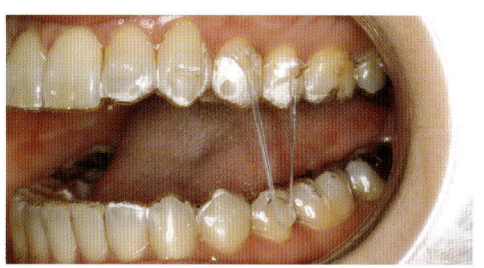

図❿　 ⌐5 の挺出のため歯頸部にボタンがセットされ、⌐45 のアライナーはフック状にカットされている

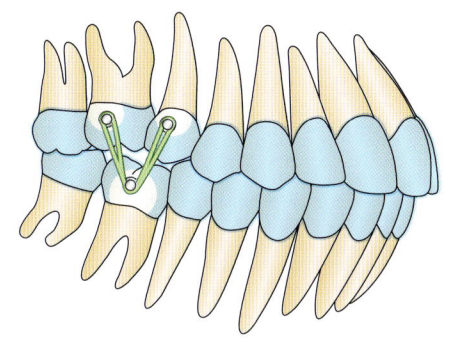

図⓫　咬合平面に上下顎とも挺出量が達していない歯が存在した場合、それぞれの歯にボタンを接着して顎間エラスティックを使用する

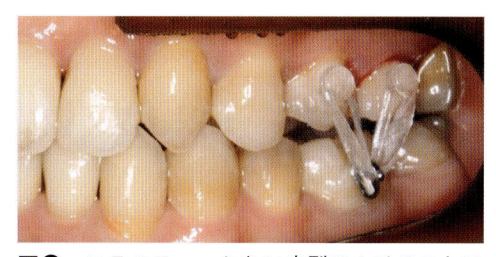

図⓬　エラスティックをⅤ字型にかけることにより、⌐56 および 6⌐ の挺出を同時に行う

2．上下顎臼歯の挺出不足

　両顎臼歯部に挺出不足の歯が存在する場合、顎間エラスティックを該当する歯にかけることにより、同時に改善できる。歯の移動方向を考えながら、エラスティックに十分なテンションがかかるように、エラスティックのサイズを選択する（図

11、12）。

3．臼歯の近心傾斜

　抜歯やIPRが多量に行われた場合、臼歯が近心傾斜し、部分的にボーイングエフェクトが起こることがある。少量であれば該当する歯の近心歯頸部にボタンを設置し、挺出を試みる。傾斜量が多

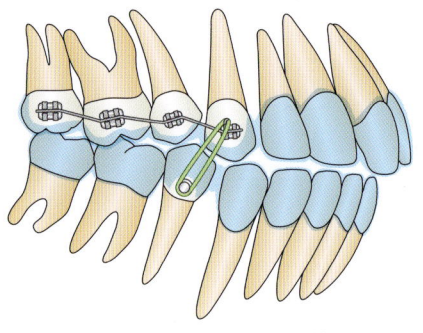

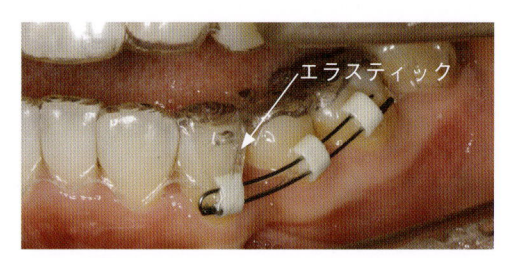

図⑭ 3 の圧下防止のため、アライナーの舌側辺縁から咬合面を通り 3 頬側の装置にエラスティックをかけた

図⑬ セクショナルワイヤーを使用する場合は必ず反作用を考慮する。エラスティックを併用して歯の挺出を行う

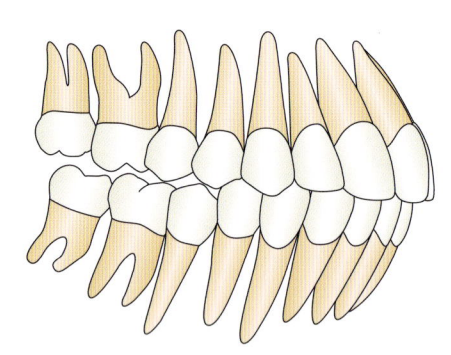

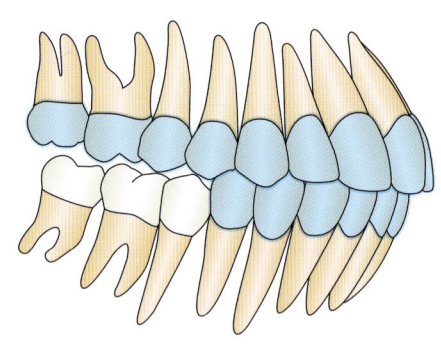

図⑮ 下顎臼歯部の低位が確認された場合、同部をカットしたアライナーを装着する

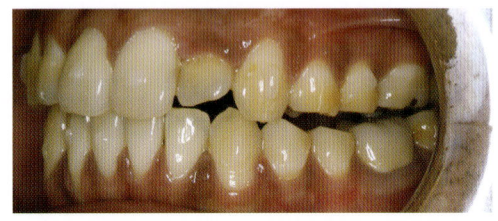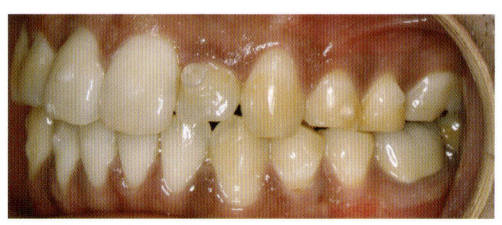

図⑯ 上顎臼歯部のアライナーをカットして2ヵ月後。臼歯部のバイトが確認された

ければ、アンギュレーション改善のため、セクショナルワイヤーを使用する（アライナーをブラケットとワイヤーに接触しないよう注意しながら唇側だけトリミングする）。このとき反作用の力で該当する歯の隣在歯が圧下しないように、上下顎間エラスティックまたは同顎の舌側からのエラスティックを併用することが望ましい（図13、14）。

臼歯部全体の挺出不足

前歯部切縁の位置がスマイルラインと調和しているが、臼歯部に開咬が認められる場合、上下顎それぞれの咬合平面と比較しながら挺出不足している部位を確認する。

1．片顎の臼歯部挺出不足

複数歯が挺出不足の場合、アライナーを部分的にカットして挺出を促す（図15、16）。

2．上下大臼歯部挺出不足

上下顎大臼歯ともに挺出量が不足している場合、上下ともアライナーをカットする（図17）。挺出量に応じて上下大臼歯に顎間エラスティックを併用する場合もある。

注意点：側方拡大を行っていた場合、舌側方向に後戻りを起こす可能性がある。その場合はこのリカバリー法は適さない。また小臼歯抜歯を行ったケースの抜歯部位でアライナーをカットしてしまうと、必ず後戻りによる空隙ができてしまう。このような場合は、ラップアラウンドタイプのリテーナーを装着するか、アライナーは唇側面のみカットし、顎間エラスティックの使用を推奨する。

わずかな咬合の不完全

すべての移動ステージが終了し、審美性・咬合

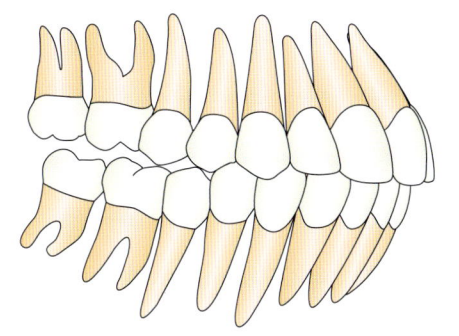
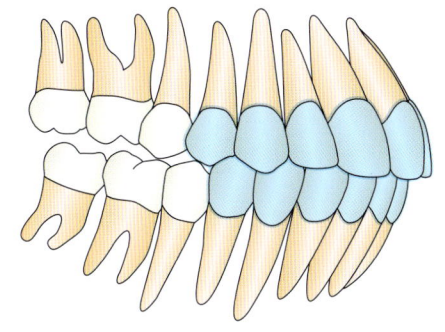

図⓱　上下顎大臼歯部ともに低位が確認された場合、同部をカットしたアライナーを装着する

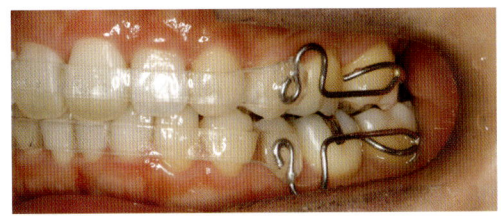
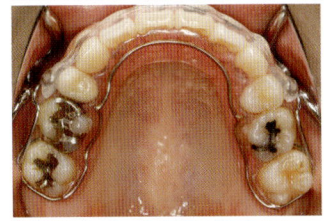

図⓲　審美性を考慮したラップアラウンドタイプのリテーナー。臼歯部の舌側辺縁のレジンは、挺出しやすいように少しトリミングする（ジュノデンタルラボ）

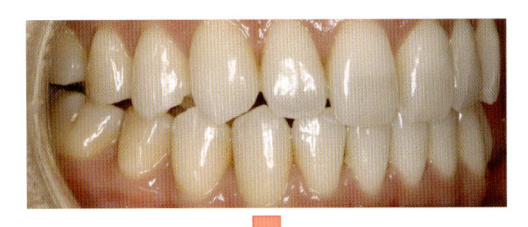
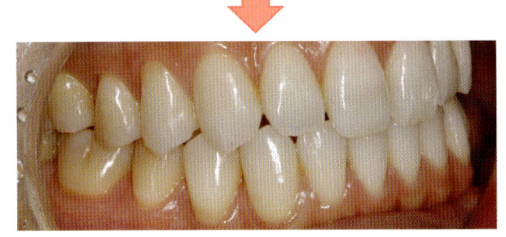

図⓳　上：ラップアラウンドタイプのリテーナーセット時。下：ラップアラウンドタイプのリテーナーセット後3ヵ月

関係も改善されたが、ごくわずかに咬合紙が抜けることがある。わずかな早期接触や挺出不足、または強い咬合力やアライナーの厚みによる圧下など、さまざまな複合的な要因が想定される。

　しばらく最終アライナーを装着しながら、アライナー装着時間を徐々に減少して咬合面をなじませると、自然に咬合が緻密になってくる。アライナーの装着時間を減らす際は、初診時からの歯の動きを確認して、後戻りのリスクを注意しながら実行する。アライナーの装着を中止し、ラップアラウンドタイプのリテーナーを装着すると、比較的早く咬合が馴染んでくる（図18、19）。

治療中の咬合のモニタリングは大切

　臼歯部の開咬は、歯の移動が遅れていることだけが原因ではなく、IPR量が不足しているために圧下してしまう場合もある。また、アタッチメントがアライナーとアンフィットしてしまい、圧下力がかかってしまうこともある。注意深くモニタリングを行い、早期発見・対処する。

臼歯部オープンバイト改善後を油断しない

　Ⅱ、Ⅲ級エラスティックを使用してA-P関係を変化させて臼歯部のオープンバイトを改善した場合、後戻り防止のためにただちにエラスティックの使用を中止しない。臼歯部の緻密な咬合および1歯対2歯の咬合が得られているかを確認してから使用を中止する。

- 顎間エラスティック、セクショナルアーチを使用して臼歯部の挺出を行った場合も同様に、歯根周辺の骨が固まるまで数ヵ月間エラスティックを継続するか、もしくは暫間固定を行うことにより、後戻りを防止する。

- 臼歯部がカットされたアライナーを継続して使用すると、臼歯部が早期接触を起こし、逆に前歯部にオープンバイトが生じるおそれがある。臼歯部の咬合が確認されたら、カットされていない交換アライナーに戻す。

5 ディテールプライヤーによる アライナーの加工

佐本 博 *Hiroshi SAMOTO*
東京都・青山アール矯正歯科

　アライナーでの治療が終盤にさしかかり、1本の歯のフィッティングに若干微調整を加えたい場合がある（図1）。その場合は、ディテールプライヤーを用いてアライナーを意図した方向へ力がかかるように加工を施し、わずかな移動を行う。

　図2〜8、表1に、筆者が使用している器具を示す。参考にしていただきたい。

　ディテールプライヤーは、わずかな歯の移動に使用する以外にもさまざまな用途がある。たとえば、Ⅱ級エラスティック使用時にエラスティックの反作用により臼歯部アライナーの把持が不十分な場合、隣接面歯頸部近くにプレッシャーポイントを作ることでアライナーを外れにくくすることができる（図4）。

　また、ホリゾンタルプライヤーで外向きにホリゾンタルスペースを作ることで、把持用のアタッチメントの追加や3DS（デンタル・ドラッグ・デリバリー・システム）、ホワイトニングジェル用のスペースとして使用することも可能である（図6）。他にも、アイデア次第でさまざまな用途が考えられる。

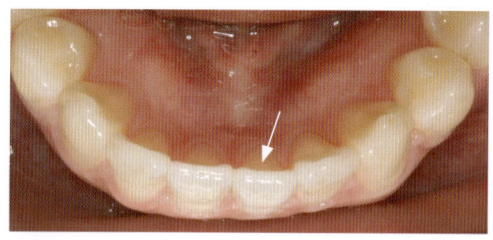

図❶　フィッティングが悪く、わずかな歯の捻転が認められた場合、ディテールプライヤーでの改善を試みる（治療後：図7）

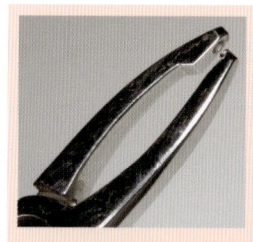

用途
・前歯部のわずかな回転の改善
・前歯部のわずかな傾斜移動
・緩いコンタクトを詰める
・アンダーカット部位へのアライナーの維持向上

POINT
スムーズに歯が移動できるように、事前に隣接面コンタクトの強さを確認する

図❷　ディテールプライヤー（align）。歯の移動の微調整をするための圧力を生み出す「くぼみ」を1.0mmまでアライナーに形成することができる

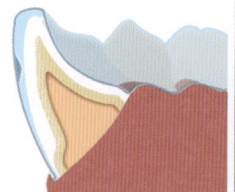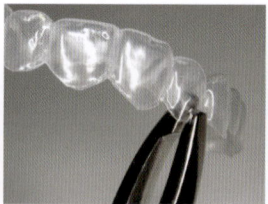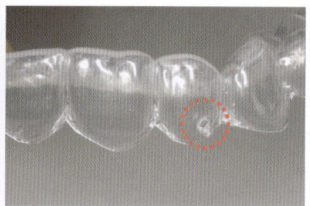

図❸　移動させたい方向とアライナーから加わる力のベクトルが一致するように位置決めを行う。アライナーに加工した突起が、歯に強く当たることで捻転が改善される方向に移動する

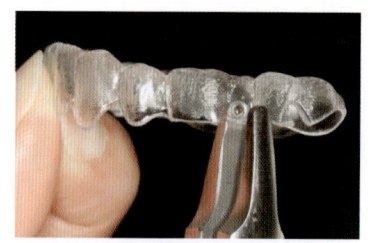

図❹　アライナー矯正用プライヤー。隣接面歯頸部にプレッシャーポイントを作ることでアライナーを外れにくくすることができる

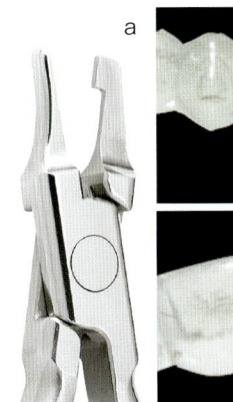
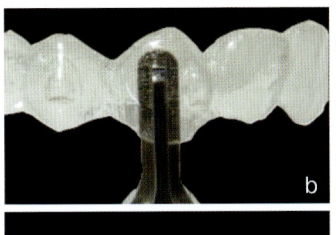
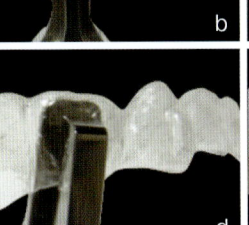
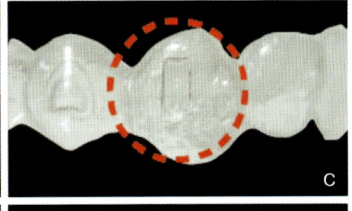
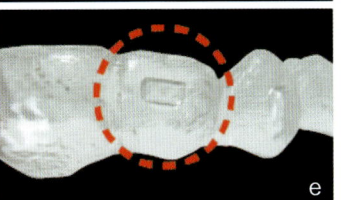

図❺　a：アライナー矯正用プライヤー；バーティカル（BIODENT）。b、c：頬側・舌側の近遠心に垂直的なくぼみを付与できる。ローテーション改善、近遠心的傾斜移動を目的として用いる。d、e：唇・舌側に水平的なくぼみを付与できる。唇舌側傾斜移動、トルクの付与を目的として用いる

図❻　ホリゾンタルプライヤーを用いて外向きにホリゾンタルスペースを作ることも可能

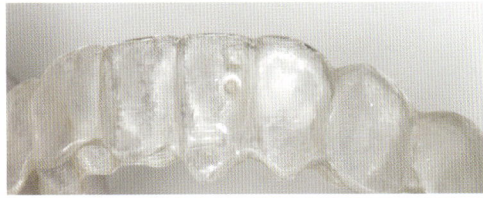
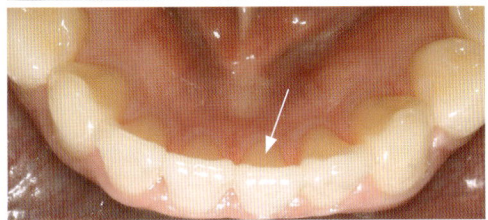

図❼　UL1の歯頸部にホリゾンタルプライヤー、遠心部にディテールプライヤーで加工してプレッシャーポイントを追加し、わずかな遠心ローテーションとルートリンガルトルクを加えた

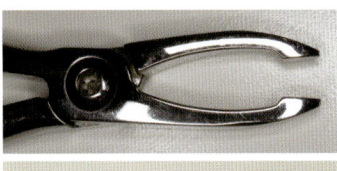
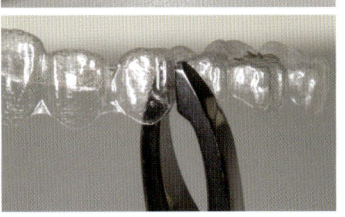

図❽　イレーサープライヤー（align）。ディテールプライヤーでアライナーに付与したくぼみを平らにするプライヤー。わずかな移動が達成され、くぼみが不要になった場合に使用する

表❶　筆者がアライナー治療時に使用している器具

	商品名	メーカー名
IPR	C.C ストリップス	BSA サクライ
	プロライン	Forest-one
	measuring-gauge	Forest-one
	ニューメタルストリップス	ジーシー
	エピテックス	ジーシー
ボタン・フック	リンガルボタン	TOMY
	アンテリアクロスフック	TOMY
	プラスチックリンガルボタン	TOMY
	シーガルボタン（オープン）	TOMY
	MANEWVER	ジーシーオルソリー
プライヤー	The Gun	Forest-one
	Slot Machine	Forest-one
	ディテールプライヤー	align
	イレーサープライヤー	align
	アライナー矯正用プライヤー（バーティカル）	BIODENT
	アライナー矯正用プライヤー（ホリゾンタル）	BIODENT
エラスティック	顎間エラスティック（5、6、7、11、12）（ラテックス・ノンラテックス）	オーソデントラム

TRANSCLEAR®

TRANSCLEAR System

患者様の印象をもとに、カスタムメイドのマウスピース型
矯正装置を作製し、医院へお届けするシステムです。

オルソリートランスクリアシート
Ortholy TRANSCLEAR Sheet

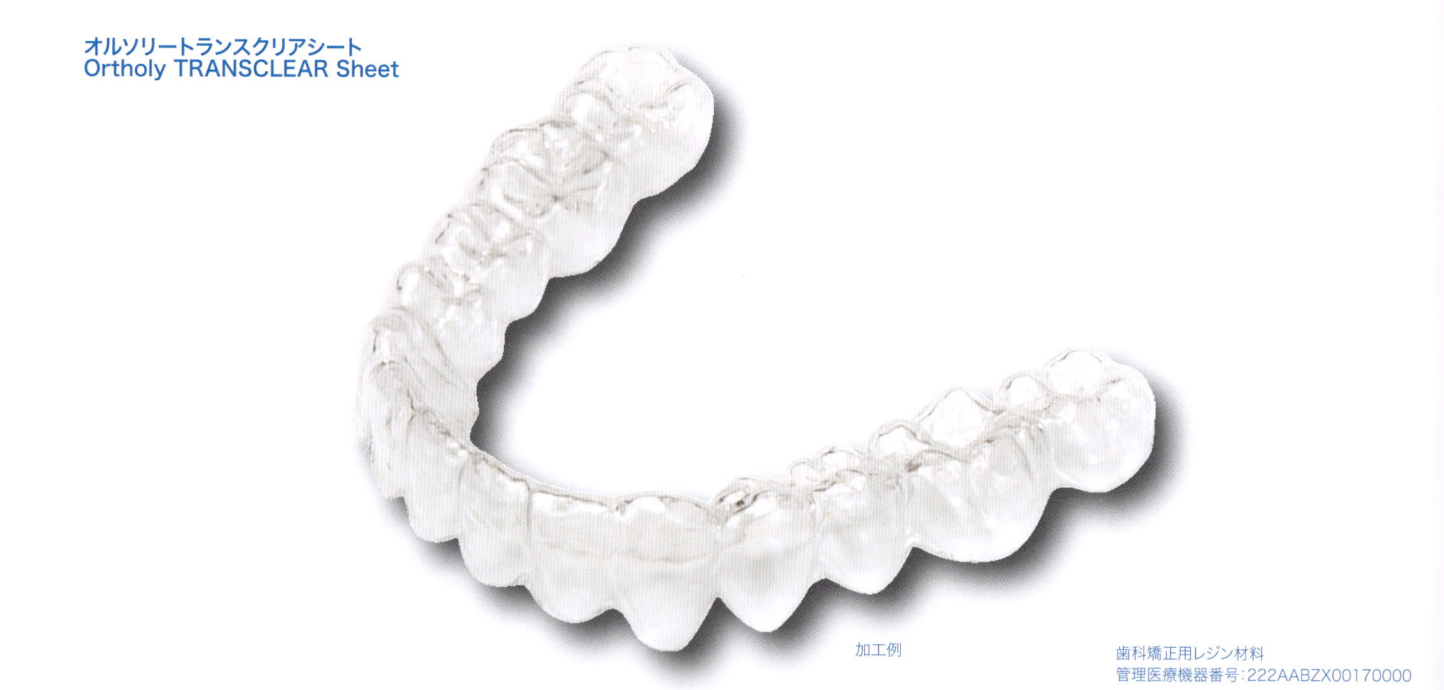

加工例

歯科矯正用レジン材料
管理医療機器番号：222AABZX00170000

歯列設計ソフトウェア
Ortho Design

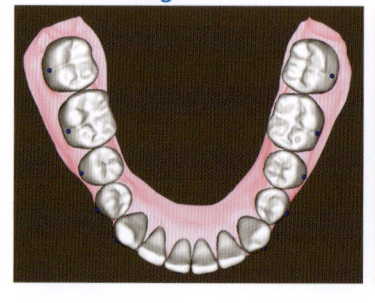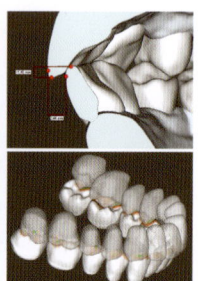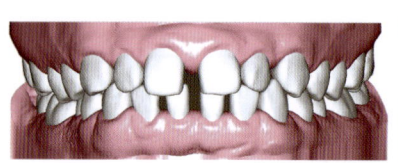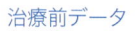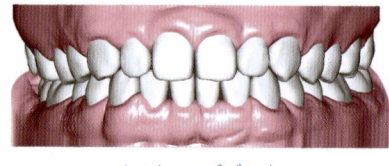

治療前データ　　　　　　　　セットアップデータ

歯科矯正用治療支援プログラム
管理医療機器番号：23100BZX00020000

ORTHOLY

株式会社 ジーシー オルソリー

〒174-8585 東京都板橋区蓮沼町76-1
TEL：0120-108-171 FAX：0120-503-051

Chapter 5

患者説明

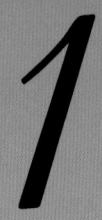

1　診療の流れと患者への治療説明

土岐泰弘 *Yasuhiro TOKI*
三重県・とき矯正歯科

初診時（患者の治療説明法と同意書）

　顔貌および口腔内の所見から、現在の問題点を確認する。主訴と患者からの要望を把握し、矯正治療による加療が必要な理由を丁寧に解説する。そして、矯正治療を計画するにあたり用いられる治療装置について、それぞれの特徴と使用方法と使用時間を説明する。とくにアライナーを用いる矯正治療を計画する際、ワイヤーを用いる矯正治療法との違いについて、それぞれの特徴を説明し、十分な理解を得る必要がある。

　アライナーによる矯正治療では、透明であることの審美性、着脱可能である操作性、口腔衛生管理の容易性といった利点を説明すると同時に、使用方法と使用時間について協力が不可欠であることも説明する必要がある。また、使用時間などの協力が得られない場合や、歯の移動に困難が生じた際は、一時的であってもワイヤーを用いた矯正治療に移行する場合があることを承諾していただく必要がある。アライナーを用いる矯正治療では、ワイヤーを用いる矯正治療により術者が治療可能である範囲内において行うことが重要であり、必ずリカバリーができる症例に留める必要性が求められるからである。

　その後、矯正治療を希望されると、精密検査にて資料採得（顔貌写真、口腔内写真、X線写真、歯列模型の印象採得など）を行う。そして、矯正診断として検査結果とその治療計画、治療装置、

治療期間、治療費用について十分に説明し、同意を得る。その際、同意書を作成することを推奨する（アライン・テクノロジー社、インビザライン・ドクターサイト上の同意書参考）。そして、治療計画を十分に説明し理解を得たうえで治療開始となる。

　また、iTeroを用いた光学印象採得を行える環境では、Invisalign Outcome Simulatorを活用することによる治療計画のイメージ共有も治療説明においては効果的である（図1）。

コンサルテーション時

　来院時には、コンピューターモニターまたはタブレット端末を準備し、クリンチェックによるシミュレーションを確認して治療計画と歯の移動のイメージを視覚的に患者および保護者に提示し、共有する（図2）。また、アタッチメントおよびバイトランプの設置や、Interproximal enamel Reduction（以下IPR）を行う治療計画がある場合は、その必要性を説明する。

　アライナーとインビザライン・スターターキット、メインテナンスクリーナーなどを準備し、毎日のアライナー取り扱いおよびメインテナンス方法について説明する（図3、4）。

　飲食時、ブラッシング時以外に1日20〜22時間以上のアライナー装着と、着脱回数の最小化を指示する。とくに、着脱可能なアライナーの特性を活用し、就寝前のブラッシングとアライナーの

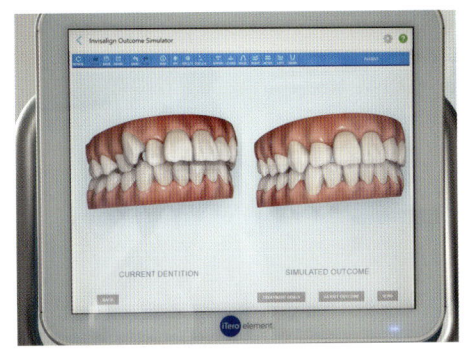

図❶　Invisalign Outcome Simulator

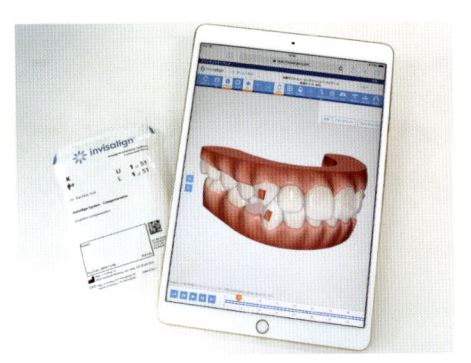

図❷　タブレット端末の活用

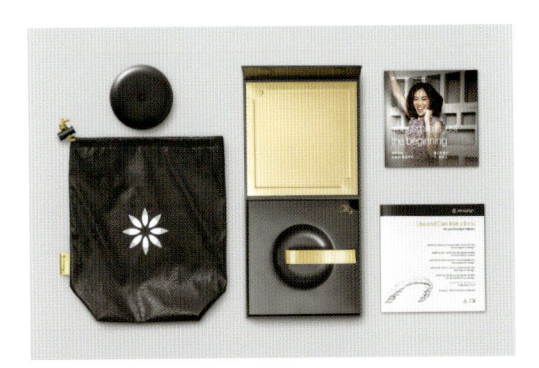

図❸　スターターキット

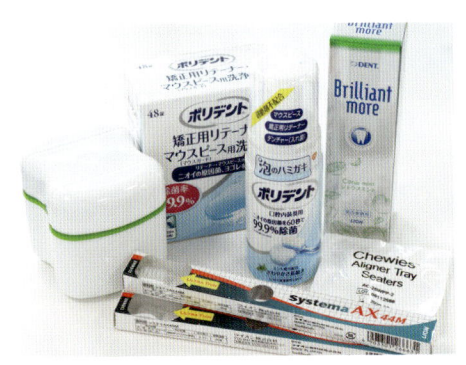

図❹　メインテナンスセット

清掃を十分に行うことを推奨する。

　アライナーは、軟らかい歯ブラシを使用し、歯磨きペーストまたはムースを用いて毎回洗浄する。インビザライン・クリーニング製品などの洗浄剤を、必要に応じて使用することを勧める。熱によるアライナーの変形を防ぐために、洗浄時の水温（約40℃以下）には注意を払うように説明する。

　飲食時などの際は、紛失や破損を防ぐため専用のアライナーケースに入れて保管することを勧める。また、ペットを飼っている場合、ペットが触れないように注意を払う必要がある。

初回装着時

　クリーニング後にアライナーを装着し、適合性を確認する。正しく装着された状態を患者に確認していただく。その後、アライナー着脱の練習を行い、患者自身で着脱できるかを確認することが重要である。

アライナー着脱法

1．装着時（図5）

1）前歯にアライナー該当部の位置を合わせ、切縁部から指先（指の腹）を使用し、圧着させる。

2）前方より左右側後方に向かい、指先（指の腹）で咬合面をゆっくりと均一に力を加えて装着させていく。著しい叢生がある症例や、歯軸の急傾斜がみられる場合は、小臼歯以降の装着時にアライナー舌側が咬合面に接触し装着できないことがあるので注意が必要である。その場合、咬合面からの圧着ではなく、頬側咬頭から舌側に向かってアライナーを舌側に絞りながら後方へと装着させる。

2．脱着時（図6）

1）最後臼歯舌側のアライナーを指先にてつまみ上げるよう後方部をゆっくりと浮かせる。浮

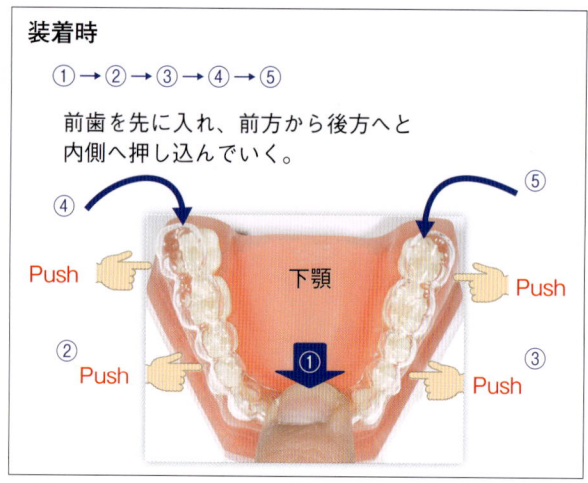

装着時

①→②→③→④→⑤

前歯を先に入れ、前方から後方へと内側へ押し込んでいく。

④

Push　下顎　Push

②　Push　①　③　Push

図❺　アライナー装着方法

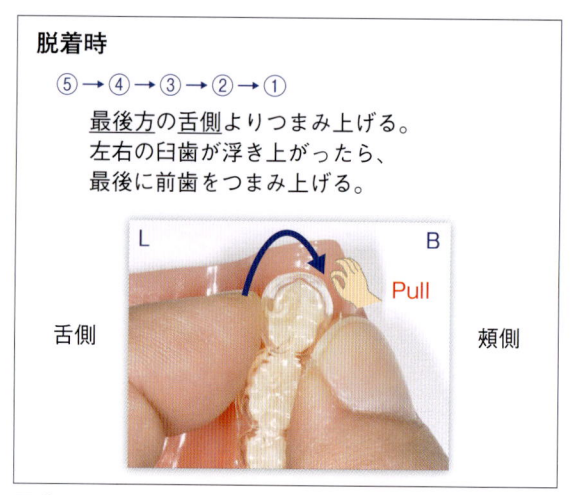

脱着時

⑤→④→③→②→①

最後方の舌側よりつまみ上げる。
左右の臼歯が浮き上がったら、最後に前歯をつまみ上げる。

L　B

Pull

舌側　頬側

図❻　アライナー脱着方法

かせることが困難な場合、必要に応じてハンカチなどの布や指サックなどを使用し、滑りにくくするとよい。

2）同様に反対側の臼歯部をつまみ上げ、両側の臼歯部を浮いた状態にする。

3）後方から指先を使用し少しずつ前方に向かいアライナーを浮かせて、最後に前歯部を取り外す。

毎回の診療時

アライナー1ステージを約1～2週間（歯科医師の判断により装着期間を変更）の装着とし、次のアライナーに切り替えて装着する。複数のアライナーを手渡す計画の場合、紛失、破損および不適合が生じた場合に備え、1ステージ前のアライナーは破棄せずに保管することを推奨する。

そして、アライナーの適合性を維持するために4～6週間ごとの受診が望ましい。ただし、患者の協力度が高く、適合性が十分であることが確認される場合、歯科医師の判断のもと、受診期間を延長することは可能である（**図7**）。その場合、アライナー交換のスケジュール表を作成し、患者に進行状況の確認と管理をしていただくことを推奨する（アライン・テクノロジー社、インビザライン・ドクターサイト上のアライナー装着スケジュール作成参考）。

毎回の来院時には、歯の移動がクリンチェック計画どおりに推移しているか、クリンチェックファイルと照合し、進行状況を確認する。インビザラインの歯牙移動評価の移動量識別サマリーを参考に、移動量が大きい歯はつねに注視することが大切である。また、アタッチメントが維持されているかを確認する。もし、脱落や破折が確認された際は、次回来院時に装着されているステージのアタッチメント・テンプレートをインビザライン・ドクターサイト上にて発注し、アタッチメント再装着の準備を行う。

そして最も重要な注目点は、アライナーの適合性を確認することである。アライナーと歯との間に空隙が生じていないかを確認する（**図8**）。もし、アライナーの適合性に低下の傾向が確認された場合、低下が軽度であればディテールプライヤーにより歯頸部に加工を施し、一次的にアライナーの把持力を増強させ、適合性の向上を図って経過を観察する。また、使用アライナーの状態から使用状況を推察し、使用方法や協力度の程度を把握することも必要である。

使用時間が不十分な場合、アライナーの装着が困難となる傾向が現れ、アライナー交換時に歯の痛みが伴うことがある。その場合、現在のアライナーを不足時間分使用した後に次のアライナーへと交換する。また、十分な使用時間を得るために

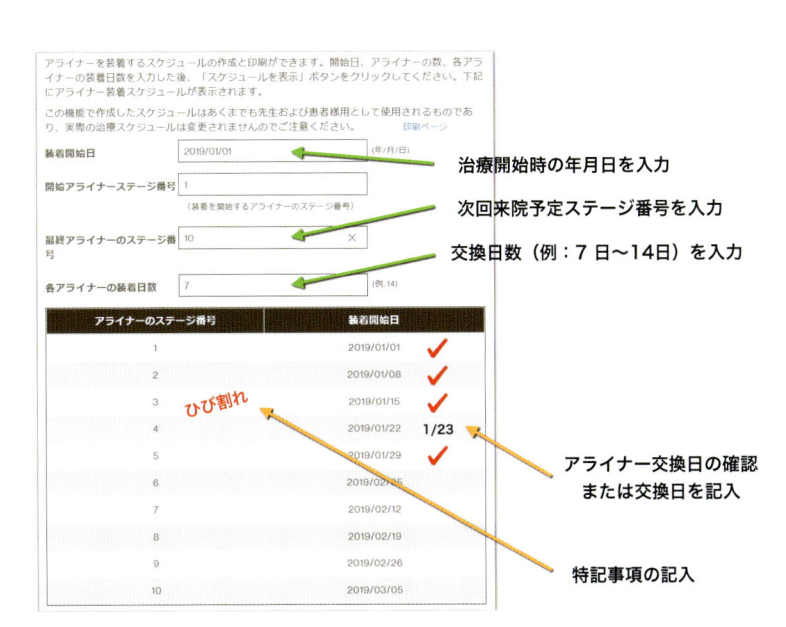

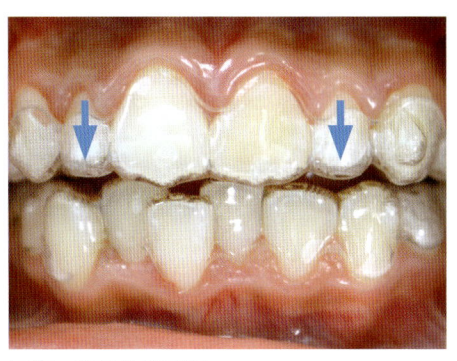

図❽　適合性の低下

図❼　アライナー装着スケジュール

交換期間のペースダウンを行い、適合性の回復を待つことを推奨する。

　犬歯付近に亀裂が確認される場合、アライナーの着脱方法が正しく行われていない可能性が高い。その際、片側から剥ぎ取るような脱着をさせないように改めて指示する必要がある。

　患者がアライナーを紛失または破損させた場合、該当ステージの交換アライナーを発注し、到着まで前ステージのアライナーを再装着させる。または、違和感なく装着可能であれば、次のアライナーを装着し、通常交換期間より長く装着して、適合性を確認のうえ、通常治療に回復させる。

　しかし、アライナーの適合性の向上が確認されない場合、追加アライナー作製のために計画を再検討し、新たなクリンチェックを作成する再印象採得を早期に行うことを推奨する。

　さらに、クリンチェックにおける歯の移動計画の予測実現性が低い場合、アライナーの著しい適合性の低下が確認されることがある。その場合、予測実現性を高める治療計画への変更が必要なことから、早期に追加アライナー作製の検討を推奨する。

追加アライナー発注時

　アライナーの適合が不十分であることが確認さ

れた場合、すみやかに再印象採得にて追加アライナーへの移行を判断する必要がある。その際、現在装着中のアライナーを追加アライナー到着まで装着することになる。また、再印象採得の計画を予定するときは、次回来院時までに印象採得時におけるステージの交換アライナーを事前に発注しておくことを推奨する。また、アライナーの適合性が著しく低下してしまった際、現在装着中のアライナーを使用し続けることは困難であると考えられる。その場合、一時保定のための保定装置の作製が新たに必要となる。

　追加アライナーの作製を行うことにより、適合性が向上し、装着感も改善されるため、より予測実現性の高い計画に改善できるものと考えられる。

疼痛（初期、中期〜）

　インビザラインのアライナーを用いた歯の移動では、1ステージ最大0.25㎜以下となるよう設計されている。そのため、十分な装着時間が保守されている場合、歯の移動時の矯正力による疼痛は非常に軽度であることが多いのが特徴である。

　しかし、アライナーの装着を開始した動的治療初期において、アライナー交換後数日ではあるが、比較的軽度の疼痛を伴うことがある。とくに排列から逸脱した、咬合に参加していない歯の周囲歯

や前歯部においてその傾向が強い。そして、数ステージ後にはその疼痛は軽減していくことが多い。しかし、治療中に発症した疼痛には注意が必要である。局所的に生じることが多く、その場合、移動計画が歯に負担を生じさせている可能性が考えられる。

たとえば、過度なトルクにより歯根に負担をかけてしまっている場合や、過大な移動量を与えてしまっている場合などが考えられる。そのためクリンチェック計画による移動様相と比較し、適正な移動であるかを再確認しなければならない。もし、過度な移動である可能性が確認された場合は、一時的にアライナーの交換ペースを減速させて移動完了を待ち、追加アライナー作製により移動計画を早期に再考する必要があると考える。

治療中の留意点

歯を被覆する形態的特徴のアライナーを用いる矯正治療のため、特有の留意点が存在する。歯の表面への唾液の循環が不十分となりやすく、歯石の沈着が下顎前歯部に好発することが多い。そのため、固着された歯に遅れが生じることが懸念される。また、口呼吸がある場合、歯の色素沈着が著しく、歯石の沈着も短期間で生じてしまうことが多い。そのため、水分補給を促すように注意を払うべきである。

飲食時にはアライナーを外すべきではあるが、飲み物については寛容な判断が要求される。しかし、糖質を多く含有するジュース類、ミルクや砂糖を含むコーヒー・紅茶などには注意が必要である。とくにクラブ活動などで恒常的に摂取されるスポーツドリンクには留意すべきである。スポーツドリンクと同時に水を摂取することで、アライナー内での停滞を予防できる。さらに、口腔内が乾燥する環境下では、歯の脱灰リスクが高まる傾向にあるため、注意が必要である。

また、カレーを食した後の口腔清掃が不十分で

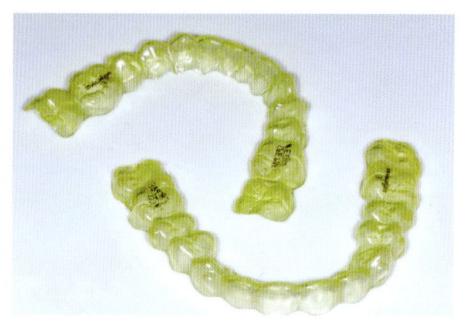

図❾　着色したアライナー

ある場合、アライナーに黄色の色素が取り込まれてしまう（図9）。いかなるクリーナーを使用しても透過性の改善ができないことから、飲食時の注意点を十分に説明しておく必要がある。

IPR を行うとき

予定される IPR ステージでは、アライナーボックスに同梱されている治療計画の概要フォームに記載されている IPR 量を確認する。または、クリンチェック治療計画の3D モデルおよびステージタブで確認できる（図10）。

ダイヤモンドストリップス、またはヘッドサイズ0.3〜0.4mmのダイヤモンドバーを準備する。IPRの削合量の目安として、0.4mm以上ではダイヤモンドバーを使用し、0.3mm以下および仕上げにはダイヤモンドストリップスにて行う。使用するダイヤモンドバーのヘッドサイズの実寸を把握しておくとよい。ダイヤモンドストリップスには、コントラアングルのハンドピースに設置できるシステムのタイプもある。各粒度や厚さを徐々に変化させ、それぞれ両面片面と目的に応じて使用する。

コンタクトが強固でストリップス挿入に困難な場合、鋸歯付きコンタック EZ IPR 用ストリップ（MOS）などを併用すると挿入が容易となる。

歯のコンタクトは、点接触または線接触となる必要があるため、切削面がフラットとなってコンタクトが面接触とならないように配慮した切削を行う必要がある。そして、研磨用ストリップスで

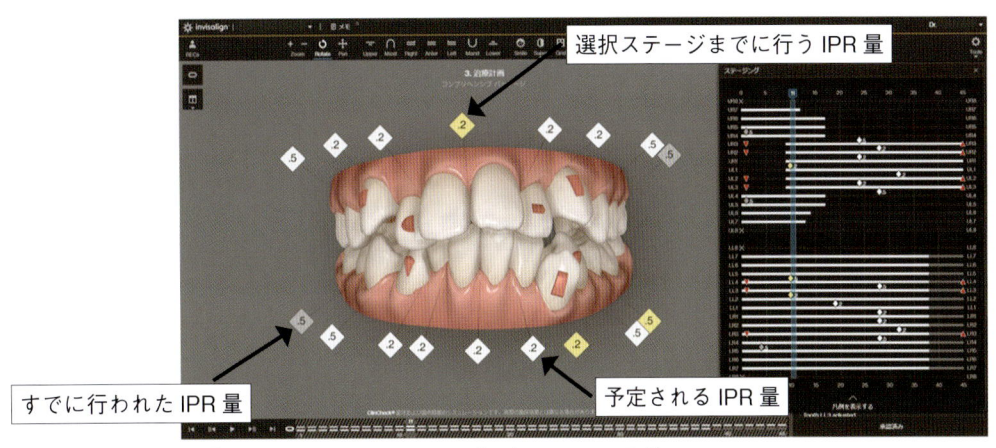

図❿ クリンチェック3D モデル上の IPR フラグ

隣接面を滑らかに研磨する。研磨後、コンタクトゲージにて削合した隣接エナメル質量を確認する。そして、削合量と日付を治療計画の概要フォーム、または患者記録に記載する（**図11**）。

　また、削合量の多い計画では知覚過敏が生じるおそれがあるため、必要ステージまで数回に分けて行う配慮も必要である。とくに歯冠幅径の小さい下顎前歯では、X線写真などにてエナメル質量を確認し、過剰な IPR は避けるよう注意が必要である。そして、ストリッピング中には、口唇および歯周組織の保護には十分な注意を払う必要がある。

アタッチメント装着時、除去時

　インビザライン治療の概要およびクリンチェック治療計画上にて、アタッチメントの設置場所を確認する。アタッチメント設置の予定ステージにて、アタッチメント・テンプレートと適切なコンポジットレジンおよびボンディング材を選択し、各メーカーの使用説明書に従い準備を行う。クリーニング後、確実な防湿を行い各メーカーの手順に従って接着する。

　早期にアタッチメントが脱落する原因は、防湿が不十分であることが多い。また、アタッチメン

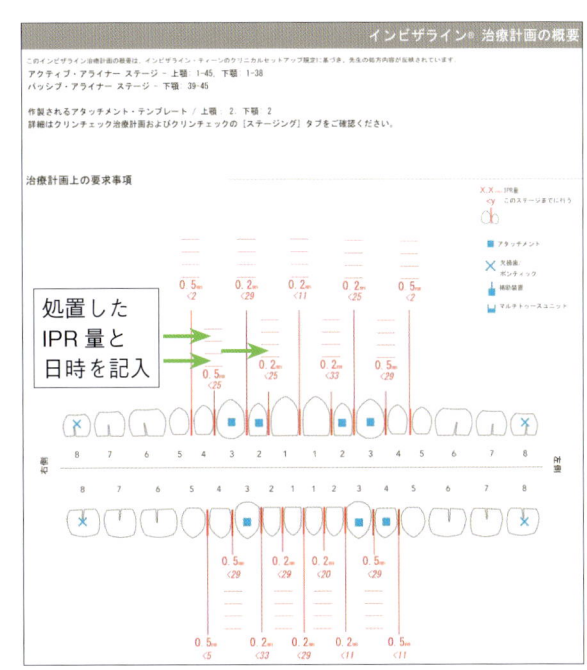

図⓫ クリンチェックの概要フォーム

ト・テンプレートは薄い形状のアライナーであるため、叢生が著しい部位では歯頸部が浮き上がることがある。そのため、アタッチメント・テンプレートが確実に装着されておらず、光照射時にコンポジットレジンが歯面と密着できず、十分な接着力を得ることができないおそれがある。叢生が著しい場合は、接着部位を数ヵ所に分割し、防湿と圧接を確実に行う必要がある。

　アタッチメント装着後、余剰部位をカーバイドバーなどを用いて除去することにより、アライ

ナーの適合性を確実なものとする必要がある。

アタッチメント装着によりアライナー把持力が増強するため、アライナー着脱が困難となる場合がある。とくに、臼歯部にアタッチメントが設置された場合はさらに強固となる。そのため、臼歯部にアタッチメント設置を計画するときは、アライナー着脱に慣れてからの次回来院時にてアタッチメントの設置を推奨したい。

アライナーの適合性の低下や、クリンチェックにおける歯牙移動計画に誤差が生じた際、アタッチメントとアライナーとの適合性が著しく損なわれることがある。適合しないアタッチメントの存在によりアライナーが正しく装着できないおそれが生じる。その場合、適合しないアタッチメントを除去し、追加アライナーによるクリンチェック再作成に備えるようにする。

ただし、アタッチメントとアライナーとの誤差が少量であるうちに適合性を確認し、ディテールプライヤーやエラスティックなどを利用して把持力の改善を図る対処が、追加アライナー作製回数を減少させる方法となる。

最終ステージ完了にて、保定開始時にアタッチメント除去を行う。アタッチメントおよびボンド撤去用カーバイドバーを用いてコンポジットレジンの除去を行い、ボンド撤去および研磨用ポリッシャーなどにて歯面を研磨し、丁寧に仕上げる。

治療終了時（リテーナー移行時）

最終アライナーとの適合性を確認する。そして、クリンチェック治療計画の最終ステージにおいて咬合状態と現状が一致しているかを評価する。その結果、良好な咬合状態が確認されると保定期間へと移行する。

保定は、矯正治療により計画され、歯の移動が行われた位置にその状態を長期に保持させ、新たに獲得した咬合を安定させることを目的とする重要な過程である。

歯の移動や顎位の変化を長期間にわたって治療した咬合状態は、矯正装置の撤去後間もなく、元の状態に戻ろうと、後戻りをすることが少なくない。矯正治療前の咬合状態は、不正咬合であってもそれなりに安定した環境であった。矯正装置による人為的な構築によってその環境は変化し、治療後の状態が安定するためには、適切な治療目標と適応する時間が必要となる。新たな環境での咬合の回復や口腔周囲筋の機能回復、そして歯周組織の再排列が必要となる。とくに、歯根膜線維の再排列には長期の時間を要する。そのため、数ヵ月から数年間の保定期間が必要となる。ただし、保定装置の種類や使用期間は、治療前の咬合状態や成長による変化を考慮し、それぞれの症例に応じて選択し判断される。

そして、患者への説明として、動的治療後の保定期間も矯正治療の一環であることを理解していただくことが重要である。保定開始直後は、最も後戻りが生じやすい期間であることを説明する必要がある。そのため、保定装置の十分な装着時間を取るように指示し、数ヵ月間は頻度の高い来院を求める。その後、使用時間を徐々に減少させながら来院間隔を伸ばし、つねに後戻りの監視を怠らない定期観察の継続を推奨する。成長過程にある思春期の患者においてはつねに注視する必要があり、とくに下顎前突の症例では慎重な判断が必要である。また、口腔習癖の完全な除去にも留意することが大切である。

保定装置には、固定式と可撤式の2種類がある。インビザラインでは可撤式保定装置であるビベラリテーナーのオプションが選択できる。これは、咬合面も被覆するアライナータイプの保定装置となる。そのため、積極的に新しい咬頭嵌合に適応させることを計画する場合、被覆しないHawley's retainer などの可撤式保定装置や犬歯間保定装置などの固定式保定装置を、目的に応じてて選択することが求められる。

Chapter 6

症例集

1

³|の低位唇側転位を伴った重度叢生

治療期間短縮を目指し臼歯遠心移動をまとめて行った症例

福田哲也 *Tetsuya FUKUDA*

石川県・スター矯正歯科・歯科

アライナー矯正では、スペース獲得のため、臼歯の遠心移動を行うという選択肢ができた。ただ、順に臼歯の移動を行うとアライナーの枚数が多くなりやすい。本症例では、臼歯遠心移動をまとめて行うことでステージ数の削減を行うことができた。

症例概要

初診時20歳10ヵ月の女性で、右上八重歯を主訴に来院した。特記すべき全身的、局所的な既往歴および家族歴は認められなかった。矯正歯科治療に対する態度は協力的だった。顔貌所見は、正面観は対称で、側貌観は直線型であった（図1）。

口腔内所見は、⅛|⅛を除くすべての永久歯が萌出しており、上顎前歯部に重度の叢生と下顎前歯部に中等度の叢生、²|のクロスバイトおよび³|の低位唇側転位が認められた。また、3|に近心傾斜が認められた（図2）。

アーチレングスディスクレパンシーは、上顎は−11.0mm、下顎は−6.0mmであった。また、各歯の歯冠近遠心幅径[1]は上下顎ともに1S.D.を超えてすべて大きかった。臼歯関係は右側 Angle Ⅱ級、左側 Angle Ⅰ級であった。上顎骨および1|1の正中は、顔面正中から1mm右方に偏位していた。1|1 の正中は顔面正中に対して一致していた。パノラマX線写真所見では⅛|⅛が埋伏していた（図3）。

セファログラム分析[2]によると骨格系においては、∠SNA（83.5°）、∠SNB（79.5°）、∠ANB（4.0°）と標準的な値を示しており、骨格性1級であった。歯系については、上顎前歯の歯軸傾斜（∠U1-FH：118.4°）および下顎前歯の歯軸傾斜（IMPA：99.8°）は標準的であった。オーバージェットは1.0mmであった。∠Mp-FH（22.8°）は1S.D.を超えて小さ

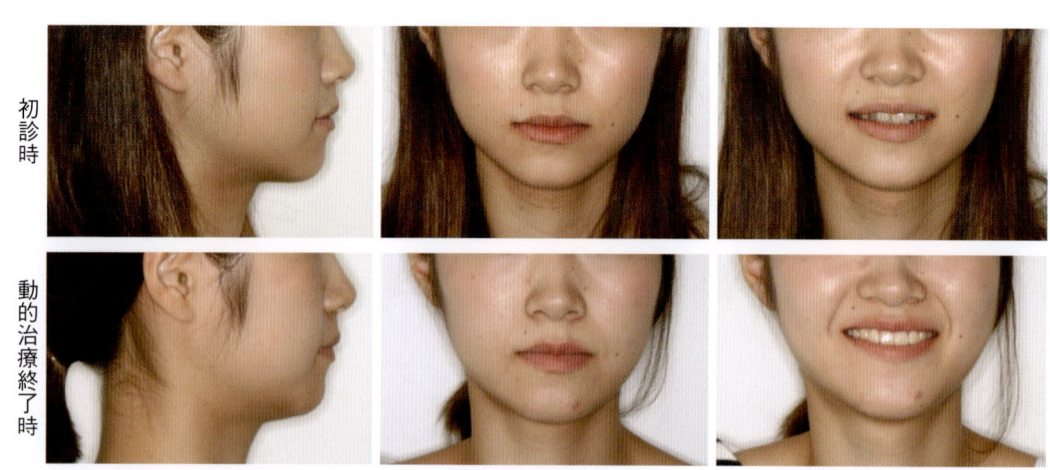

図❶　初診時（20歳10ヵ月）と動的治療終了時（23歳11ヵ月）

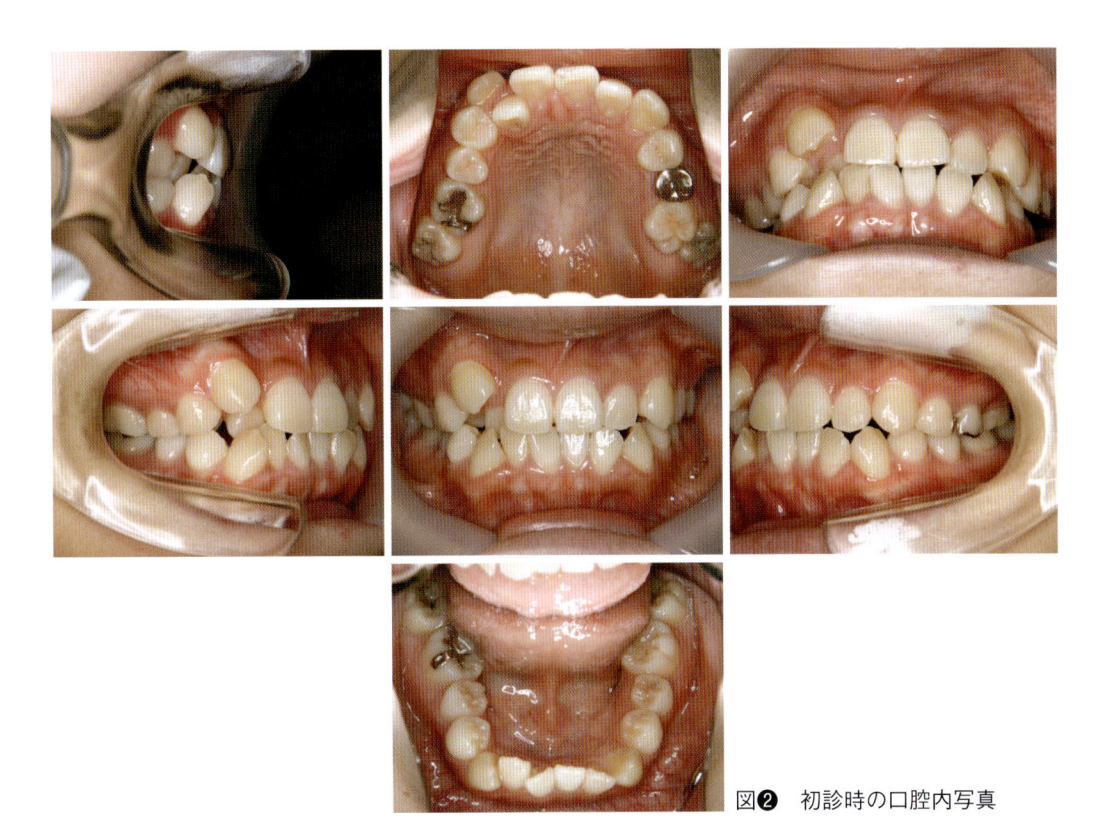

図❷　初診時の口腔内写真

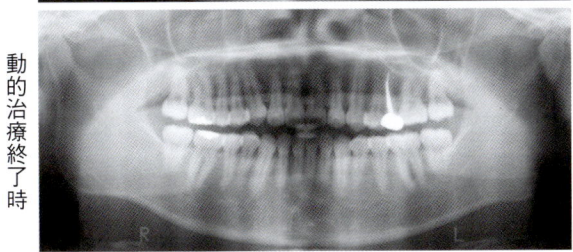

初診時

動的治療終了時

図❸　パノラマ X 線写真

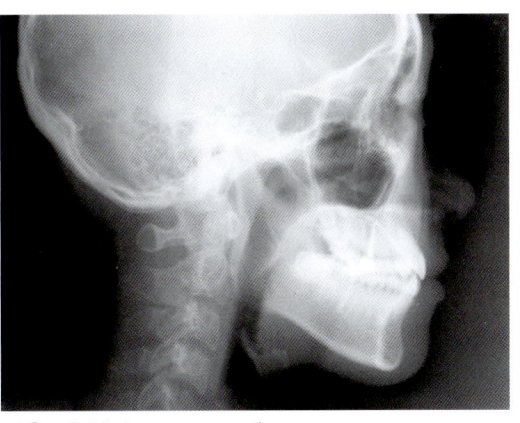

図❹　初診時のセファログラム

な値を示しており、ローアングルケースだった。
オーバーバイトは1.0mmだった（**図４、表１**）。

診断

　上顎前歯部叢生を伴う右側 Angle II 級、左側
Angle I 級、骨格性 I 級、ローアングル症例と診
断した。

表❶　初診時のセファログラムの各計測値と標準偏差との比較

	初診時	動的治療終了時	標準値 平均	S.D.
SNA (deg)	83.5	82.8	80.8	3.61
SNB (deg)	79.5	78.4	77.9	4.5
ANB (deg)	4.0	4.4	2.8	2.4
IIA (deg)	123.2	118.9	123.6	10.6
FMA (deg)	22.8	24.7	30.5	3.6
IMPA (deg)	99.8	98.1	93.4	6.8
FMIA (deg)	57.4	57.1	56.0	8.1
U1-FH (deg)	119.0	118.2	112.3	8.3
S-N (mm)	67.8	67.5	67.9	3.7
Go-Me (mm)	79.0	77.2	71.4	4.1
Ar-Go (mm)	51.0	48.8	47.3	3.3
Ar-Me (mm)	110.9	109.3	106.6	5.7
OJ (PP) (mm)	1.9	4.0	3.1	1.1
OB (PP) (mm)	0.9	2.5	3.3	1.9

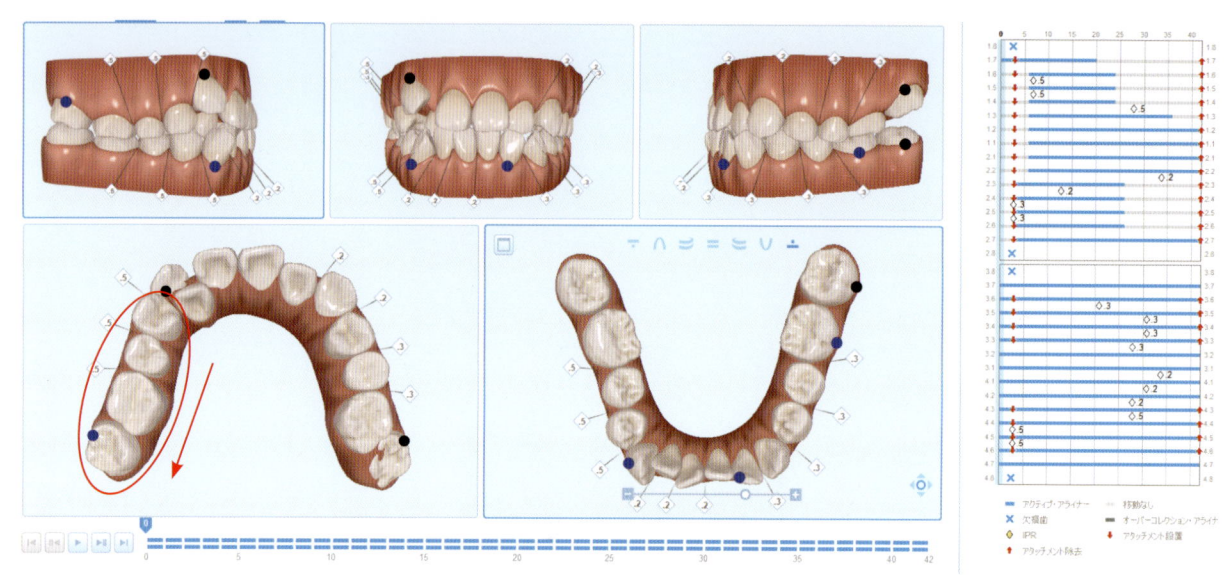

図❺　実際に使用したクリンチェック。赤丸の部位をまとめて遠心移動させている

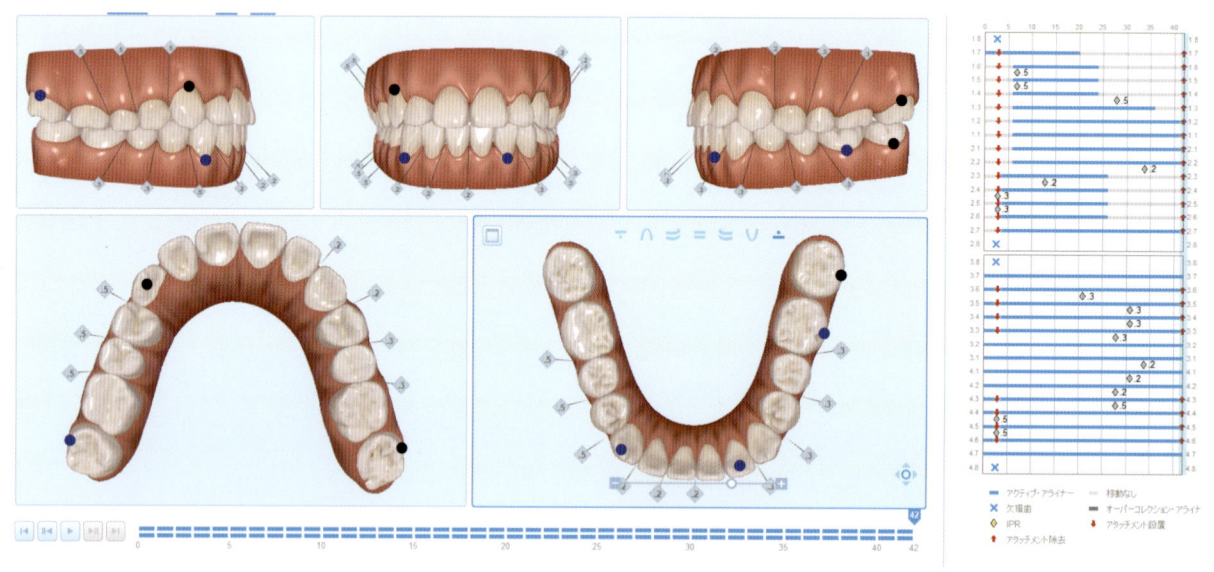

図❻　クリンチェックのゴール。42ステージ

治療方針（図5〜8）

治療方針（図5〜8）

①$\frac{8|8}{8|8}$の抜歯を行う。

②インビザラインで全顎的な矯正治療を行う。スペース不足に対して、上顎は遠心移動（右側3mm、左側1mm）と拡大3mm、IPR（2.5mm）、前歯の唇側移動1mmを行う。下顎も拡大（3mm）とIPR（3.3

mm）を行った。パノラマX線写真で上顎右側臼歯の近心傾斜が認められ、また臼歯関係もハーフユニットのAngle II級であったため、$\frac{8|8}{8|8}$さえ抜去すれば遠心移動によるスペースの獲得が可能ではないかと考えた。

③保定

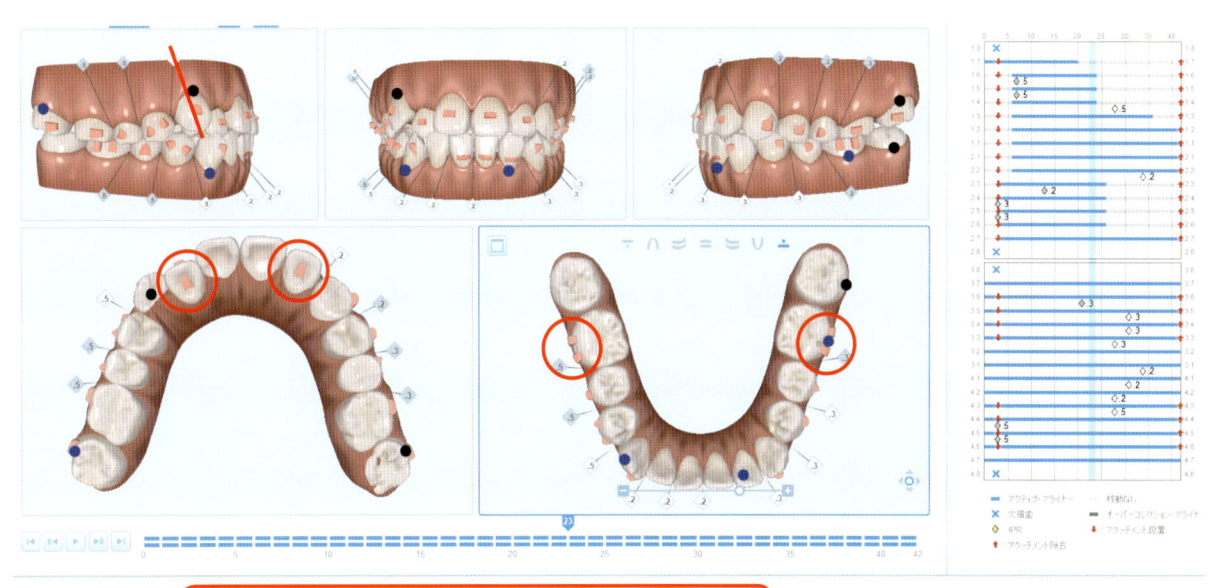

POINT
右側臼歯を順番に遠心移動させている

図❼　順次的に遠心移動を行ったクリンチェック。ステージ数は68であった

POINT
表面積の小さい2|2や歯冠長の低い6|6には、
維持の増強のため、アタッチメントが2つ設置されている

図❽　イニシャルクリンチェックで不適合となり、追加アライナーを行った。ステージ23のクリンチェック

治療結果および考察（図9〜17）

イニシャルクリンチェック：

上顎　23ステージ　下顎　23ステージ

追加アライナー1回目：

上顎　22ステージ　下顎　22ステージ

追加アライナー2回目：

上顎　15ステージ　下顎　15ステージ

　トータル治療期間は2年5ヵ月であった。イニシャルクリンチェックは総数42ステージで治療を開始した（図5、6）。このクリンチェックを考えるに至った筆者の考え方を次に述べる。

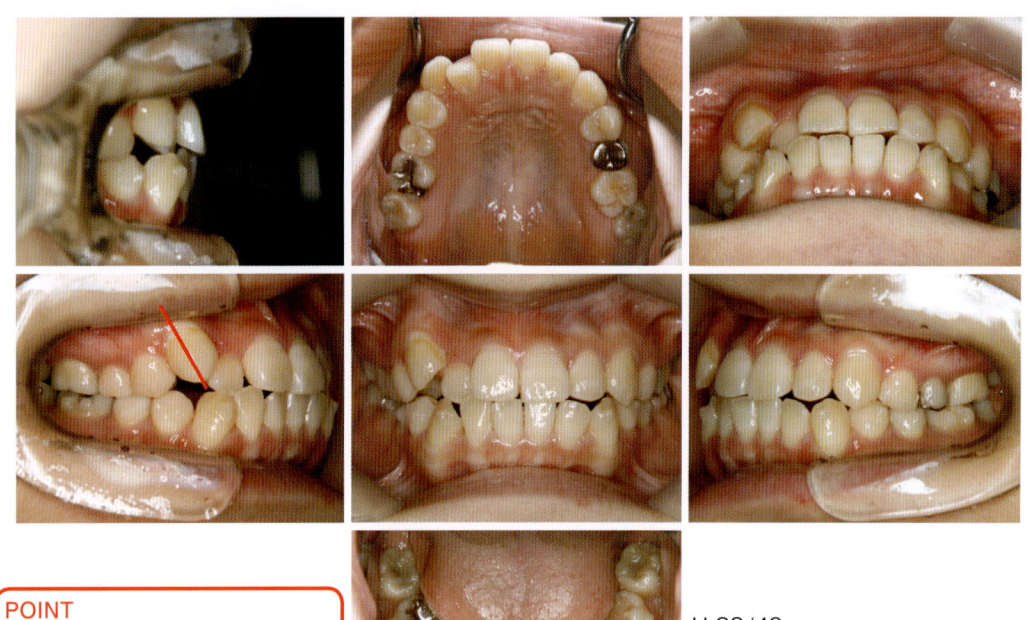

U 23/42
L 23/42
治療開始 8 ヵ月後

図❾　ステージ23で追加アライナー1回目へ

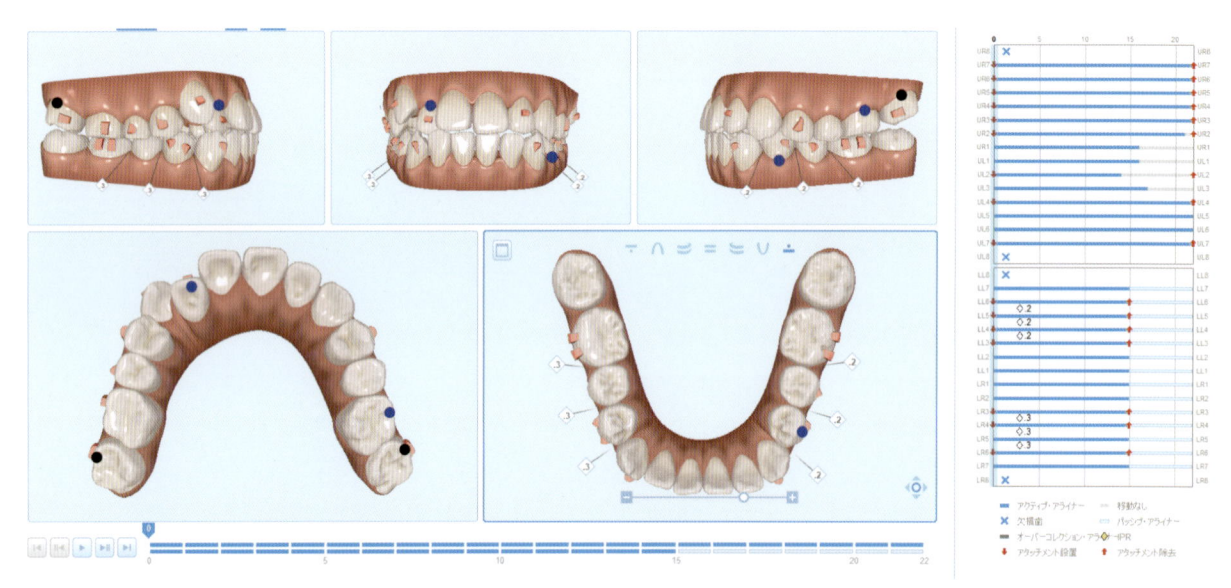

図❿　追加アライナー1回目開始時。図8と比較することでクリンチェックどおりにいかなかったところがわかる

　筆者のなかでアライナー型矯正装置は、
①歯科医師が最適なクリンチェック治療計画を立てること
②患者がコンプライアンスを守り、1日22時間マウスピースを装着すること
③歯と歯のコンタクトがきつすぎず、歯が移動するスペースがあること
が治療成功の鍵と考える。

adult　teen　class I　class II　class III　養生　開咬　空隙歯列　抜歯　非抜歯

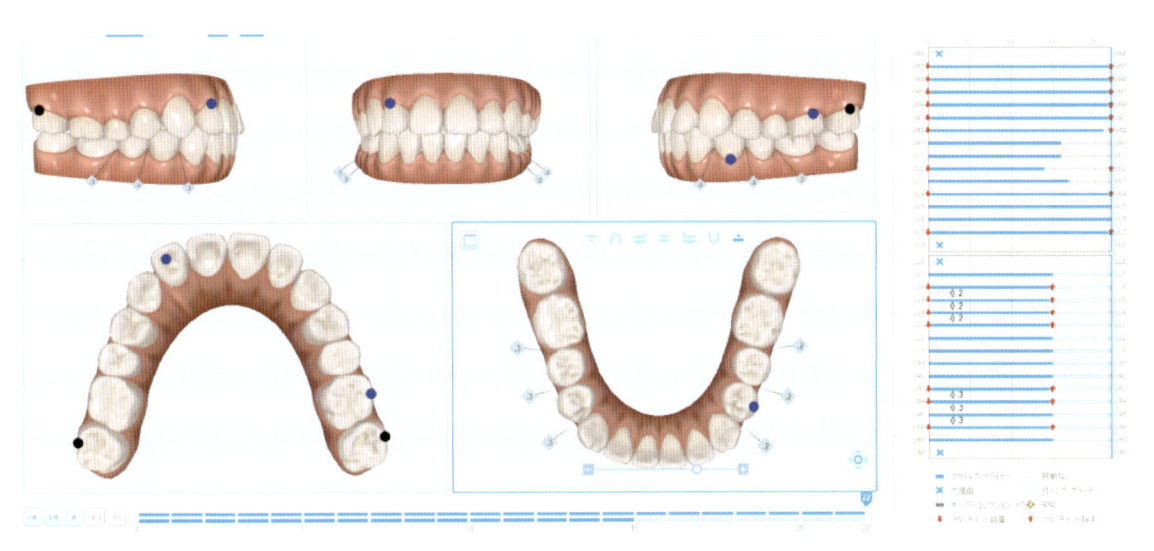

図⓫ 追加アライナー1回目。ステージ数は22

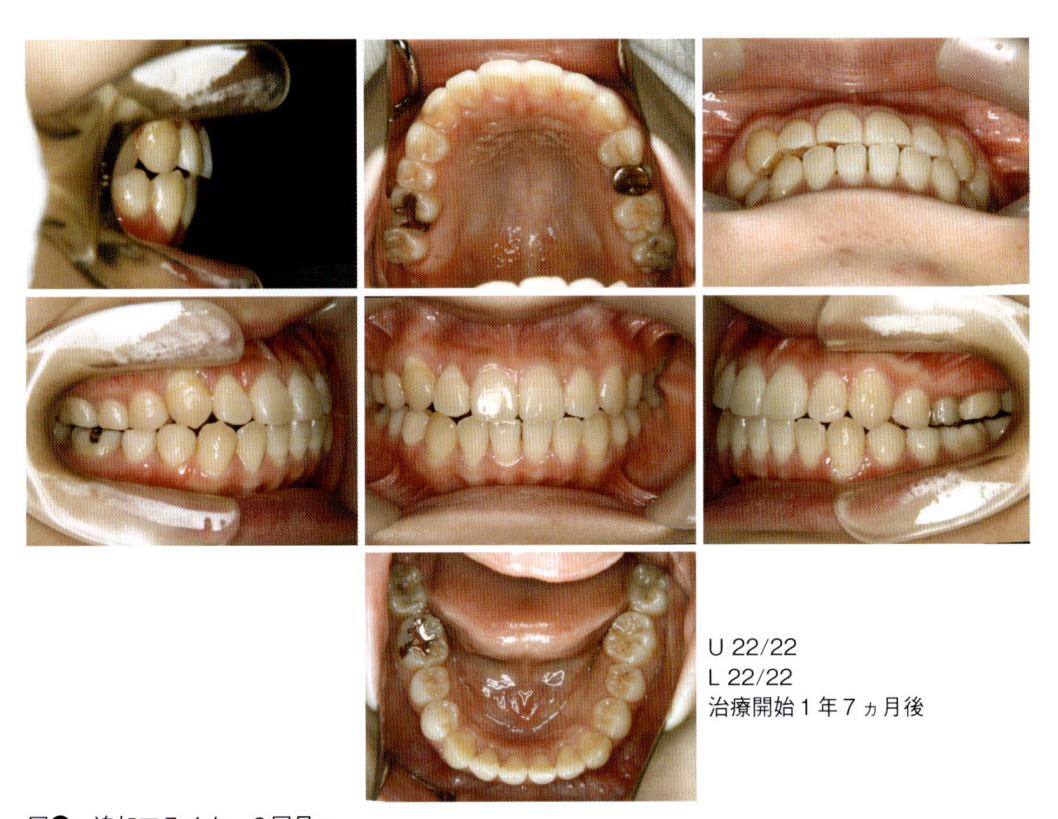

U 22/22
L 22/22
治療開始1年7ヵ月後

図⓬ 追加アライナー2回目へ

①についてはクリンチェック上で予測実現性の高い移動が行えているか、クリンチェック動画を何回も見ることや歯牙移動表の数値を確認することで、必要のない移動を行っていないか、歯根の移動は問題のない範囲かを確認する。②については、ワイヤー矯正であればワイヤーが24時間歯に移動する力を加えることができるが、マウスピースは装着しているときにしか移動力を加えること

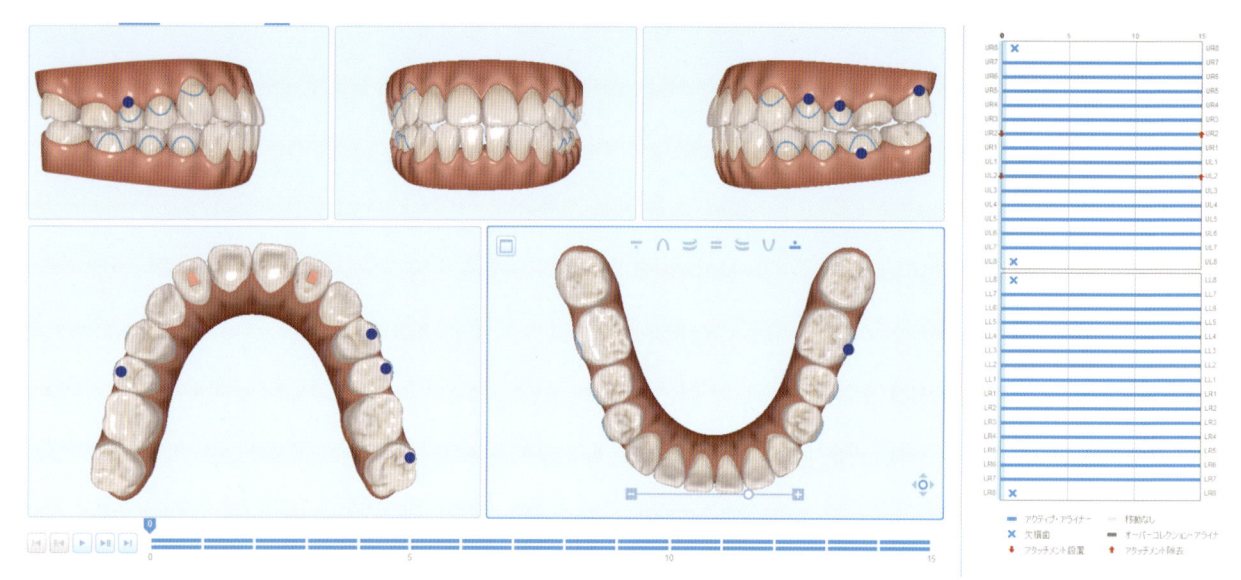

図⓭　追加アライナー２回目開始時。アップアンドダウンエラスティックのためのボタンカットが入っている

ができないことを患者に理解してもらう。③については、マウスピースによる歯の移動は基本的に押すことであるため、移動するためのスペースが必要である。また、マウスピースが歯を移動させるために、どれだけ接触面積をとって歯を押すことができるかを考慮し、力をかけるところがないのであれば、アタッチメントを設置して把持力を補強するよう心掛ける。

　叢生を改善するためのスペース獲得には、歯列弓の拡大、唇側傾斜、IPR、大臼歯の遠心移動、抜歯と考えられるが、本症例は、おもに遠心移動を用いて叢生の改善を行った。

　アライナー型矯正装置で大臼歯の遠心移動を行う場合、移動方法として、順次移動（Sequential movement）が一般的に選択される。移動させる歯とアンカレッジとなる歯が分かれているため、正確な治療となりやすい。ただし、この移動様式では、臼歯の遠心移動量が多いとステージ数が多くなりがちである。

　この症例では、近心へ転位している臼歯を同時移動（Simultaneous movement）させて遠心移動を行うことにした（図５、６）。床矯正にスク

リューを埋入し、臼歯を一塊のブロックとして遠心へ移動させるようなイメージである。こうすることによりステージ数を減らすことができる。

　デフォルトで作成された治療計画は順次移動で、ステージ数は68であった（図７）が、同時移動に変更することでステージ数を42に減らすことができた。ただ、一塊にして多数の歯を同時移動することによりアライナーの不適合も起こりやすい。そのため、患者には治療開始前に追加アライナーによる修正治療が必ず必要であると伝えておくことがトラブルを避けるためにも重要である。

　ステージ数を減らす工夫として、臼歯の遠心移動と同時に口蓋側転位している2|を唇側へ移動させる。そうすることで前歯の叢生の改善も早めに行うことができ、患者のモチベーション維持にも有効である。このような、最終目標の修正ではなく治療途中の歯の移動についての指示は、現時点ではクリンチェックのコメント欄を使用して修正する。

　治療開始８ヵ月、イニシャルのクリンチェックはステージ23で2|の不適合が認められたため（図９、10）、追加アライナーを行った。イニシャル

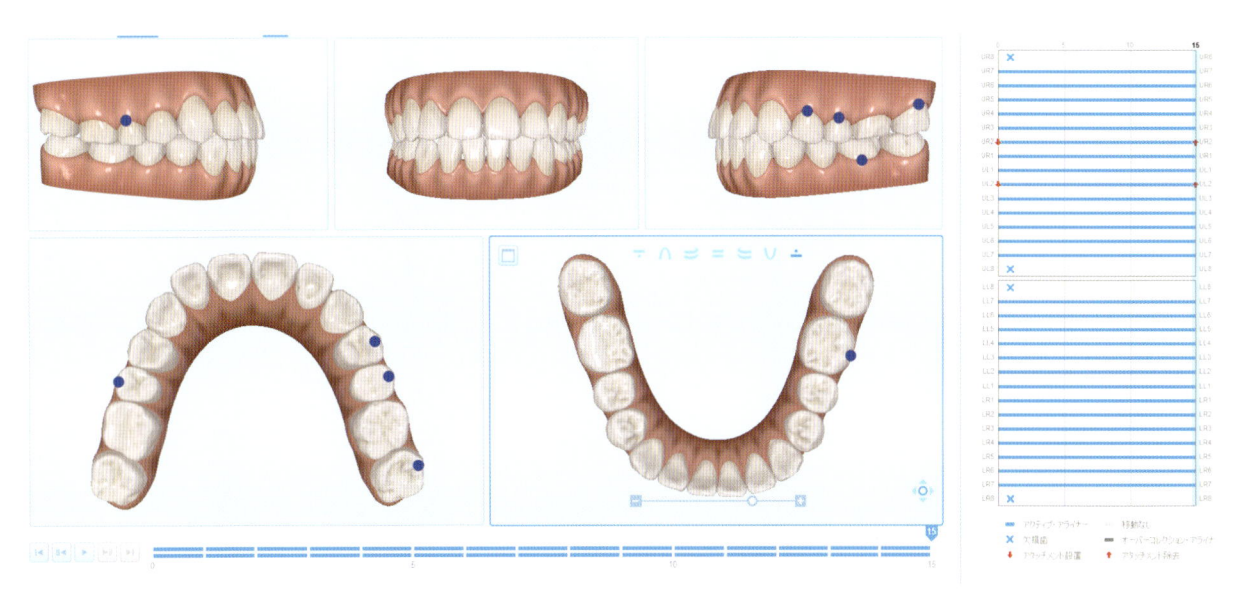

図⓮　追加アライナー2回目。15ステージ

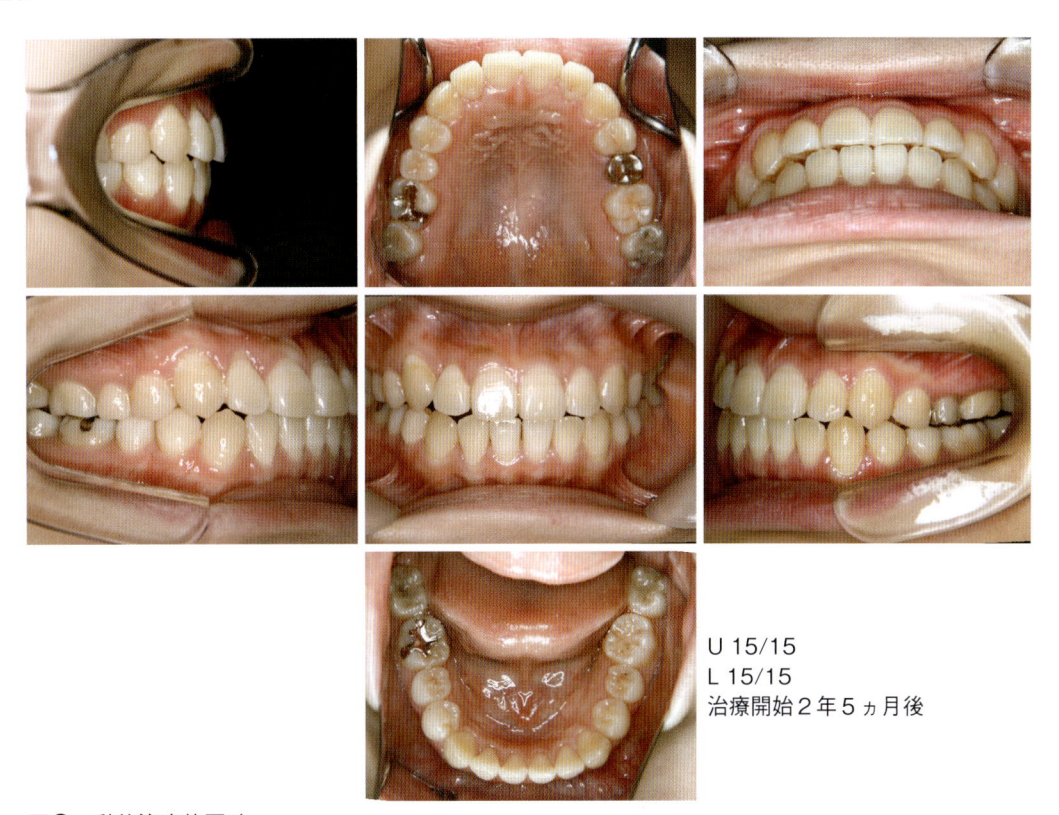

U 15/15
L 15/15
治療開始2年5ヵ月後

図⓯　動的治療終了時

クリンチェックで予想された歯の移動と追加アライナーのときに採った資料を比較すると、拡大量や遠心移動量が達成できていないことによる不適合であることがわかる。追加アライナーは資料を採る手間がかかるが、そのときにこれまでの治療

がうまくいっていたかどうかじっくりと考えることができるため、技術向上のためにもとても有効であると考える。

　追加アライナー1回目（図10、11）でも、さらなる上顎右側臼歯部の遠心移動および拡大の追加

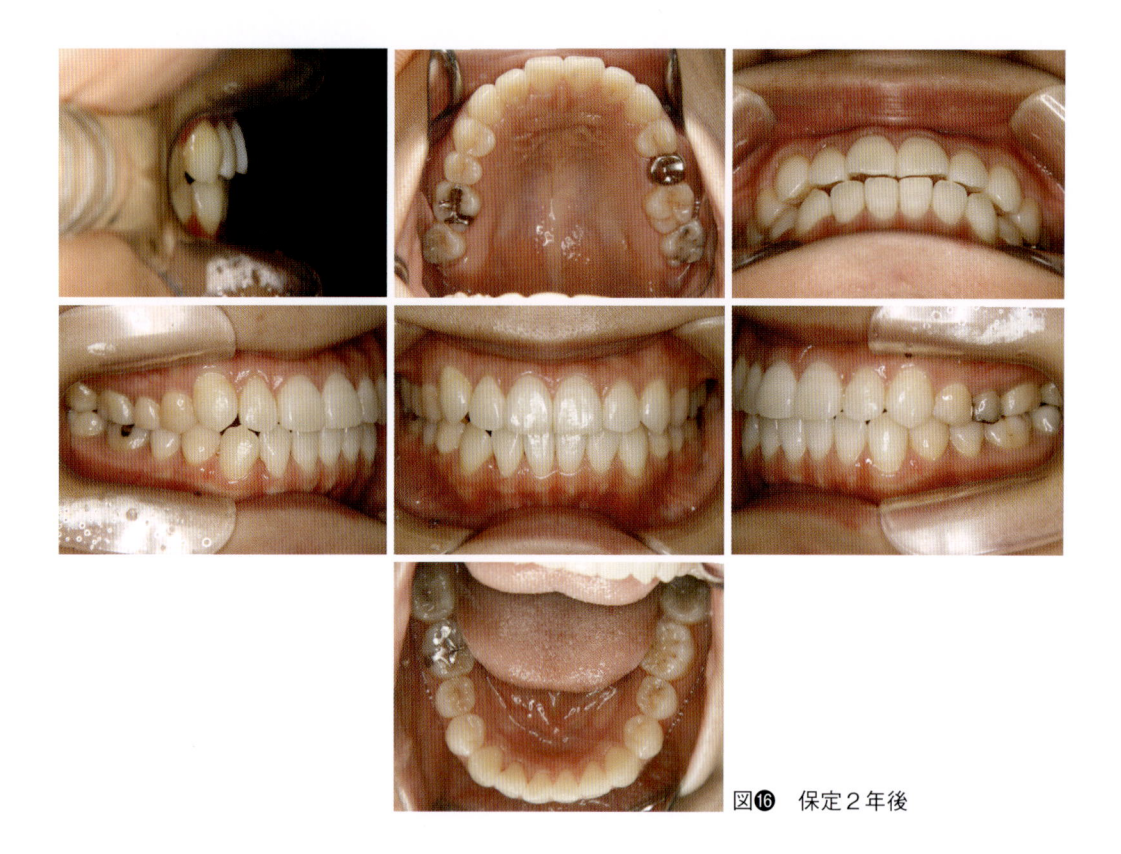

図⓰ 保定2年後

を行い、排列を行った。ステージ数は22であった。9ヵ月後、おおよその排列を行うことができたが、臼歯部に開咬を認めるため、修正治療を行った(図12)。

　追加アライナー2回目(図13〜15)では、上顎は犬歯から第2小臼歯、下顎は第1小臼歯から第1大臼歯にボタンカットを行い、リンガルボタンにアップアンドダウンエラスティックを使用し、咬合を閉じた。ステージ数は15であった。15番のアライナーは装着時間を15時間にして、アライナー咬合面で強く当たるところを咬合調整し、2ヵ月ほど使用した。装着時間の調整は、治療の最終段階で、咬合面を覆い続けるのではなく、自由な時間を作ることで歯の自然挺出を狙うものである。

　7ヵ月後、動的治療を終了し、保定を開始した。補綴物再製の可能性があるため、クリアリテーナーで保定を行った(図15)。最終的にはビベラリテーナーを装着した(図16)。

まとめ

　今回のように、インビザラインで遠心移動を用いて効率的なクリンチェックを作ることができれば、前歯部の前突感の改善が大きくない症例では、非抜歯で改善できる症例が増えたように思われる[3〜5]。これから治療される症例で、抜歯症例と考えられるケースでは、クリンチェックの歯牙移動表を確認し、大臼歯の近心移動量が2mmを超えてくる場合、本当に抜歯が必要なのかじっくり考えてから矯正治療にあたられるようお勧めする。

　この症例を治療するにあたり、インビザライン臨床サイト「インビザライングローバルギャラリー」に掲載され、2013 Peer Review Award を受賞された、土岐泰弘先生の症例(#106)を参考にさせていただいた。また窪田正宏先生よりアライナー装着時間を15時間にしたうえでアライナー咬合面の咬合調整をする方法を教えていただいた。両先生に心より感謝申し上げます。

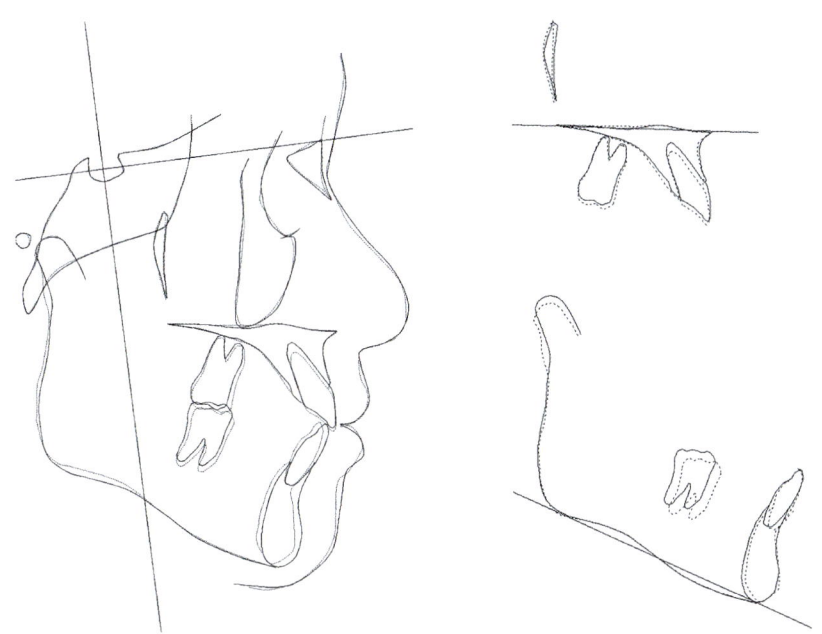

図⓱　セファログラムの重ね合わせによる、治療前後における顎態の比較。実線：初診時（20歳10ヵ月）、点線：動的治療終了時（23歳11ヵ月）

反省点

　イニシャルクリンチェックで低位唇側転位している③に挺出用アタッチメントを設置した。しかし、遠心傾斜のことを考えると、犬歯に縦長方形アタッチメントを設置し、さらにボタンカットしてリンガルボタンを設置し、下顎第1大臼歯とⅡ級エラスティックをかけたほうがよかったのではないかと考える。

　また、図8と図10を見比べると、②の唇側移動、上顎右側臼歯部の遠心移動、上顎の側方拡大、③のスペースゲイン、7|7の挺出などがクリンチェックどおりにいっていないことがわかり、移動させたい歯と固定源を明確に分けなかったことによる不適合が認められた。

【参考文献】

1）大坪淳造：日本人成人正常咬合者の歯冠幅径と歯列弓および Basal arch との関係について．日矯歯誌，16：36-46，1957.

2）和田清聡：頭部 X 線規格写真による顎・顔面頭蓋の個成長の様相に関する研究．阪大歯誌，22：239-269，1977.

3）Grünheid T, Loh C, Larson BE: How accurate is Invisalign in nonextraction cases? Are predicted tooth positions achieved?. Angle Orthod, Nov; 87（6）: 809-815, 2017.

4）Kravitz ND, Kusnoto B, BeGole E, Obrez A, Agran B: How well does Invisalign work? A prospective clinical study evaluating the efficacy of tooth movement with Invisalign. Am J Orthod Dentofacial Orthop, Jan: 135（1）: 27-35, 2009.

5）Grünheid T, Loh C, Larson BE: How accurate is Invisalign in nonextraction cases? Are predicted tooth positions achieved?. Angle Orthod, Nov; 87（6）: 809-815, 2017.

2 下顎前歯部叢生を伴うAngle Ⅰ級、骨格性1級、過蓋咬合
追加アライナーのほうがステージ数が多くなった症例

福田哲也 *Tetsuya FUKUDA*
石川県・スター矯正歯科・歯科

本項では、2014年に登場したインビザラインG5システムを用いることで過蓋咬合の改善を試みた症例を報告する。

症例概要

初診時42歳11ヵ月の男性で、主訴は過蓋咬合と下顎前歯部叢生であった。顔貌所見は、正面観は対称で、側貌はコンベックスタイプであった。口腔内所見は下顎前歯部に中等度の叢生が認められた。第3大臼歯はすべて抜歯済みであった（図1～3）。

アーチレングスディスクレパンシーは、上顎，−1.0mm、下顎−4.0mmであった。また、各歯の歯冠近遠心幅径は[1]、上下顎ともにすべて平均的であった。

セファログラム分析[2]によると、骨格系においては、∠SNA（78.6°）、∠SNB（75.0°）、∠ANB（3.6°）と標準的な値を示しており、骨格性1級であった。歯系については、上顎前歯の歯軸傾斜（∠U1-FH：109.3°）および下顎前歯の歯軸傾斜（IMPA：98.9°）で、標準的であった。オーバージェットは4.5mmであった。上下顎骨および上下顎歯列の正中は、顔面正中と一致していた。∠Mp-FH（22.0°）は1S.D.を超えて小さな値を示しており、ローアングルケースであった。オーバーバイトは5.9mmであった（図4、表1）。

診断

下顎前歯部叢生を伴う Angle Ⅰ級、骨格性1級、ローアングル、過蓋咬合症例と診断した。

治療方針（図5～8）

①インビザラインで全顎的な矯正治療を行う。スペース不足に対して、上顎は唇側傾斜を行う。

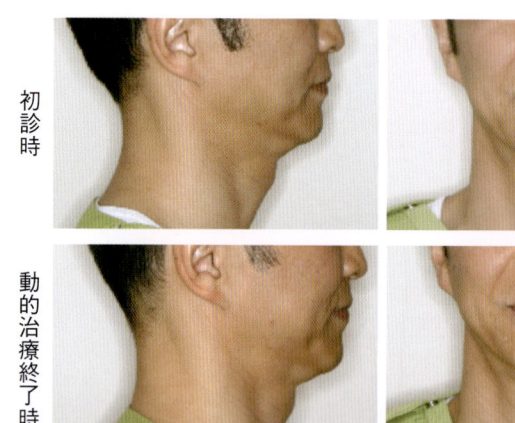
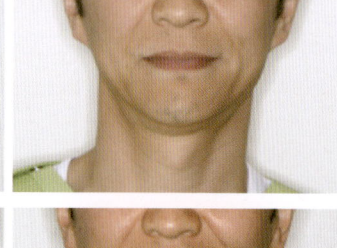
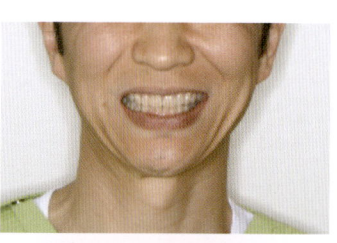
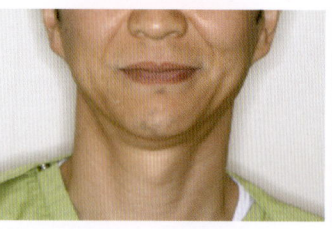
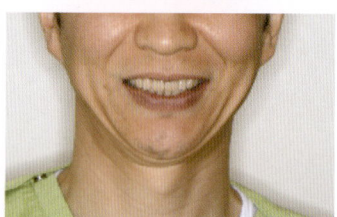

初診時

動的治療終了時

図❶　初診時（42歳11ヵ月）と動的治療終了時（45歳0ヵ月）

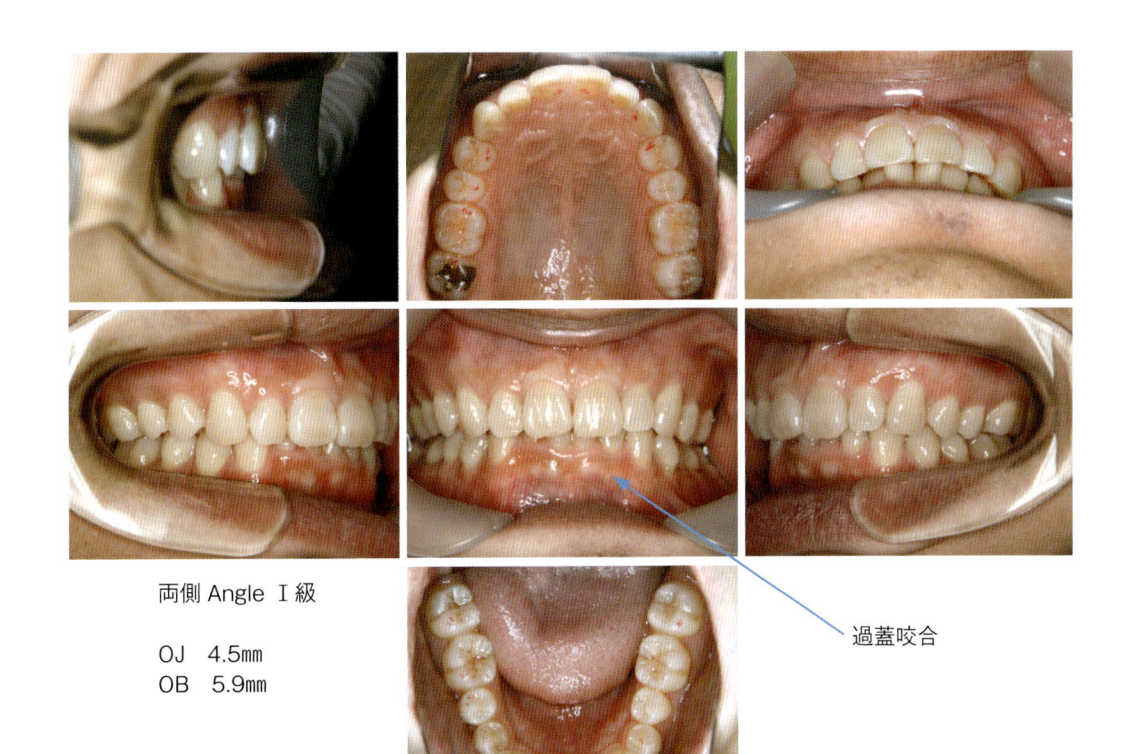

両側 Angle Ⅰ級

OJ　4.5mm
OB　5.9mm

過蓋咬合

下顎前歯部叢生

図❷　初診時

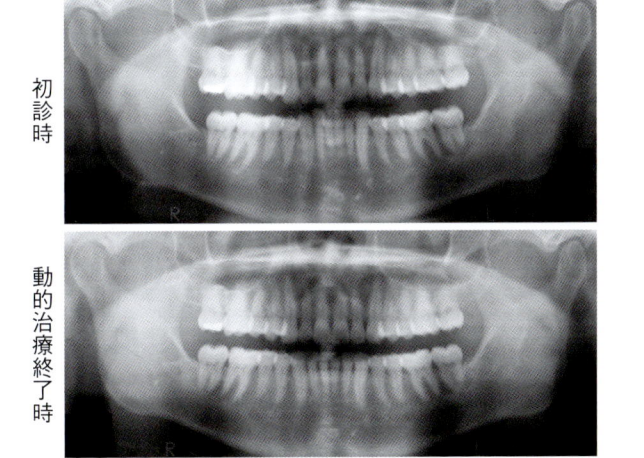

初診時

動的治療終了時

図❸　初診時と動的治療終了時

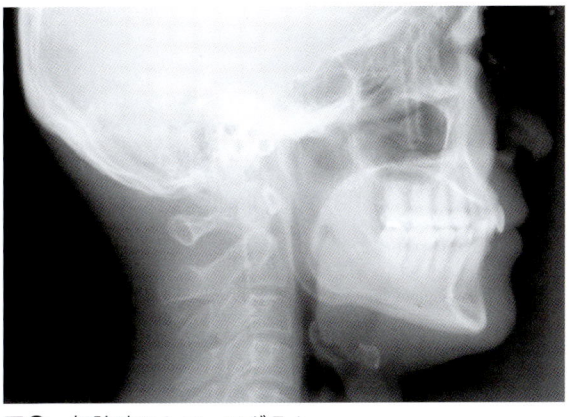

図❹　初診時のセファログラム

表❶　初診時のセファログラムの各計測値と標準偏差との比較

	初診時	動的治療終了時	標準値 平均	S.D.
SNA (deg)	77.4	78.2	81.5	3.3
SNB (deg)	74.2	74.4	78.2	4.0
ANB (deg)	3.2	3.8	3.2	2.4
IIA (deg)	133.4	123.6	124.2	8.6
FMA (deg)	22.0	21.4	28.0	6.1
IMPA (deg)	95.4	103.0	95.2	6.2
FMIA (deg)	62.7	55.6	56.7	7.8
U1-FH (deg)	109.2	112.0	112.4	7.6
S-N (mm)	77.5	76.8	72.2	3.3
Go-Me (mm)	75.7	75.4	76.6	4.8
Ar-Go (mm)	57.1	55.5	53.2	5.7
Ar-Me (mm)	118.1	116.6	115.6	6.8
OJ (PP) (mm)	4.5	3.8	3.3	1.0
OB (PP) (mm)	5.9	3.0	3.3	1.7

　下顎は拡大と IPR を行った。

　本症例はインビザライン G5 が登場したタイミングで開始できた。ワイヤー矯正であれば、臼歯にレジンを盛ってバイトアップを行っていたが、インビザラインではそういった事前準備も必要なかった。また、過蓋咬合の症例では、バイトアップして歯をフレアーさせることでスペースが得られるため、抜歯する際はそういったスペースが得られないか、十分に検討してから行うのがよい。

②保定

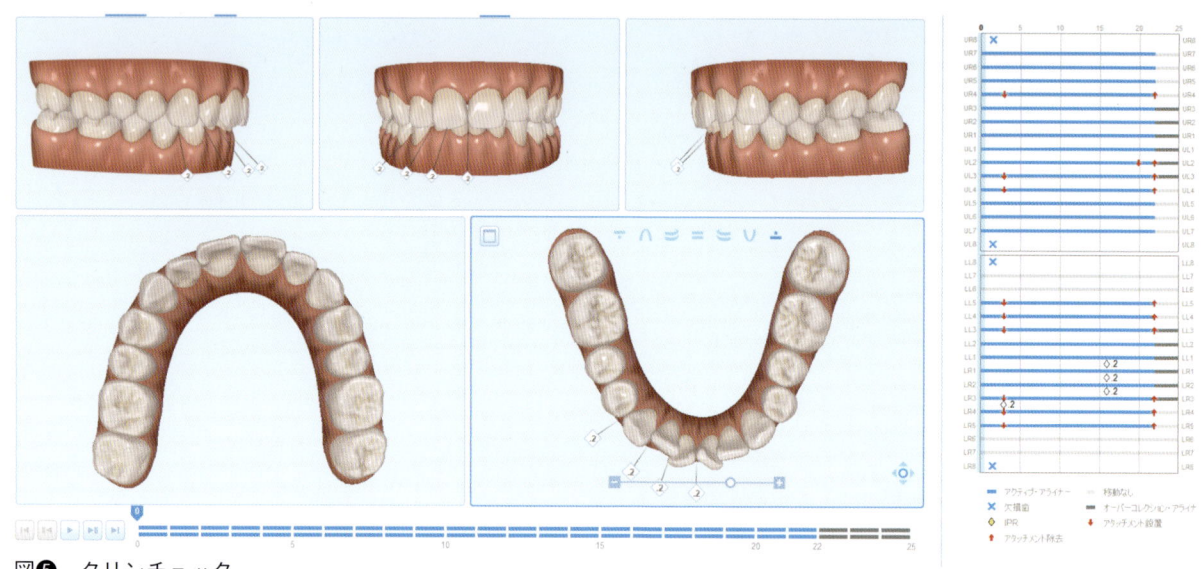

図❺　クリンチェック

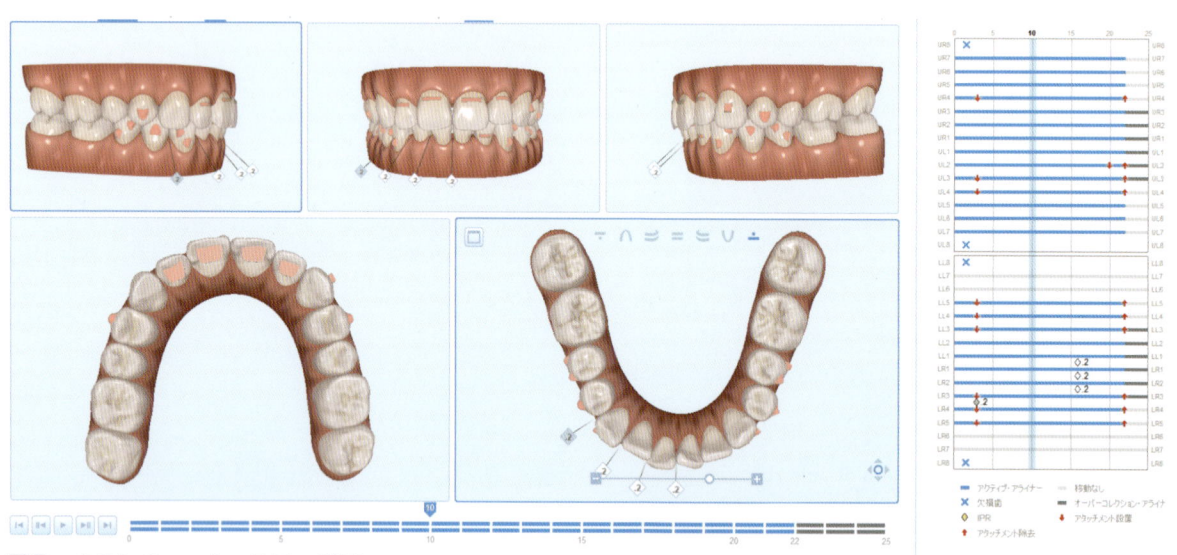

図❻　クリンチェック　ステージ10

治療結果および考察（図9～14）

　今回使用したアライナーはイニシャルアライナーが22ステージ、追加アライナーが24ステージであった。治療期間は合計22ヵ月であった。主訴である下顎前歯部の叢生は改善し、OBも5.9㎜から3.0㎜へ減少した。ビベラリテーナーで保定中である。

　過蓋咬合のような垂直的な問題を解決するためには、上顎、下顎のいずれか、もしくは両方の前歯の圧下、臼歯の挺出、これらの組み合わせを行う。その判断基準としては、スマイルラインを確認し、ガミースマイルであれば、切歯の圧下が必要かどうかを検討する。矯正治療後の補綴に対するマージンラインの調整やスマイルラインがきれいになるための移動も考える。下顎のスピーの彎曲が強い場合は下顎前歯部圧下と小臼歯部の挺出を行う[3]。

　過蓋咬合を改善するインビザラインの技術革新として、アライン・テクノロジー社では2014年、

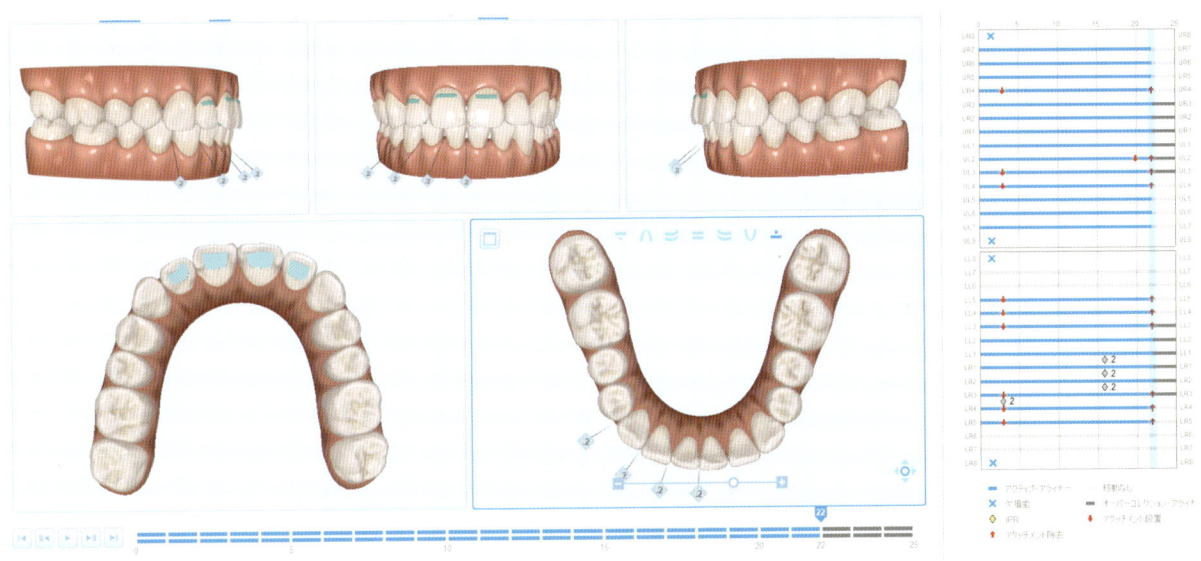

図❼　クリンチェック　ステージ22　ゴール

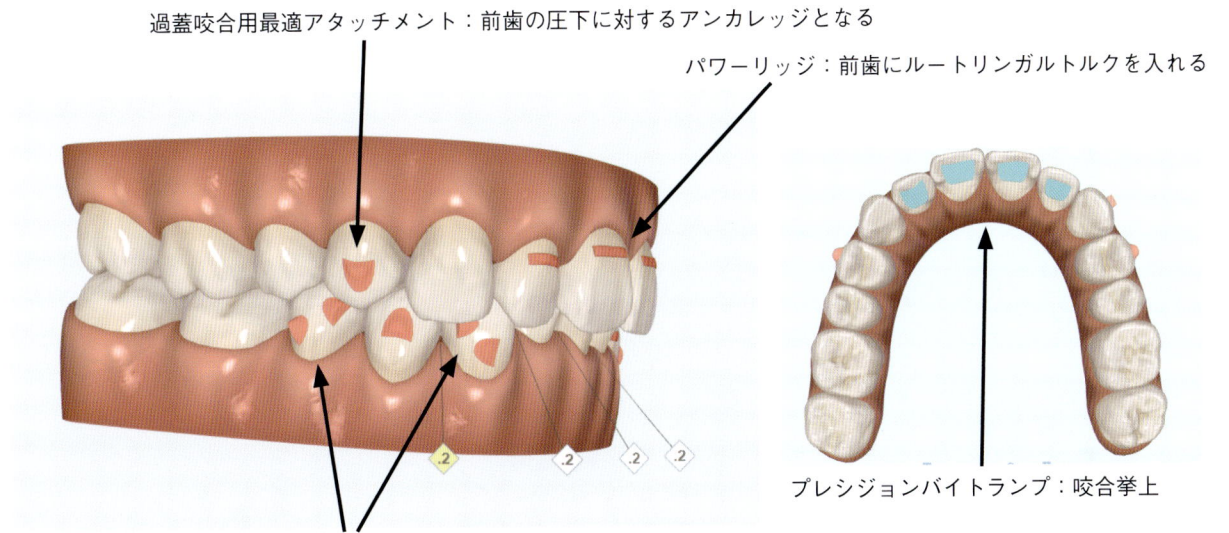

過蓋咬合用最適アタッチメント：前歯の圧下に対するアンカレッジとなる

パワーリッジ：前歯にルートリンガルトルクを入れる

プレシジョンバイトランプ：咬合挙上

ルートコントロール用最適アタッチメント：歯根の近遠心的な移動を行う
図❽　クリンチェックの解説

過蓋咬合を治療する最適なシステム G5 を発表した。これは、インビザラインの過蓋咬合治療において、より予測実現性の高い臨床結果を実現できるよう、開発された3つのシステムからなる。

①過蓋咬合用最適アタッチメント

　アンカレッジおよび小臼歯挺出のコントロールを向上

②プレッシャーエリア

　前歯の圧下コントロールを向上

③プレシジョンバイトランプ

　治療の効率化を目的として、臼歯部を離開するようにデザイン

　詳細については省くが、この技術革新によって過蓋咬合治療の予測実現性が向上したと報告されている[4]。

　本症例では、プレシジョンバイトランプ（以下、バイトランプ）と過蓋咬合用最適アタッチメントが付与されているところに注目してほしい（図8）。このバイトランプは、オーバージェットが3mm以内でないと設置できない。また、アライナーの出っ

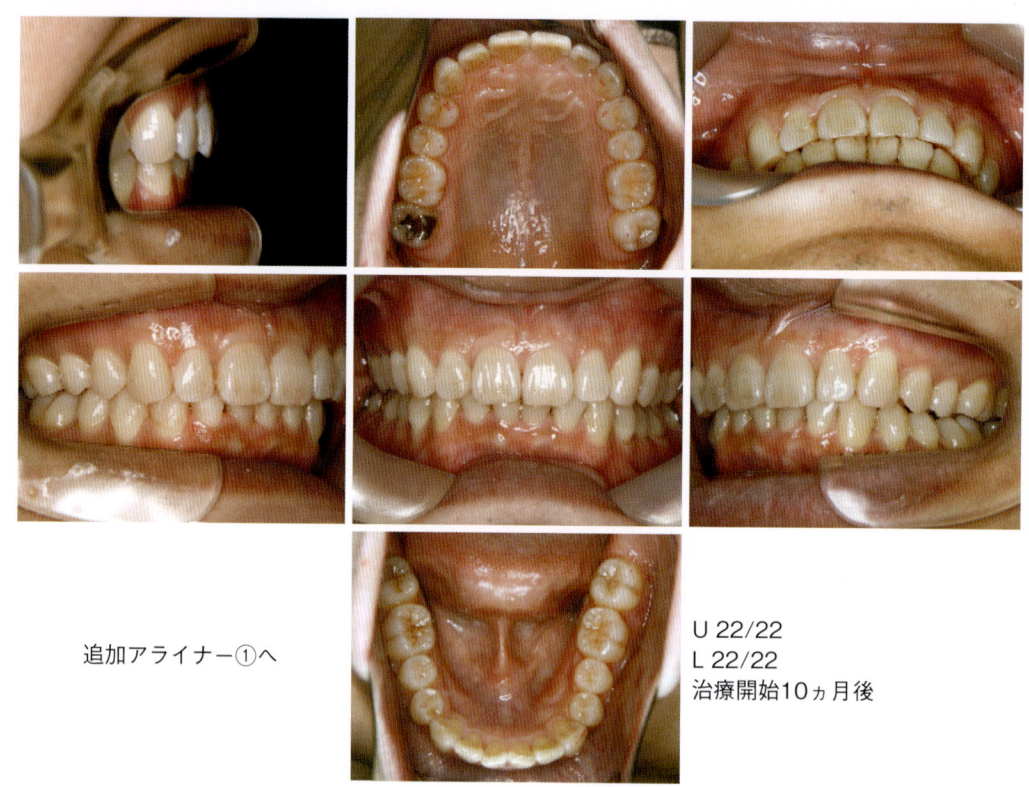

追加アライナー①へ

U 22/22
L 22/22
治療開始10ヵ月後

図❾　イニシャルアライナー終了時。下顎前歯部に叢生が残っている

adult　teen　class I　class II　class III　叢生　開咬　空隙歯列　抜歯　非抜歯

張りにはアタッチメントのようなレジンは必要なく、対合歯の歯列に応じて形態が変化していく。患者への注意点としては、症例数の多い歯科医師によると、下顎前歯がバイトランプの後ろにあると下顎を後退させることになるため、必ずバイトランプにのせるように意識してもらうことが重要である。

　治療中は、TCH（tooth contacting habit：歯牙接触癖、かみしめ癖）のある場合、前歯部のバイトランプによる咬合挙上時に顎関節痛を生じることがあった。本症例でもステージ4まで症状が認められた。イニシャルのアライナーを終え、下顎前歯部の叢生が改善できていないため、追加アライナーを行った。下顎前歯のようなアライナーと歯の接触面積が小さい場合、歯のコントロールがうまくいかないことがある。このような場合、ディテーリングプライヤーでアライナーに窪みをつけて改善することもできる。今回は、追加アラ

イナーを行うために資料採得をした。

　追加アライナーについて、当院ではiTero Elementを完備し、来院ごとに治療経過を記録するため、口腔内写真を撮影している。そのため、追加アライナーが必要になった場合、顔写真の撮影と口腔内スキャンを行うだけで、修正治療が行えるようになった。以前のシリコーン印象時は、あらかじめ時間をとらないと対応が難しかったが、口腔内スキャナのおかげで追加アライナーのハードルはかなり低くなった。アタッチメントも症例提出の段階で除去できる。アナログからデジタルの流れは今後ますます進むと思う。読者の先生方も、スキャナの購入をお勧めする。追加アライナーセット時にアタッチメント除去と新しいアタッチメントのセットがある場合は当院ではアポイント時間を60分とっている。

　圧下は、相対的圧下と絶対的圧下について理解する必要がある。たとえば下顎前歯の唇側傾斜を

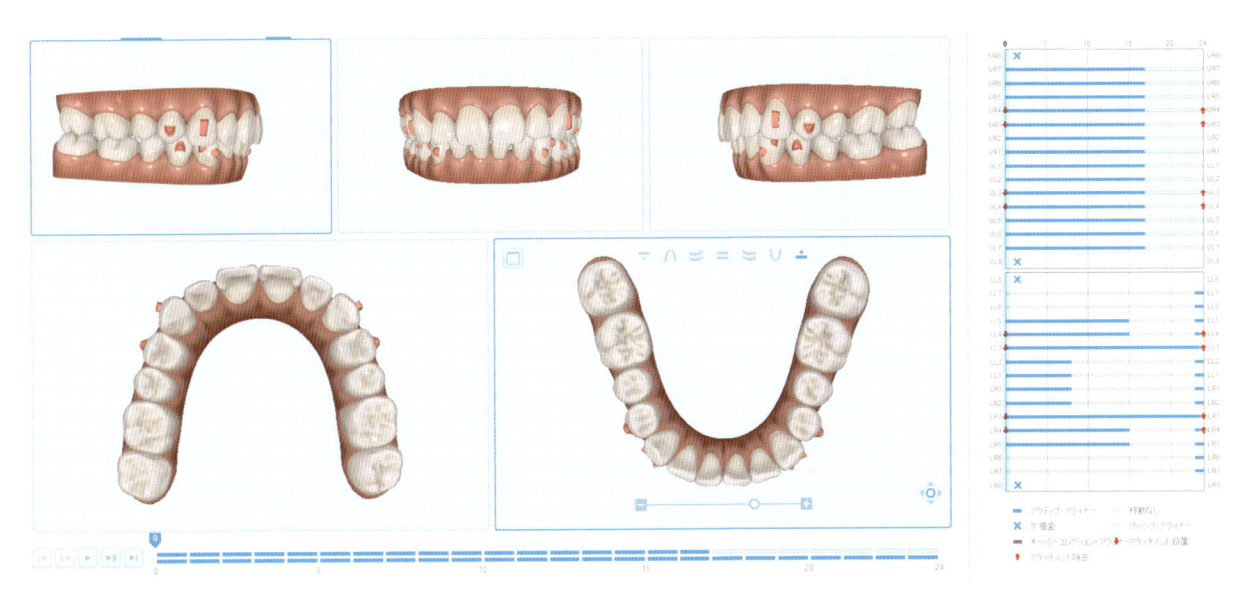

図❿　追加アライナー。ステージ数は24

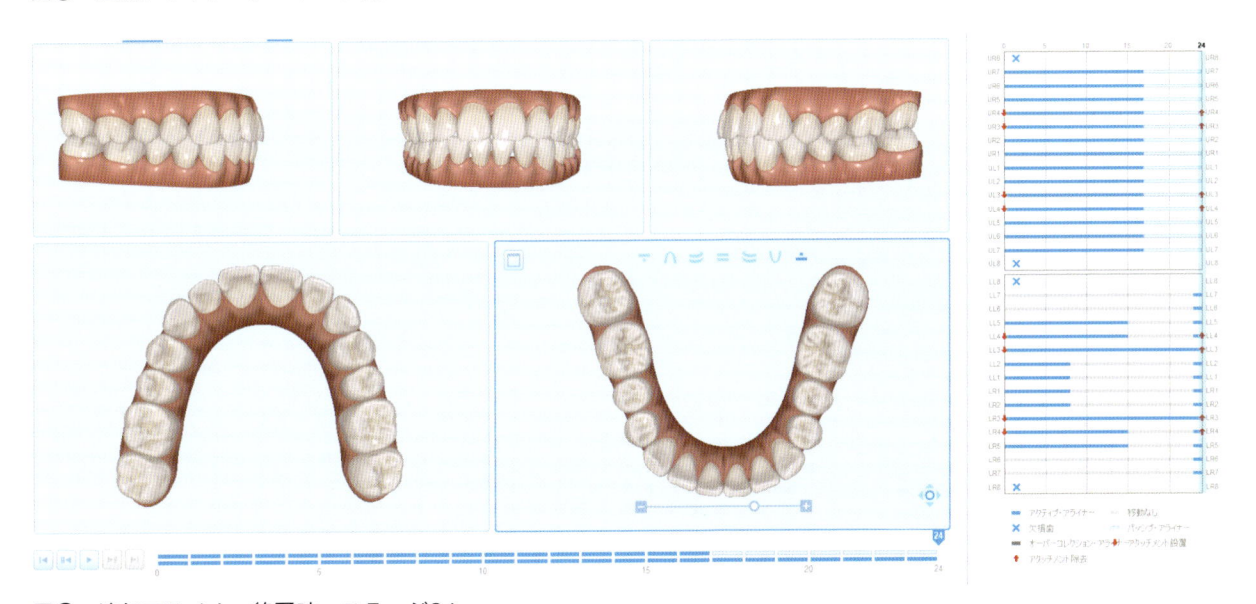

図⓫　追加アライナー終了時。ステージ24

伴う圧下は、相対的圧下で予測実現性は高い。歯の長軸方向へそのまま圧下させる場合は絶対的圧下となり、予測実現性は低い。移動方向に余裕があれば相対的圧下を狙うのが望ましい。また、下顎前歯の歯軸について、クリンチェックではデフォルトで歯軸が直立する治療計画ができやすい。下顎前歯の皮質骨の状態によっては、歯肉退縮を起こすことがあるため、歯牙移動表の下顎前歯の頬舌的な歯軸の変化に注意する。

　イニシャルアライナーより追加アライナーが多くなる場合、患者になぜそのようになったのかを説明しておかないと、治療に対する不信感が生じるので注意する。今回は追加アライナーで予測実現性向上のため、下顎前歯の圧下を犬歯と4前歯で分けていったというのが理由である。

まとめ

　叢生のある過蓋咬合に対して、インビザラインG5のシステムは効果的に働き、バイトアップして、歯をフレアさせることで、非抜歯による治療を行

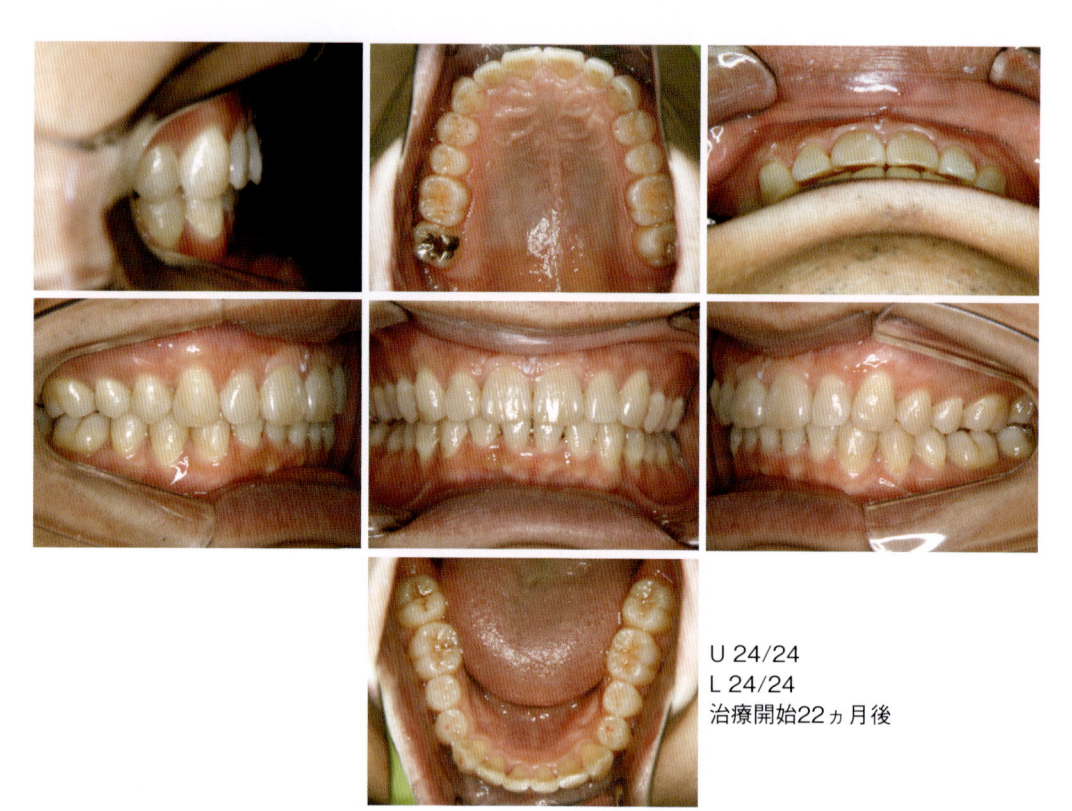

U 24/24
L 24/24
治療開始22ヵ月後

図⓬　動的治療終了時

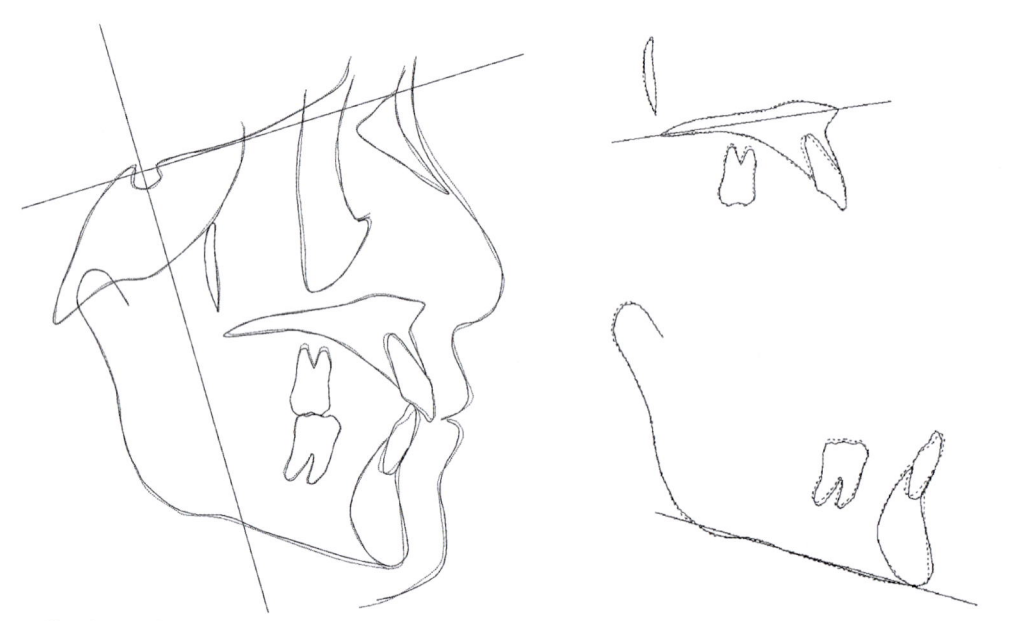

図⓭　側面頭部X線規格写真透写図の重ね合わせによる治療前後における顎態の比較。実線：初診時、点線：動的治療終了時

adult｜teen｜class Ⅰ｜class Ⅱ｜class Ⅲ｜叢生｜開咬｜空隙歯列｜抜歯｜非抜歯

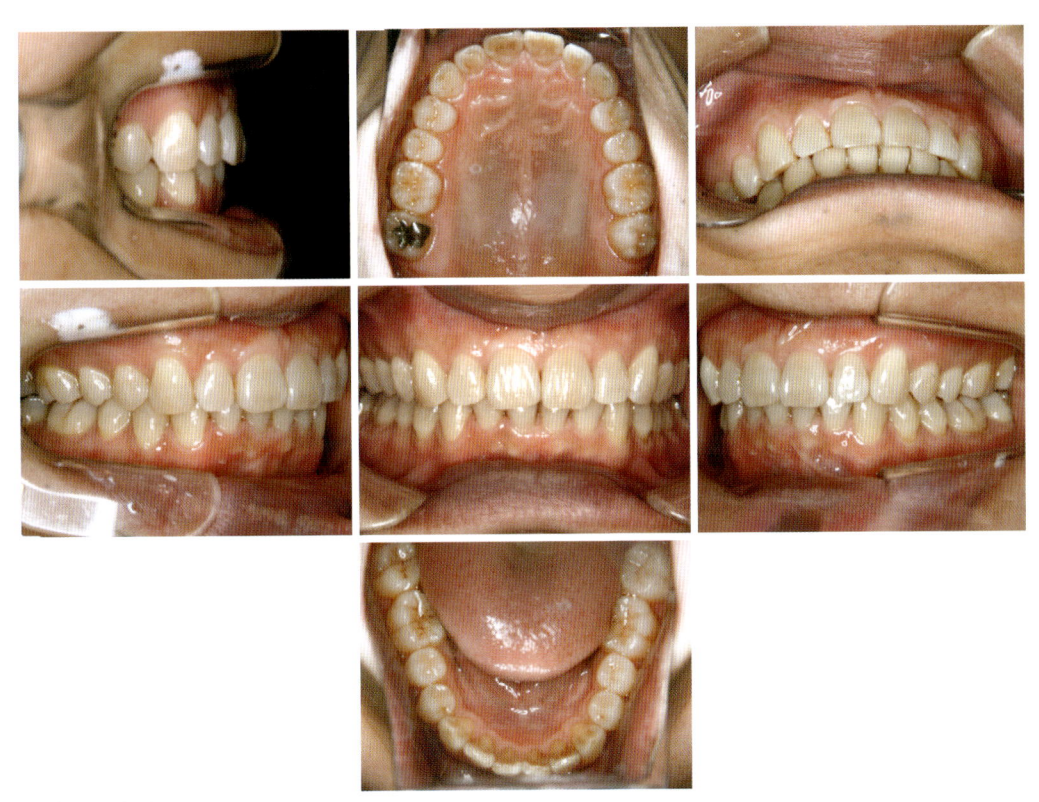

図❶❹　保定時

えた。

ひとこと

　読者のなかにはお気づきの方もいらっしゃるかもしれないが、本症例は、筆者自身が自らの歯列矯正治療を行ったものである。マルチブラケット装置を自分自身に施術することは難しいが、アライナー型矯正装置では可能である。アライナー型矯正装置での治療を自ら体験することで、患者との距離感も縮まり、この装置のよいところ、注意しなければならないところも深く理解することができた。自身の歯並びが気になる先生はぜひ自分自身を治療することをお勧めする。

反省点

　過蓋咬合の改善を行う場合、通常のオーバーバイトよりも浅めにゴールを設定しておくほうがよかった。圧下不足による修正治療を減らすことができると考える。アンカレッジとしてのアタッチメントをもう少し設置すべきだった。ローアングルの症例でスピーの彎曲がきつい場合は上下前歯圧下のため、小臼歯に過蓋咬合改善用最適アタッチメントか横長方形のものを設置すべきだったと思う。

【参考文献】
1）大坪淳造：日本人成人正常咬合者の歯冠幅径と歯列弓および Basal arch との関係について，日矯歯誌，16：36-46，1957.
2）和田清聡：頭部 X 線規格写真による顎・顔面頭蓋の個成長の様相に関する研究．阪大歯誌，22：239-269，1977
3）Barry Glaser：Insider's Guide to Invisalign Treatment：A step-by-step guide to assist you with your ClinCheck treatment plans（English Edition）. Chapter 5, 2017.
4）インビザライン®G5 の技術革新　ディープバイト治療の臨床結果の改善．（http://www.invisalign.co.jp/Dr.Chazalon_Case_Report_JP.pdf）

3 開咬を伴う上顎前突
小臼歯を抜去し、上顎前歯の舌側傾斜と
相対的挺出により効果的に改善した症例

窪田正宏 *Masahiro KUBOTA*
石川県・くぼた矯正歯科医院

adult | teen | class I | class II | class III | 叢生 | 開咬 | 空隙歯列 | 抜歯 | 非抜歯

症例概要

　患者は13歳の女子。上顎前歯の前突と下顎前歯の叢生を主訴として来院した（**図1、2、表1**）。

診断：

骨格性上顎前突

Angle Ⅱ級1類

下顎骨後退

上顎前歯唇側傾斜および前歯部開咬

下顎前歯の軽度の叢生

治療目標：

4|4抜去による前歯の舌側移動

前歯の挺出による開咬の改善

IPR併用による下顎前歯部叢生の改善

治療経緯

1．治療計画（図3、4）

　上顎は抜歯スペース閉鎖時のボーイングエフェ

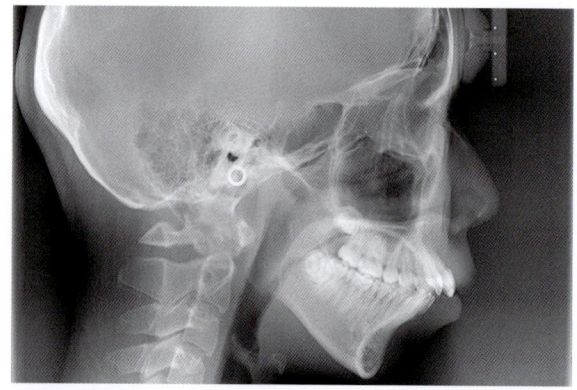

図❶　初診時のセファログラム

クトを防ぐために、5 3|3 5に縦型四角アタッチメントを、7 6|6 7に横型四角アタッチメントを設置した。一方、下顎は叢生を改善するため、前歯に0.2mmずつのIPRを計画した。

　上顎歯列のスペースを閉鎖するステージングは、まず5 3|3 5だけを移動させ、抜歯スペースが1/2になった時点（ステージ11）で6|6の近心移動を開始させる。抜歯スペースの閉鎖後（ステージ21）から2+2と7|7を移動させるよう計画した。当初の総ステージ数は43であった。アライナーの使用時間は1日20時間を目標とし、10日で次のアライナーに交換するように患者へ指示した。

2．治療経過（図5〜11）

　図5のように、抜歯スペースの閉鎖は順調に開始した。治療開始6ヵ月後のステージ21で、3|3の遠心移動を終了し、前歯の舌側移動を開始した。

　治療開始9ヵ月後のステージ29では、6|6の近心移動が終了したので、このステージから上顎臼歯のアンカレッジを補強するために、3|3と6|6にリンガルボタンを接着し、Ⅱ級エラスティックを使用した。

　治療開始1年3ヵ月後のステージ43で、前歯のオーバージェット、オーバーバイトがそれぞれ1mmまで改善したが、動的治療後の後戻りを考えると、さらに前歯被蓋を深くするオーバーコレクションが望ましい。そこで、追加アライナーで上下顎前歯に0.2mmずつIPRを行い、舌側へ移動させようと計画した。

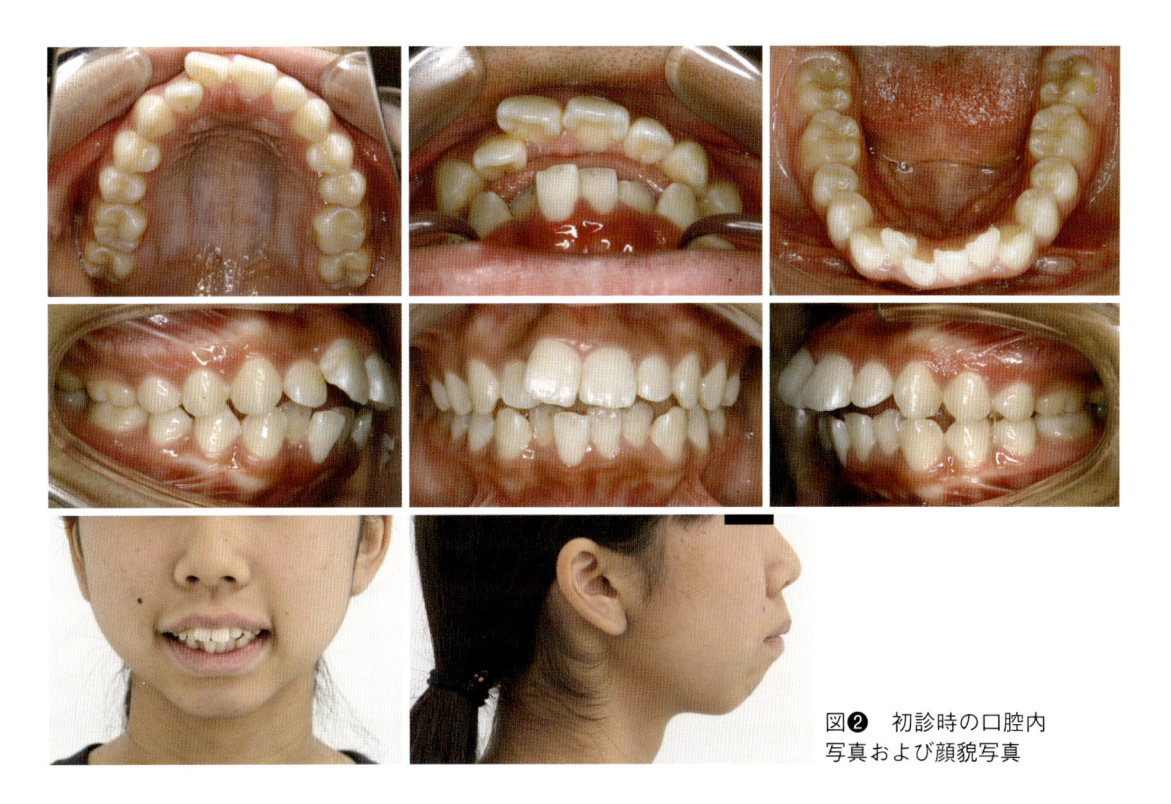

図❷ 初診時の口腔内
写真および顔貌写真

表❶ 口腔内および顔貌所見

Skeletal Cl. Ⅱ div.1	Midline & Molar
Dental age Ⅳ A	2.0mm ← 1.0mm 5.0mm Cl. Ⅱ　　　　　Cl. Ⅱ
Dental Cl. Ⅱ	Discrepancies
Overjet：＋8.0mm	−1.5mm　0mm −2.0mm −1.5mm
Overbite：−2.0mm	Ant. Ratio：78.9% = mean
	Over.Ratio：92.9% = mean
Arch form Up：V-Shaped arch 　　　　Lo：Normal	Non-Extracted
Open bite：7654321 1234567	Lip Up：Loose　Lo：Normal Tongue：Normal
Cross bite：7654321 1234567	Facial Type：Brachy, Convex

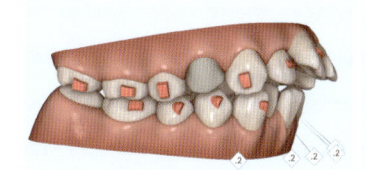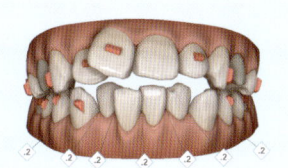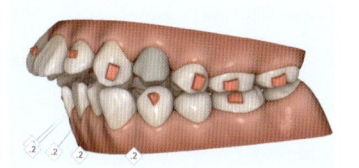

図❸　治療開始時のクリンチェック

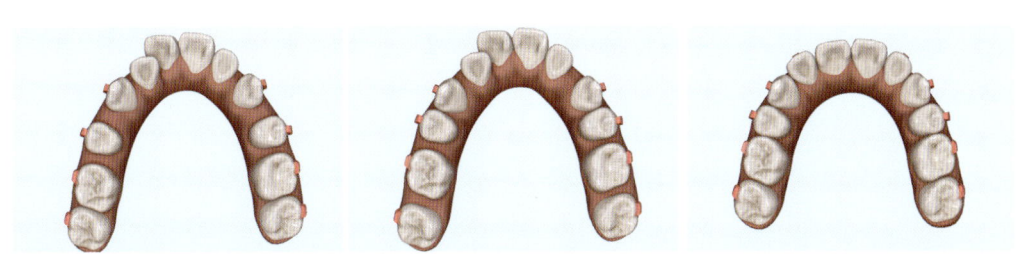

図❹　上顎歯列のクリンチェック上の移動方法（左からステージ11、ステージ21、ステージ43）

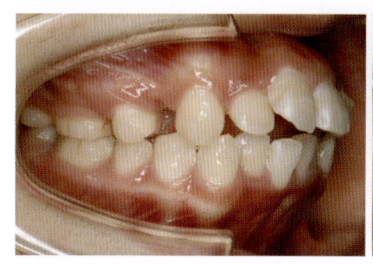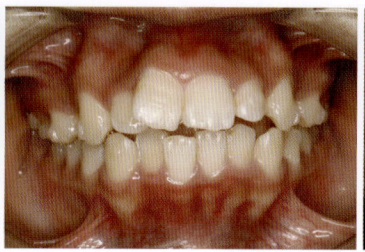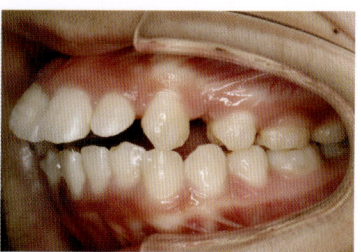

図❺　治療開始３ヵ月後。ステージ11

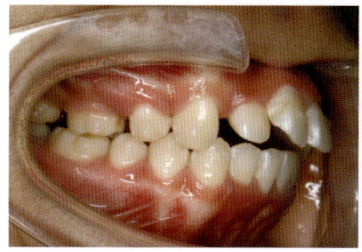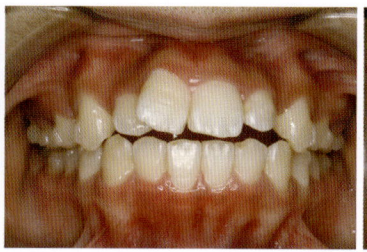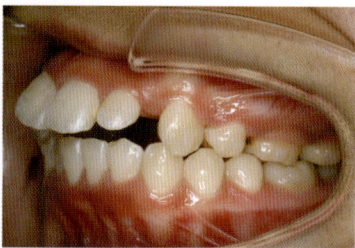

図❻　治療開始６ヵ月後。ステージ21

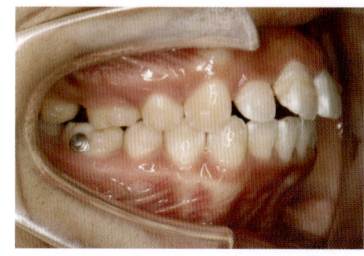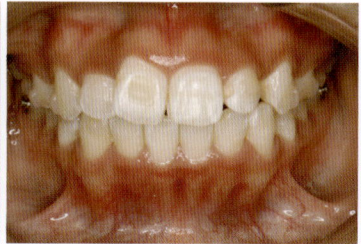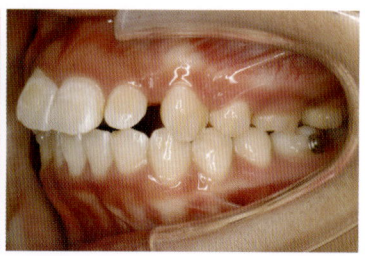

図❼　治療開始９ヵ月後。ステージ29

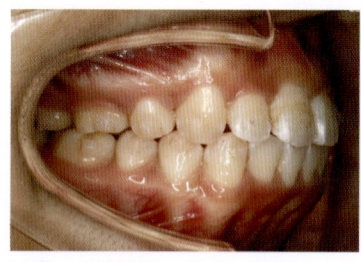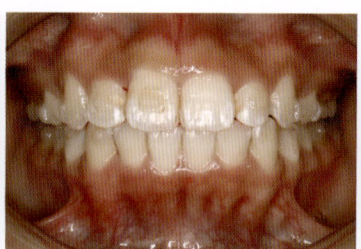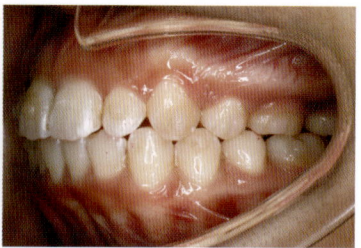

図❽　治療開始１年３ヵ月後。ステージ43

　ところが、追加アライナーのステージ６で前歯被蓋が浅くなっていた。そこで、5|5 と 3|3 にⅢ級エラスティックを使用したところ、前歯被蓋は深くなり、予定どおりステージ12で終了した。動的治療終了後、上顎はインビジブルリテーナー、下顎は犬歯間固定装置で保定を開始した。また、舌癖による後戻りを防ぐために、舌挙上訓練を開始した。

治療結果

　使用アライナーは総数55ステージで、動的治療期間は１年７ヵ月だった。治療終了時には良好なオーバージェット、オーバーバイトが獲得された。セファロトレース重ね合わせから、唇側傾斜している上顎前歯が舌側傾斜とともに相対的に挺出し、開咬が改善したことがわかる。

　治療後のパノラマＸ線写真では、抜歯スペース

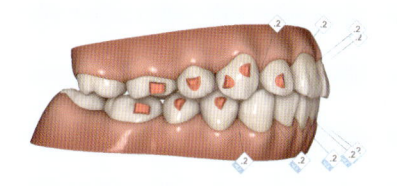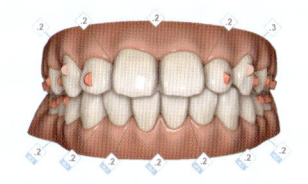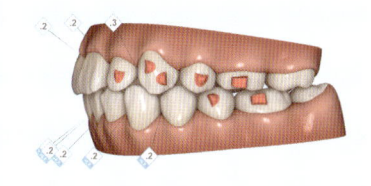

図❾　追加アライナーのクリンチェック

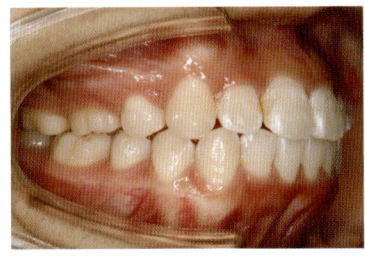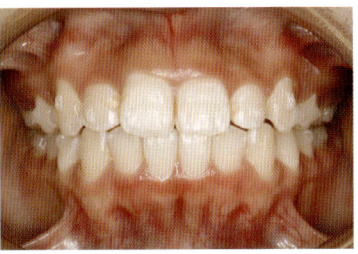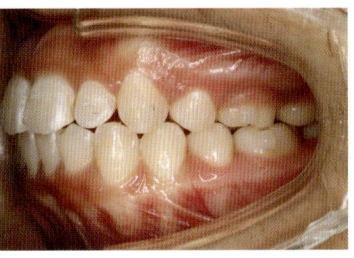

図❿　治療開始1年5ヵ月後。追加アライナーステージ6。前歯被蓋が悪化した

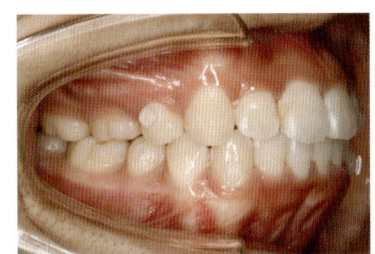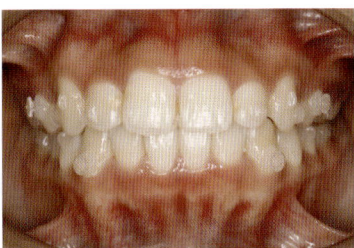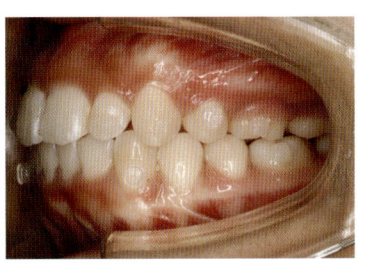

図⓫　治療開始1年6ヵ月後。Ⅲ級エラスティックの使用により前歯被蓋が改善した

閉鎖に伴う抜歯窩への歯冠傾斜はみられなかった。$\overline{8|8}$ が埋伏しているが、咬合安定のために撮影後に抜去した（図12〜15、表2）。

治療後の経過

　保定開始時より上顎はインビジブルリテーナーを就寝時のみ使用させ、下顎は犬歯間固定装置で保定を開始したが、半年経過した後も安定した咬合が維持されていた。舌挙上訓練は継続するように指導した。

まとめ

　本症例は、セファログラム上で上顎臼歯の後方移動限界とされるPTV[1]から $6|6$ 遠心までの距離が短く、$7|7$ 遠心歯槽骨内に $8|8$ 歯胚も存在することから、上顎大臼歯の遠心移動余地は少な

いと考えられた。

　また、大臼歯を遠心移動させると下顎が後下方に回転しやすく、前歯部開咬の改善が難しくなるため、大臼歯の遠心移動による非抜歯治療は適当ではないと判断した。

　一方、下顎は $\overline{4|4}$ を抜去して大臼歯を近心移動させ、Angle Ⅰ級の咬合を築く治療も考えられたが、本症例のように咀嚼筋の緊張が弱く、下顎が後下方へ回転しているケースでは、抜歯スペース閉鎖時のボーイングエフェクトにより $\overline{7|7}$ が挺出し、さらに下顎が後退する可能性がある。これ以上に下顎が後退すると前歯被蓋の改善は極めて難しい。

　そこで、上顎は $4|4$ を抜去、下顎は非抜歯でIPRにより叢生を改善することにし、大臼歯咬合関係はⅡ級仕上げにすることにした。

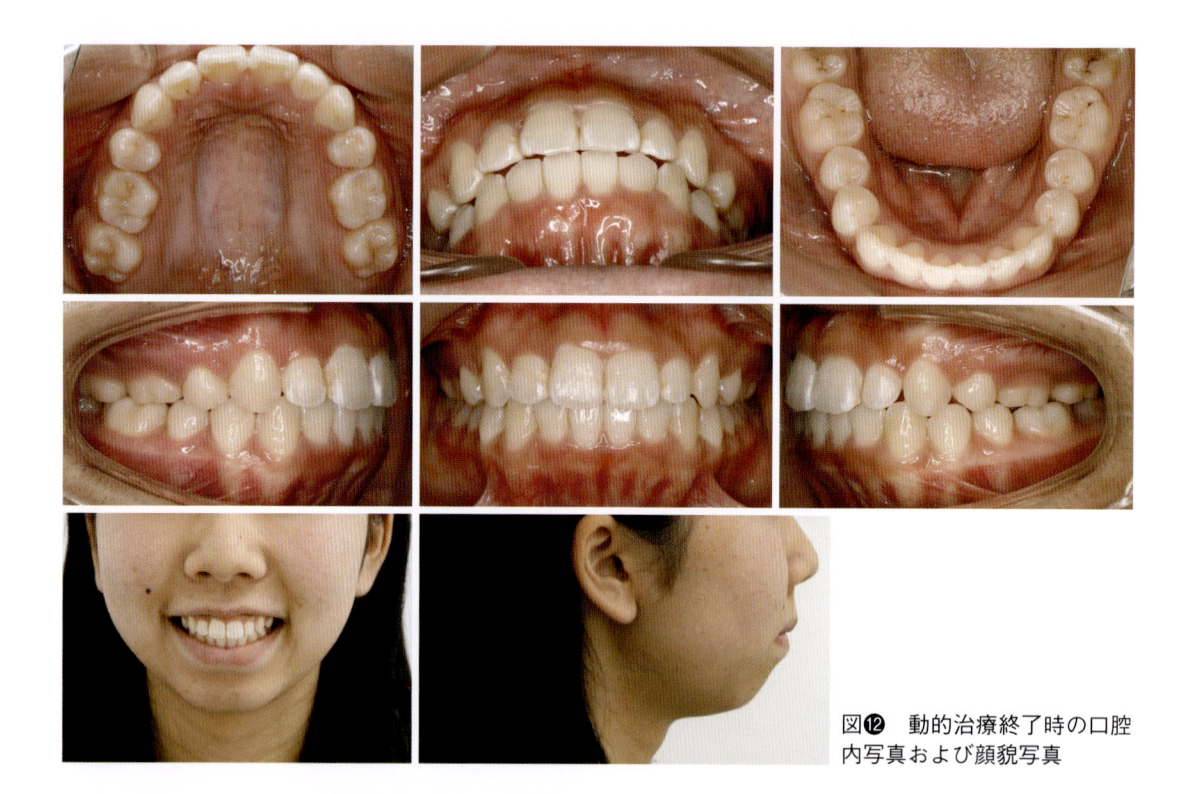

図⓬　動的治療終了時の口腔
内写真および顔貌写真

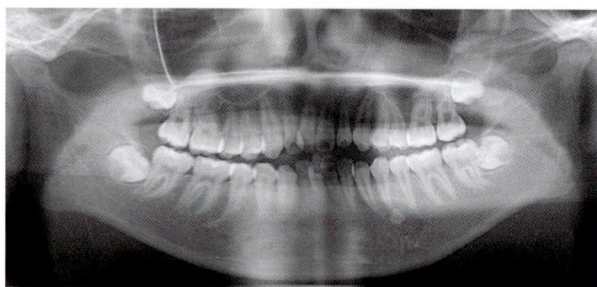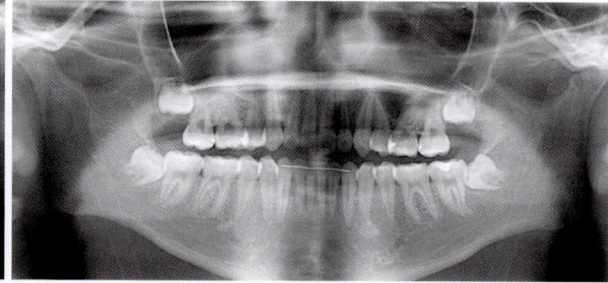

図⓭　パノラマX線写真。左：初診時、右：動的治療終了時

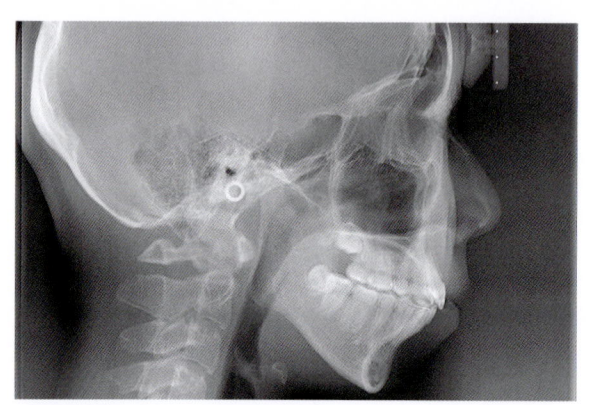

図⓮　動的治療終了時のセファログラム

表❷ セファログラム分析

	Initial	Final
FMA	38.6	38.5
FMIA	33.1	37.6
IMPA	108.3	103.9
SNA	79.4	79.0
SNB	72.8	72.1
ANB	6.6	7.1
U1 to SN	110.7	98.2
Gonial Angle	118.0	118.5
Overjet（mm）	8.0	2.0
Overbite（mm）	-2.0	2.0

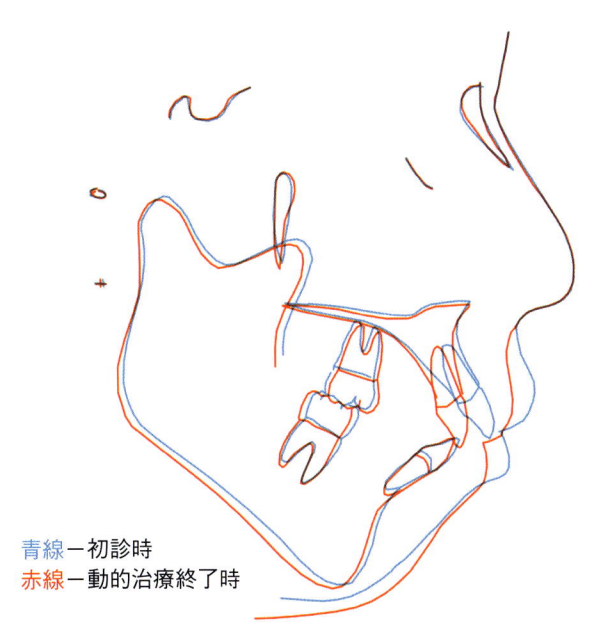

青線ー初診時
赤線ー動的治療終了時

図❺ 治療前後のセファロトレース重ね合わせ

　アライナーによる前歯のトルクコントロールは難しい[2]が、アライナーによる前歯の舌側傾斜は予測実現性が高い[3]ので、本症例のように上顎前歯が唇側傾斜し、オーバーバイトの小さい症例では、上顎前歯を舌側移動させると、前歯は舌側傾斜とともに相対的に挺出するので、アライナーでも十分に咬合改善ができると考えられる。とはいえ、上顎前歯歯肉が大きく見えるガミースマイルでは、上顎前歯の挺出により歯肉が余計に見えるようになるため、注意が必要である。

反省点

　追加アライナーの治療を開始し、ステージ6まで進んだ段階で前歯被蓋が悪化していた。理由は患者が現状に満足してしまい、アライナーの使用時間が短くなってしまったからであった。急遽、Ⅲ級エラスティックにより下顎歯列を遠心へ移動させたところ、良好な前歯咬合が得られた。セファロトレース重ね合わせで下顎臼歯が遠心に傾斜しているのは、このときのⅢ級エラスティックの影響と考えられる。

　アライナー治療に患者の協力が必要なことはいまさらいうまでもないが、オーバーコレクションのための追加アライナーがなぜ必要なのかを患者によく説明し、理解してもらうべきであったと反省している。

【参考文献】
1）根津 浩，永田賢司，吉田恭彦，菊池 誠：歯科矯正学　バイオプログレッシブ診断学．47，ロッキーマウンテンモリタ，東京，1984.
2）Naphtali Brezniak: The Clear Plastic Appliance. Angle Orthod, 78: 381-382, 2008.
3）Neal D. Kravitz, Budi Kusnoto, Ellen BeGole, Ales Obrez, Brent Agran: How well does Invisalign work? A prospective clinical study evaluating the efficacy of tooth movement with Invisalign. Am J Orthod Dentofacial Orthop, 135: 27-35, 2009.

4 過蓋咬合と叢生を伴う上顎前突
小臼歯を抜去した上顎よりも非抜歯の下顎の排列に苦労した症例

窪田正宏 *Masahiro KUBOTA*
石川県・くぼた矯正歯科医院

症例概要

患者は、26歳の女性。上顎前歯の前突と下顎前歯の叢生を主訴として来院した（**図1、2、表1**）。

診断：
骨格性上顎前突
Angle Ⅱ級1類
下顎骨後退
上顎前歯唇側傾斜と犬歯唇側転位
下顎前歯唇側傾斜と叢生

治療目標：
4|4 抜去による犬歯の歯列内移動
上顎前歯の圧下および舌側移動
下顎前歯の圧下および叢生の改善

治療経緯

1. 治療計画

まず上顎は、6|6 に固定装置としてホールディ

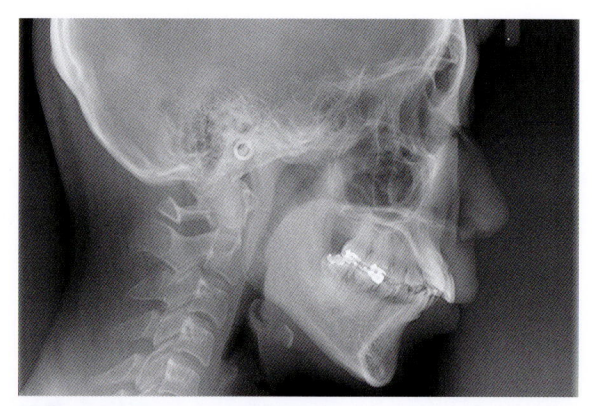

図❶ 初診時のセファログラム

ングアーチを装着し、4|4 を抜去後、3|3 をエラスティックチェーンで遠心移動させる。3|3 が歯列内へ移動した時点でアライナーを作製し、前歯の舌側移動を図る。

一方、下顎はアライナーで 7|7 から1本ずつ順次に遠心移動させることによる、叢生の改善を計画した（**図3**）。

アライナーの使用時間は1日20時間を目標とし、10日で次のアライナーに交換するよう患者に指示した。

2. 治療経過（図4～11）

まず、上顎に先行して下顎大臼歯の遠心移動をアライナーにより開始した。

上顎はホールディングアーチ装着後、4|4 を抜去し、3|3 に接着したリンガルボタンにエラスティックチェーンをかけてホールディングアーチからの牽引を開始した。

治療開始7ヵ月後、3|3 は上顎歯列内への移動をほぼ完了したので、ホールディングアーチとリンガルボタンを撤去し、上顎のアライナーを作製するための印象を採得した。アライナーが届くまでの間、歯列を維持するためにインビジブルリテーナーを使用させた。このとき下顎はステージ19のアライナーを使用中で、下顎大臼歯は約2㎜遠心移動していた。

1回目の追加アライナー（上顎は初回のアライナー）では、上顎前歯は予定どおり舌側移動し、良好な歯列になったが、下顎臼歯はスピーの彎曲

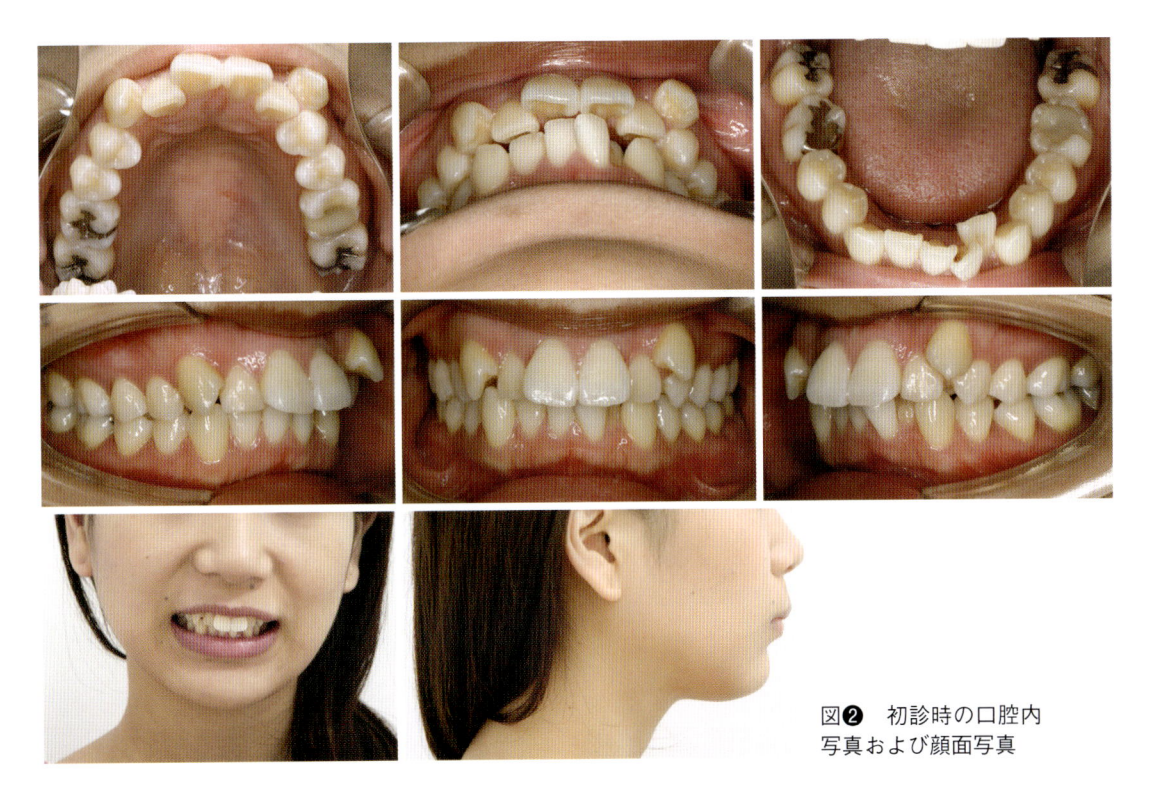

図❷　初診時の口腔内
写真および顔面写真

表❶　口腔内および顔貌所見

Skeletal Cl. Ⅱ div.1	Midline & Molar	
Dental age ⅤA	6.0mm ┃ 7.0mm Cl. Ⅱ ┃ Cl. Ⅱ	
Dental Cl. Ⅱ	Discrepancies	
Overjet：＋7.0mm	−2.0mm ┃ −9.0mm −1.0mm ┃ −3.5mm	
Overbite：＋4.0mm	Ant. Ratio：75.5％＜ mean	
	Over.Ratio：89.5％＜ mean	
Arch form Up：Normal 　　　　 Lo：Normal	Extracted	8 ┃ 8 8 ┃ 8
Open bite：7654321 ┊ 1234567	Lip Up：Normal　Lo：Normal	
	Tongue：Normal	
Cross bite：7654321 ┊ 1234567	Facial Type：Brachy, Convex	

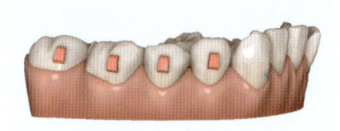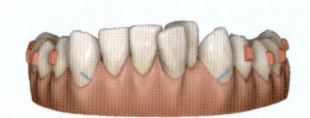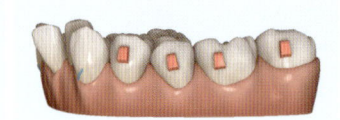

図❸　治療開始時のクリンチェック

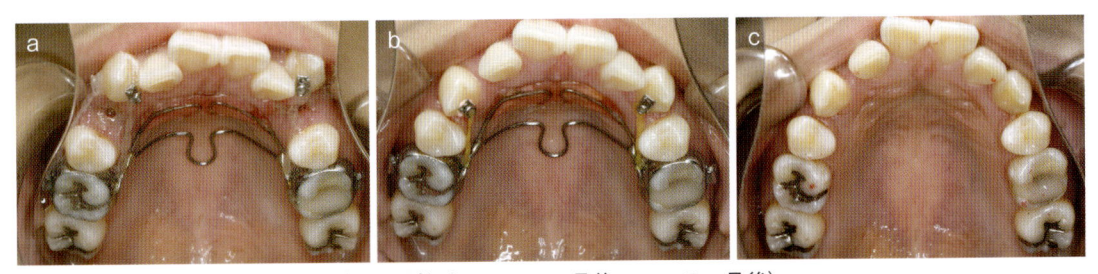

図❹　3|3遠心移動中の口腔内（a：開始時、b：5ヵ月後、c：7ヵ月後）

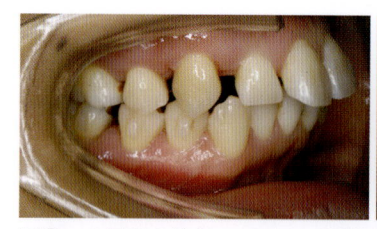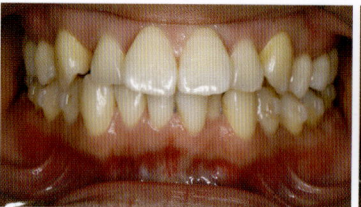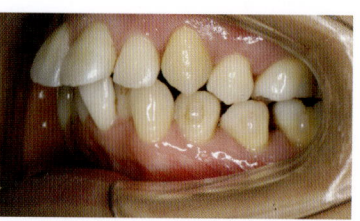

図❺　1回目の追加アライナー開始時の口腔内。7ヵ月後

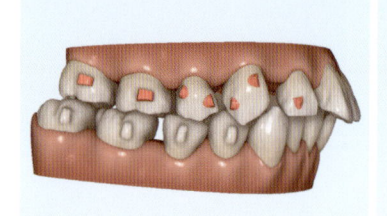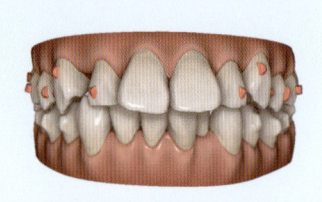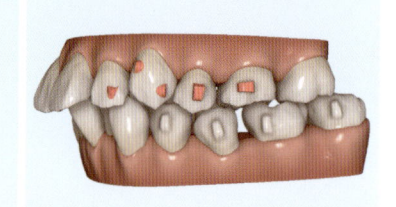

図❻　1回目の追加アライナー時のクリンチェック

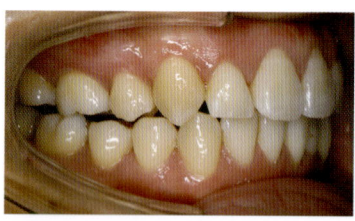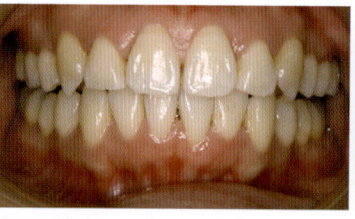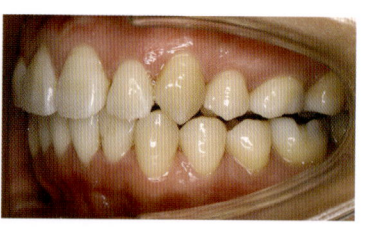

図❼　2回目の追加アライナー開始時の口腔内。1年6ヵ月後

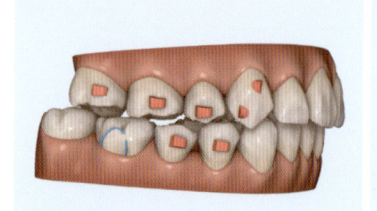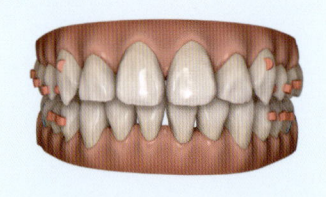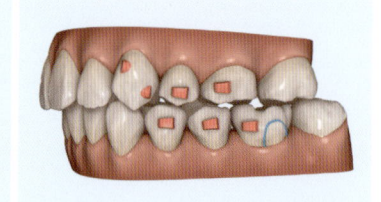

図❽　2回目の追加アライナー時のクリンチェック

が平坦にならず、対合歯との咬合接触が得られなかった。

　その後2回の追加アライナーでは、下顎前歯の圧下と下顎小臼歯の挺出を図り、5|5と6|6にⅡ級エラスティックを使用しながら、少しずつ対合歯との距離を詰めていった。

　3回目の追加アライナーが終了した時点で、スピーの彎曲はかなり平坦になったが、臼歯部の咬合接触は前歯よりも弱く感じられたため、上顎は前歯6本と第2小臼歯を、下顎は前歯6本を舌側ワイヤーで固定し、臼歯の自然挺出を待った。1ヵ

月後、上下顎臼歯の緊密な咬合接触が得られたので、舌側固定ワイヤーを撤去し、上下顎ともにインビジブルリテーナーで保定を開始した。

治療結果

　使用アライナーは総数85ステージで、動的治療期間は2年10ヵ月であった。治療終了時には良好なオーバージェット、オーバーバイトが獲得された。セファロトレース重ね合わせから、非抜歯で排列したにもかかわらず、下顎前歯のフレアーアウトは防止できた（**図12〜15、表2**）。

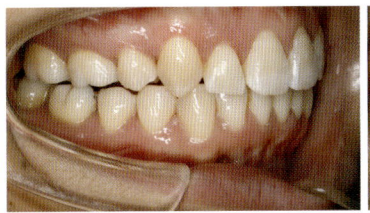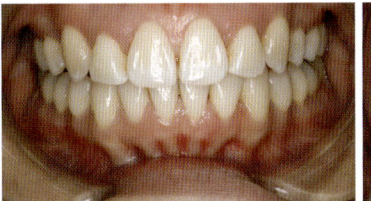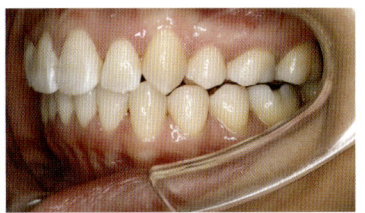

図❾　3回目の追加アライナー開始時。2年1ヵ月後

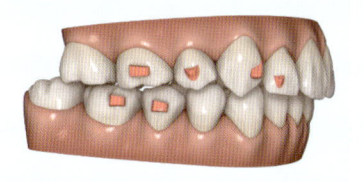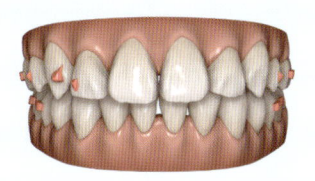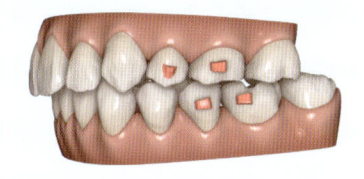

図❿　3回目の追加アライナー時のクリンチェック

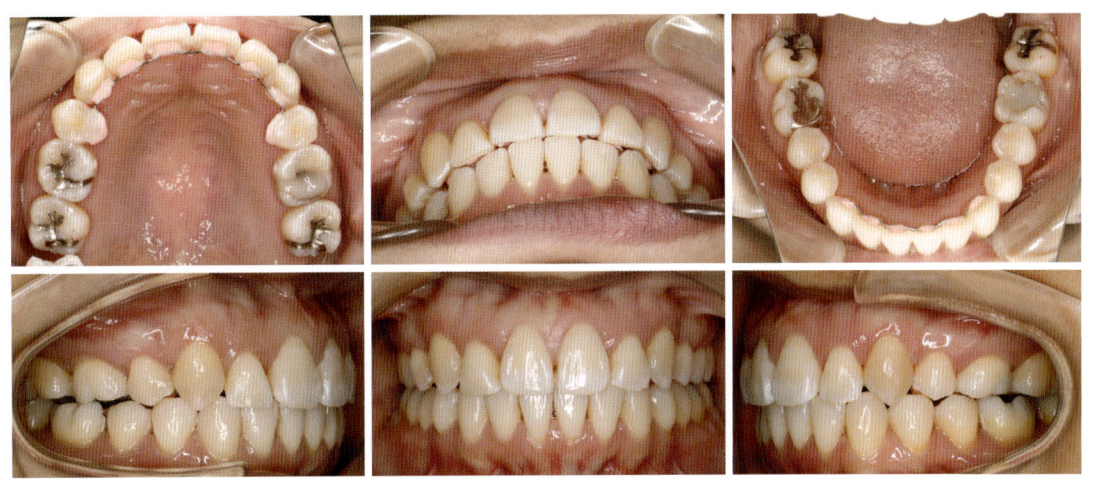

図⓫　3回目の追加アライナー終了時

治療後の経過

動的治療終了後、上下顎ともインビジブルリテーナーで保定を続けているが、保定開始1年経過後も安定した咬合が維持されていた。

まとめ

本症例は大臼歯咬合が完全な Angle II 級なので、大臼歯を大きく移動させて I 級にするよりも、大臼歯の移動量が少ない II 級仕上げにするほうが実現性が高いと考え、4|4 の片顎抜去を行った。

アライナーによる小臼歯抜去治療は、ボーイングエフェクトにより抜歯スペースへの臼歯の傾斜と前歯の挺出を生じやすいが、筆者は犬歯遠心移動時の犬歯歯根のコントロール不足がボーイングエフェクトの一因と考えている。つまり、アライナーによる犬歯遠心移動時に、犬歯歯根が近心に残ったまま歯冠だけが遠心へ傾斜すると、装着した際にアライナー前歯部が挺出する方向に歪む。この状態のアライナーを前歯に無理に押しつければ、前歯は挺出しボーイングエフェクトが発生しやすいというわけである。そこで、本症例では上顎犬歯の遠心移動を固定装置で行い、その後の前歯の舌側移動をアライナーで行うことにより、ボーイングエフェクトを最小限に防ぐことができたと考えている。

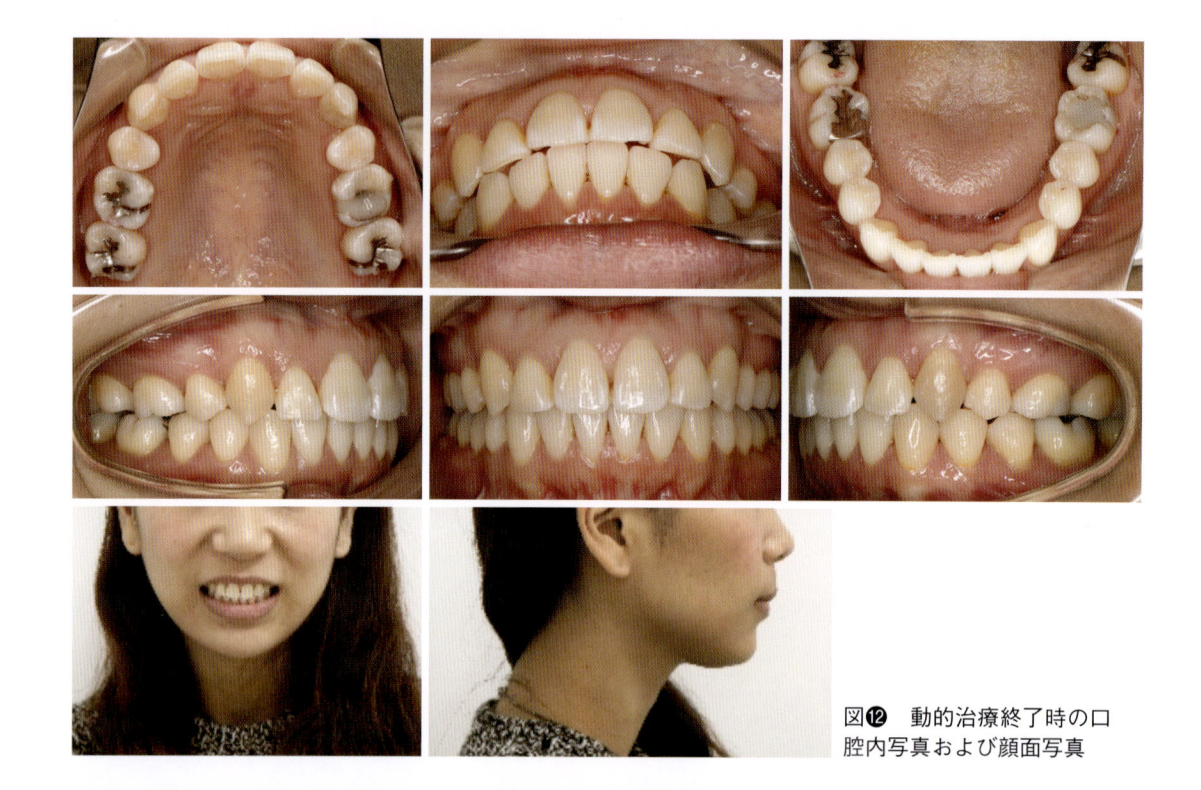

図⑫　動的治療終了時の口腔内写真および顔面写真

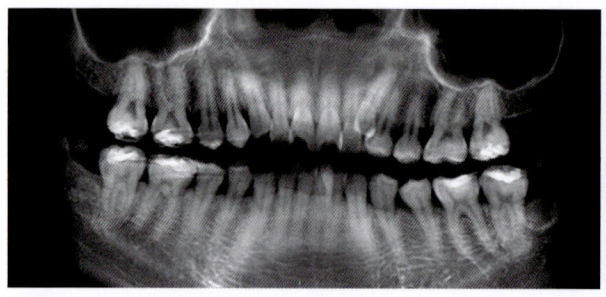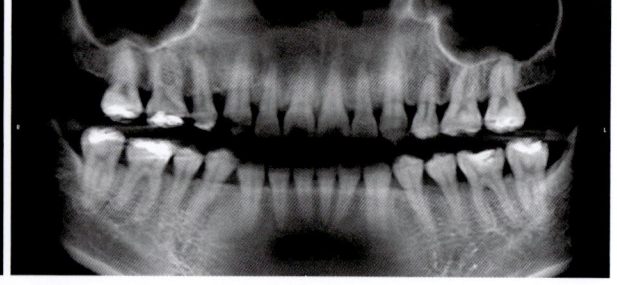

図⑬　パノラマX線写真。左：初診時、右：動的治療終了時

　順調に良好な結果が得られた上顎に対し、下顎はスピーの彎曲の平坦化にかなりの時間がかかった。

　下顎前歯の叢生量は約4.5mmだが、Anterior Ratioが小さいために下顎前歯にIPRを行うのではなく、臼歯の遠心移動により叢生を改善することにした。本症例の下顎第3大臼歯は抜去されており、パノラマX線写真で下顎第2大臼歯遠心に平坦な骨の存在が認められることから、片側2mm程度遠心移動すれば下顎歯列は比較的容易に改善できると思われた。

　しかし、平坦な上顎咬合平面に対してスピーの彎曲の強い下顎臼歯は簡単には咬合しない。そこで、追加アライナーでは積極的に下顎前歯の圧下と下顎小臼歯の挺出を図り、短い距離のII級エラスティックを使用することにより、臼歯部に垂直的にも矯正力がかかるようにした。こうして下顎のスピーの彎曲を平坦化させて、下顎臼歯を少しずつ対合歯と咬合させることができた。

　アライナーによる歯の移動様式には、予測実現性が高いものとそうでないものがある[1]。目標とする位置に移動させるためには、追加アライナーによる治療を何度も行ったり、エラスティックなどの補助装置を併用することが必要である。

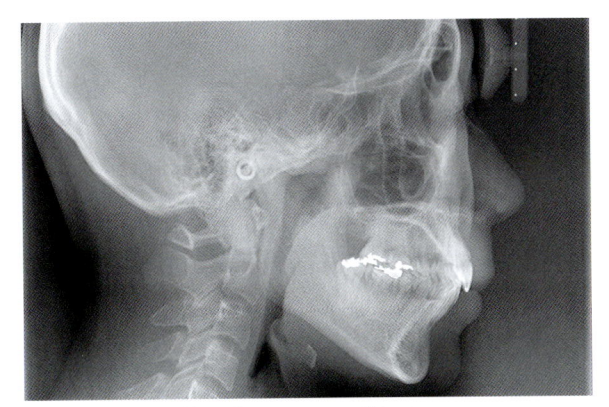

図⓮　動的治療終了時のセファログラム

表❷　セファログラム分析

	Initial	Final
FMA	33.9	34.2
FMIA	40.9	48.8
IMPA	105.2	97.0
SNA	83.0	82.9
SNB	76.9	75.6
ANB	6.1	7.3
U1 to SN	110.2	97.6
Gonial Angle	122.1	121.8
Overjet（mm）	6.0	3.0
Overbite（mm）	4.5	3.0

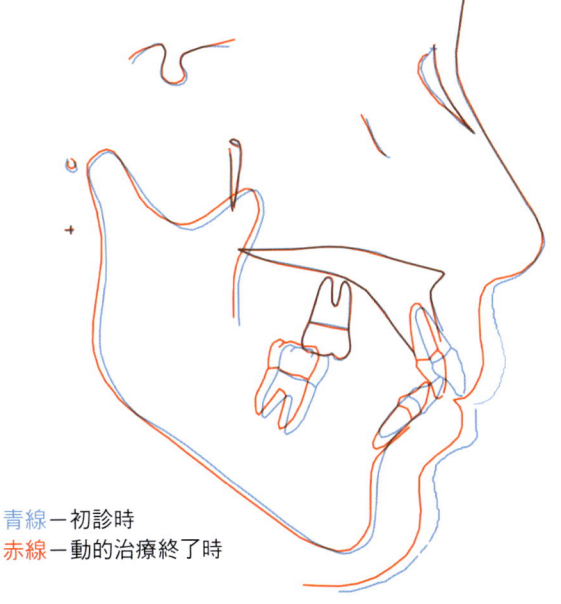

青線－初診時
赤線－動的治療終了時

図⓯　治療前後のセファロトレース重ね合わせ

反省点

　本症例では、小臼歯を抜歯した上顎は予定どおりに治療が進んだものの、非抜歯で治療した下顎はスピーの彎曲の平坦化に時間がかかってしまった。下顎歯列の水平的排列は、臼歯の遠心移動によって得たスペースだけでも十分だったかもしれないが、スピーの彎曲をすみやかに平坦にするには、前歯の圧下と臼歯の挺出が起きやすいように、IPR も併用したほうがよかったのではないかと反省している。

　どのような症例でもできることなら抜歯をせず、歯質も削らずに矯正治療を終えたいものだが、それにこだわりすぎるとかえって治療を長引かせ、ゴールを見失ってしまう場合もある。

　では、本症例のようにスピーの彎曲の強い下顎で、小臼歯を抜去してアライナー治療を進めていたら、どうなっていただろう。おそらくボーイングエフェクトが発生し、スピーの彎曲がさらに強くなるために、前歯の過蓋咬合改善が進まず、臼歯は緊密に咬合させることが難しかったのではないだろうか。

【参考文献】

1）Charalampakis O, Iliadi A, Ueno H, Oliver DR, Kim KB: Accuracy of clear aligners: A retrospective study of patients who needed refinement. Am J Orthod Dentofacial Orthop, 154（1）: 47-54, 2018

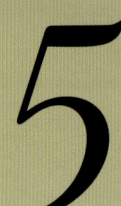

5 $\underline{3}$ 部の低位唇側転位を伴い、上下顎正中の不一致が認められた叢生
重度金属アレルギー患者への対応

坂本紗有見 *Sayumi SAKAMOTO*

東京都・銀座並木通りさゆみ矯正歯科デンタルクリニック81

症例概要（図1、2、表1）

　患者は37歳6ヵ月、女性。前歯部の叢生、歯周病、舌で前歯を押してしまうことを主訴に来院。

診断：

- 舌突出癖を伴う上下顎前突並びに上下顎叢生
- 右側大臼歯 Angle Ⅲ 級傾向／左側大臼歯 Angle Ⅰ 級
- $\underline{3}$ 部の低位唇側転位並びに $\underline{2}$ 口蓋側転位
- 左右小臼歯部クロスバイト
- 正中の不一致（上顎正中左側へ2㎜、下顎正中右側へ1㎜）
- 下顎前歯唇側傾斜
- High angle case

治療目標：

- $\underline{\dfrac{4|4}{4|4}}$ 抜歯
- 上下顎叢生および小臼歯部クロスバイトの改善
- 正中線の補正
- 上顎前歯の IPR
- 犬歯遠心移動を Power chain にて行った後、インビザラインへ移行
- 舌突出癖改善のため、MFT（Oral Myofunctional Therapy）

治療経緯

■ セクショナルアーチによる犬歯遠心移動（図3）

　本症例の犬歯は近心傾斜をしているため、Chapter 2 の推奨される症例 Case 3（p. 17）で示

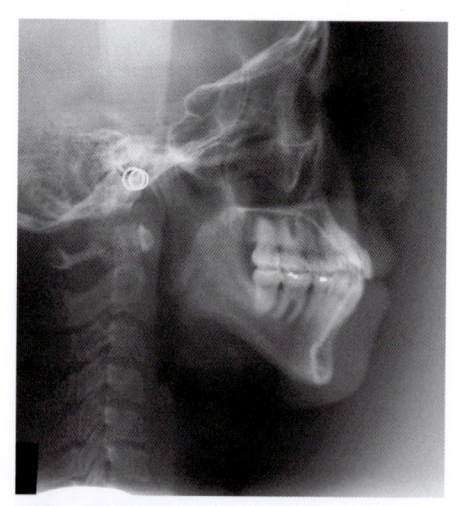

図❶　初診時のセファログラム

表❶　口腔内および顔貌所見

Skeletal Cl. Ⅰ	Midline & Molar	
Dental age Ⅳ A	2.0mm→| |←1.0mm Cl. Ⅰ　　　　　　Cl. Ⅰ	
	Discrepancies	
Overjet：＋2.0mm	−5.0mm	−4.5mm
	−4.0mm	−4.0mm
Overbite：＋2.0mm	Ant. Ratio：74.4%（−2S.D.）	
	Over.Ratio：90.4%（−1S.D.）	
Arch form Up：V-Shaped　　Lo：Normal	Extracted	8	8
		8	8
Open bite：7654321 | 1234567	Lip Up：Loose　Lo：Normal Tongue：舌突出癖	
Cross bite：$\underline{3}$ | $\underline{2}$ | 3 4 | 4	Facial Type：Normal，Convex	

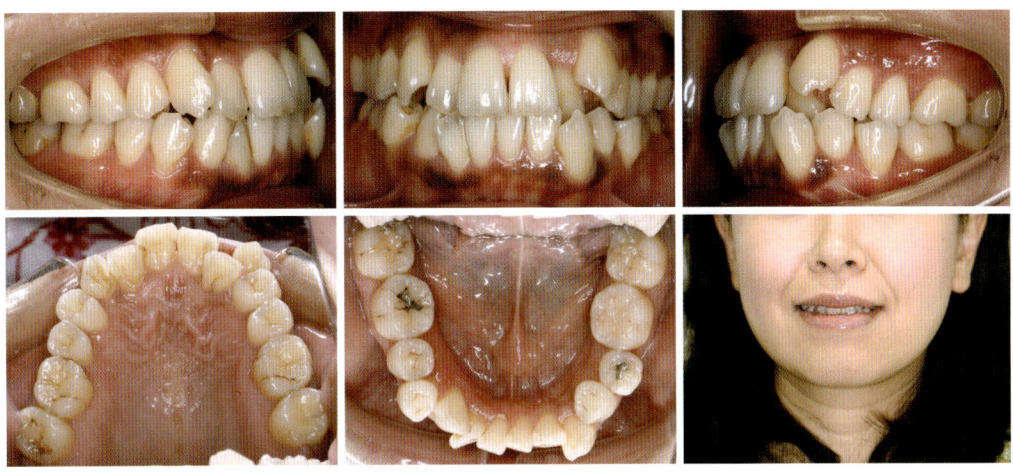

図❷　初診時の口腔内写真および顔貌写真

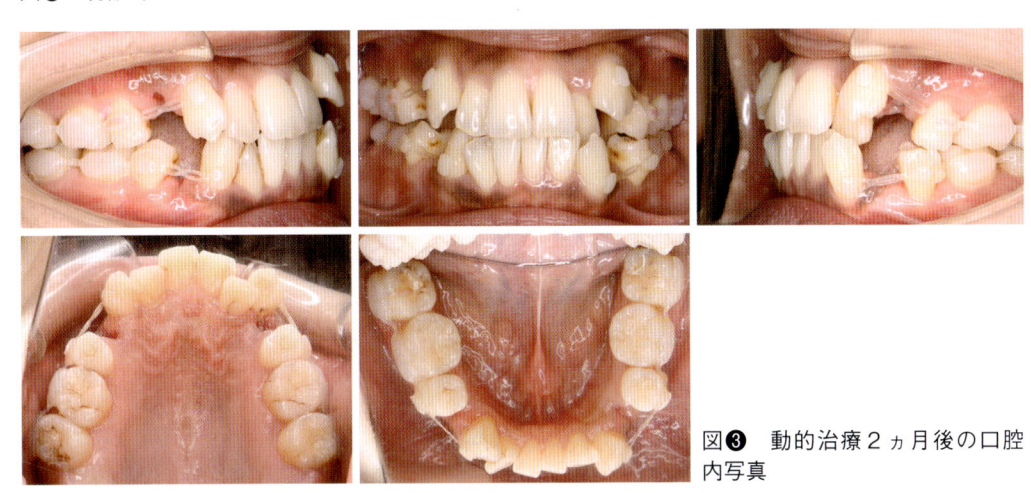

図❸　動的治療2ヵ月後の口腔
内写真

されているように、アライナー単独であってもワイヤーを介さずに傾斜移動のみを利用して遠心移動は可能であったが、時間や正確性を考慮し、抜歯スペース閉鎖はセクショナルアーチで行ってからアライナー型矯正装置へ移行することとした。その際に、通常なら加強固定をトランスパラタルアーチなどで行うが、患者は重度の金属アレルギーであったため、$\frac{7\sim5|5\sim7}{7\sim5|5\sim7}$ にファイバーワイヤーを直接ボンディングした。しかし、犬歯を遠心移動する力に固定力が負けて、ファイバーワイヤーがほつれて伸びてしまい、加強固定としての役割を果たさなくなった。そのため、隣接面をBonding resinで固定し、Power chainのみで注意深く犬歯遠心移動を3ヵ月間行った。

■初回アライナー作製（図4）

犬歯遠心移動後、シリコーン（PVS）印象採得を行い、クリンチェックを作成した。アライナー作製に際しての指示内容は、大臼歯部を固定し、近心傾斜を起こさないように、抜歯空隙閉鎖のための犬歯遠心移動を行うこと、下顎前歯の叢生の改善をしっかり行うことを指示し、アクティブアライナーを上下顎とも31枚作製した。図4は、ステージ1の口腔内写真である。

患者のコンプライアンスは良好で、1日20時間以上使用し、2週間に1度の交換で進んでいった。しかし、アクティブアライナー12枚目から、フィット感も悪く、犬歯遠心移動が思うように進まなくなり、徐々に適合不良が生じてきていた。チューイを5分間しっかり咬むことなどを指示し、引き続き20時間以上の使用を約束し、アクティブアライナーステージ15まで進めていったが適合不良は改善されず（図5）、クリンチェック上の状態とも不一致となり、ここで1回目の追加アクティブアライナーをオーダーすることとした。

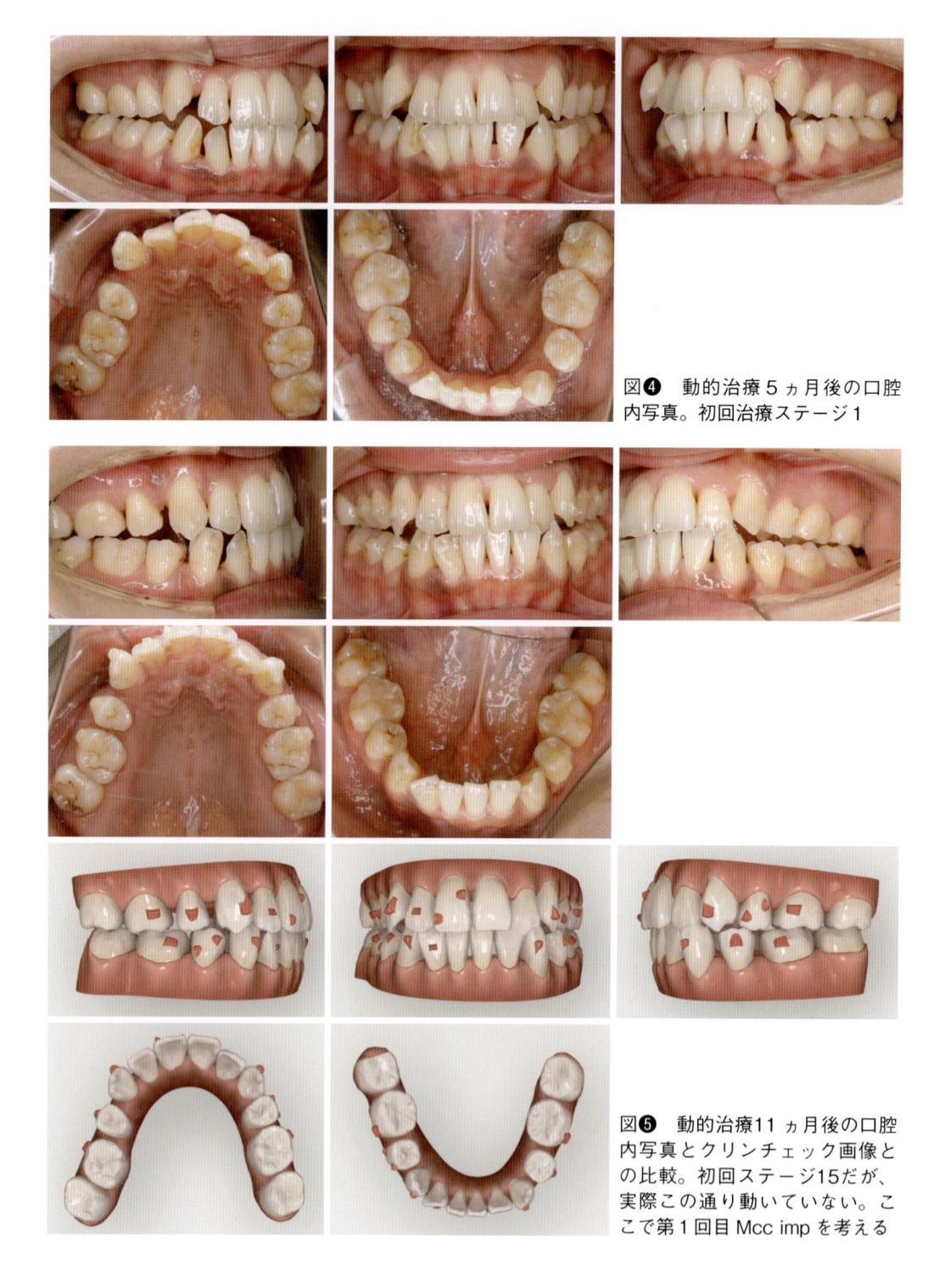

図❹　動的治療5ヵ月後の口腔
内写真。初回治療ステージ1

図❺　動的治療11ヵ月後の口腔
内写真とクリンチェック画像と
の比較。初回ステージ15だが、
実際この通り動いていない。こ
こで第1回目 Mcc imp を考える

■1回目の追加アクティブアライナー（図6）

アタッチメントは残し、シリコーン（PVS）印
象採得を行い、クリンチェックを作成した。アラ
イナー作製に際しての指示内容は、上顎は、2と
23の咬合干渉が強く起きているため、できるか
ぎり早く被蓋を改善させ、臼歯部の安定を図る。
そのために2の圧下と唇側移動を優先しながら
アーチフォームも整える。下顎は、前歯叢生を確
実にほどき、アーチフォームを整える。抜歯スペース
に向かって臼歯部が近心傾斜を起こさないよう
に、そして5のローテーションの改善を指示し、
アクティブアライナー（上顎1〜27枚、下顎8〜
28枚）を作製した。アクティブアライナー上下ス
テージ21までは2週間ごとの交換であったが、20
時間以上の使用と患者のコンプライアンスが良好
なため、その後は10日ごとの交換とした。アクティ

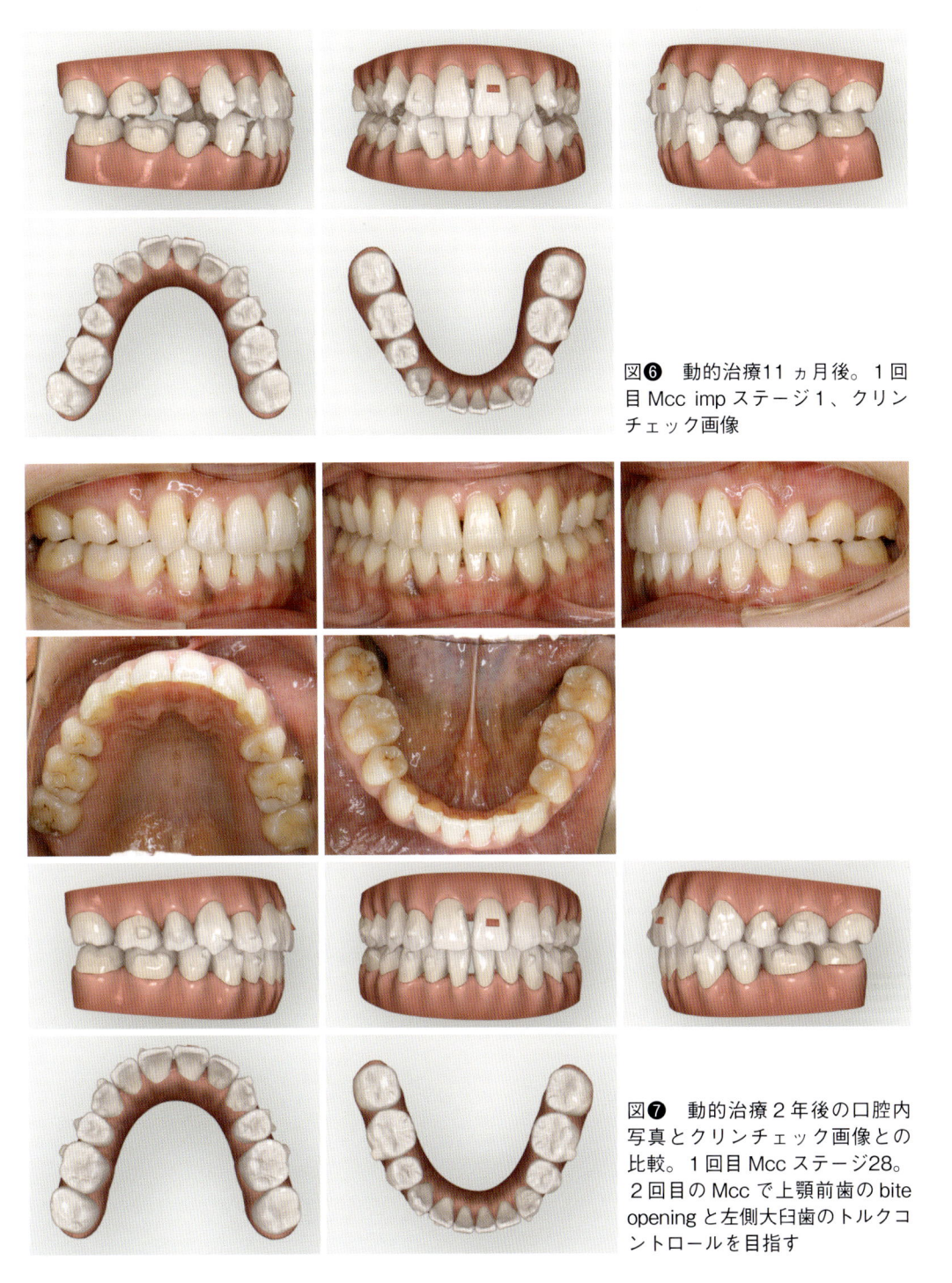

図❻　動的治療11ヵ月後。1回目 Mcc imp ステージ1、クリンチェック画像

図❼　動的治療2年後の口腔内写真とクリンチェック画像との比較。1回目 Mcc ステージ28。2回目の Mcc で上顎前歯の bite opening と左側大臼歯のトルクコントロールを目指す

ブアライナーを最後まで使用したが、上顎前歯のラビッティングおよび挺出の改善と、左側大臼歯部のトルクコントロールが確立されていなかったために、2回目の追加アライナーをオーダーした。

■ 2回目の追加アクティブアライナー（図7、8）

アタッチメントはすべて除去し、シリコーン（PVS）印象採得を行い、クリンチェックを行った。作製に際しての指示内容は、上顎は被蓋が深く口蓋側傾斜も強いため、リンガルルートトルクを

しっかりと与えつつ、オーバージェットが大きくならないように、できるかぎり 3 2|2 3 のアンギュレーションを改善させる。下顎は、大臼歯が舌側傾斜しているため、頬側へアップライトし、上下顎を咬合させることを指示し、上下顎ともアクティブアライナーを13枚作製した。そして、引き続き1日20時間以上の使用と10日ごとの交換を指示した。アクティブアライナーステージ9で犬歯の咬合干渉が発現し、知覚過敏が起こったため、

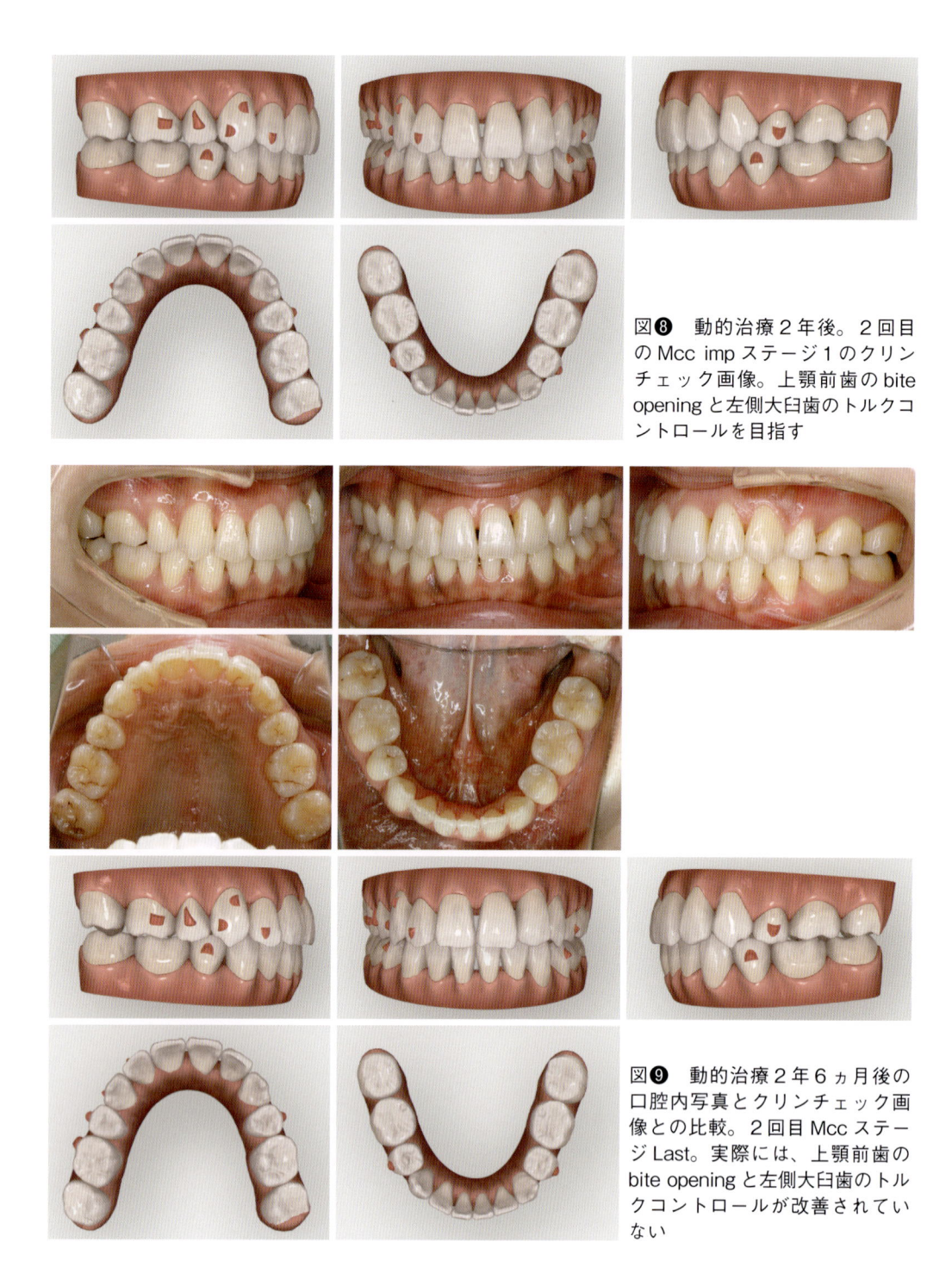

図❽　動的治療2年後。2回目のMcc impステージ1のクリンチェック画像。上顎前歯のbite openingと左側大臼歯のトルクコントロールを目指す

図❾　動的治療2年6ヵ月後の口腔内写真とクリンチェック画像との比較。2回目MccステージLast。実際には、上顎前歯のbite openingと左側大臼歯のトルクコントロールが改善されていない

adult　teem　class I　class II　class III　養生　咬合　空隙歯列　抜歯　非抜歯

咬合調整を慎重に行い、その後、アクティブアライナーステージ13の最後まで使用した（**図9**）。

　しかし、上顎前歯のラビッティングと挺出の改善、左側大臼歯部のトルクコントロールが確立されていなかったために、3回目の追加アクティブアライナーをオーダーした。

■3回目の追加アクティブアライナー（図10）

　アタッチメントはすべて除去し、シリコーン（PVS）印象採得を行い、クリンチェックを行った。

作製に際しての指示内容は、7 6|6 7は、リンガルクラウントルクと圧下力をかけて上下大臼歯を咬合させる。2|2の咬合干渉の改善と6前歯のリンガルクラウントルクを与えながらBite openingを行う。下顎も、上下大臼歯を咬合させるために頬側へアップライトさせることを指示し、アクティブアライナーを上顎18枚、下顎13枚作製した。

　Ant. Retioが74.4%（−2SD）と、上顎が下顎に対して大きいため、アクティブアライナース

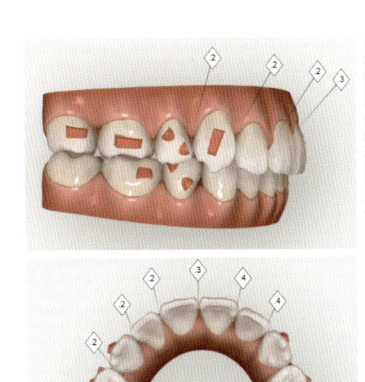
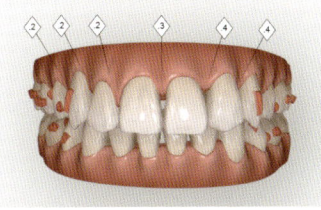
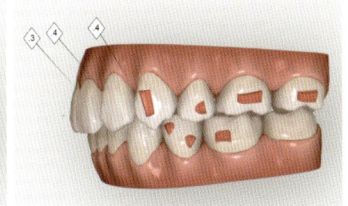
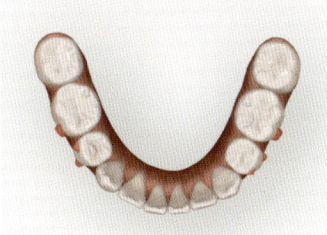

図❿　動的治療２年６ヵ月後。３回目 Mcc imp、ステージ１のクリンチェック画像。再び上顎前歯の bite opening と左側大臼歯のトルクコントロールを目指す

テージ１では、3 2|（0.2㎜）、2 1|（0.2㎜）、1|1（0.3㎜）、|1 2（0.4㎜）、|2 3（0.4㎜）の５ヵ所、アクティブアライナーステージ６では、5 4|（0.2㎜）の１ヵ所の合計６ヵ所に IPR を行った。これが最後の追加アクティブアライナーとなったが、10日ごとの交換と１日20時間以上装着が確実に行われ、大臼歯の咬合は多少甘いが、おおむね治療計画どおりの咬合を得られたために、リテンションに期待し、動的治療を終了とし保定期間を開始した。動的治療期間は３年３ヵ月であった（図11）。

治療結果

アライナー終了時には、おおむね適切なオーバージェットおよびオーバーバイトが獲得された。左側へ偏位していた上顎と、右側へ偏位していた下顎の正中線は改善され一致した。前歯部叢生、犬歯低位唇側転位、上顎前歯部の唇側傾斜の改善がなされ、口唇の突出感が消失した。左右側の犬歯関係および右側大臼歯関係も Angle Ⅰ級と改善された。MFT を行うことで、舌突出癖も改善され、良好なスマイルも獲得することができ、患者の満足度は高かった。３ヵ月間の Power Chain 使用による抜歯スペース閉鎖と、使用アライナー上顎73枚（15＋27＋13＋18）、下顎62枚（15＋21＋13＋13）で、動的治療期間は、３年３ヵ月であった（図12、13、表２）。

治療後の経過

保定開始時には、インビジブルリテーナー（Duran typeC １㎜シート使用）を、食事と歯磨き以外の時間に使用するように指示した。大臼歯部の咬合が甘いため、本来であればラップアラウンド型リテーナー併用へ移行したかったが、重度の金属アレルギーであるため使用不可能であった。さらに、インビジブルリテーナーの大臼歯部分を切り取り咬合させたかったが、最後までトルクコントロールを行っていたため、保定を確実にするうえで切り取りができなかったことから、使用時間を就寝時のみと指示した。

当院では、通常の保定期間中は、動的治療期間と同等の期間の日中はインビジブルリテーナーを、就寝時はラップアラウンド型リテーナーを使用し、その後の安定をみて、就寝時にインビジブルリテーナーとラップアラウンド型リテーナを１日交代で数年間、患者がギブアップするまで使用する指示としているが、この症例は、上記のとおりであった。さらに前歯部叢生症例では、下顎前歯舌側に Bonding Fixed Retainer を装着している。

舌側歯周ポケット９㎜で治療前からペリオコントロールしてきた|7 からの排膿が繰り返し起こるようになったため、現在は、歯周病専門医へ依頼し、治療を継続している。歯周治療終了後、改めて大臼歯部安定のためのリテンションを考慮していきたいと思う。

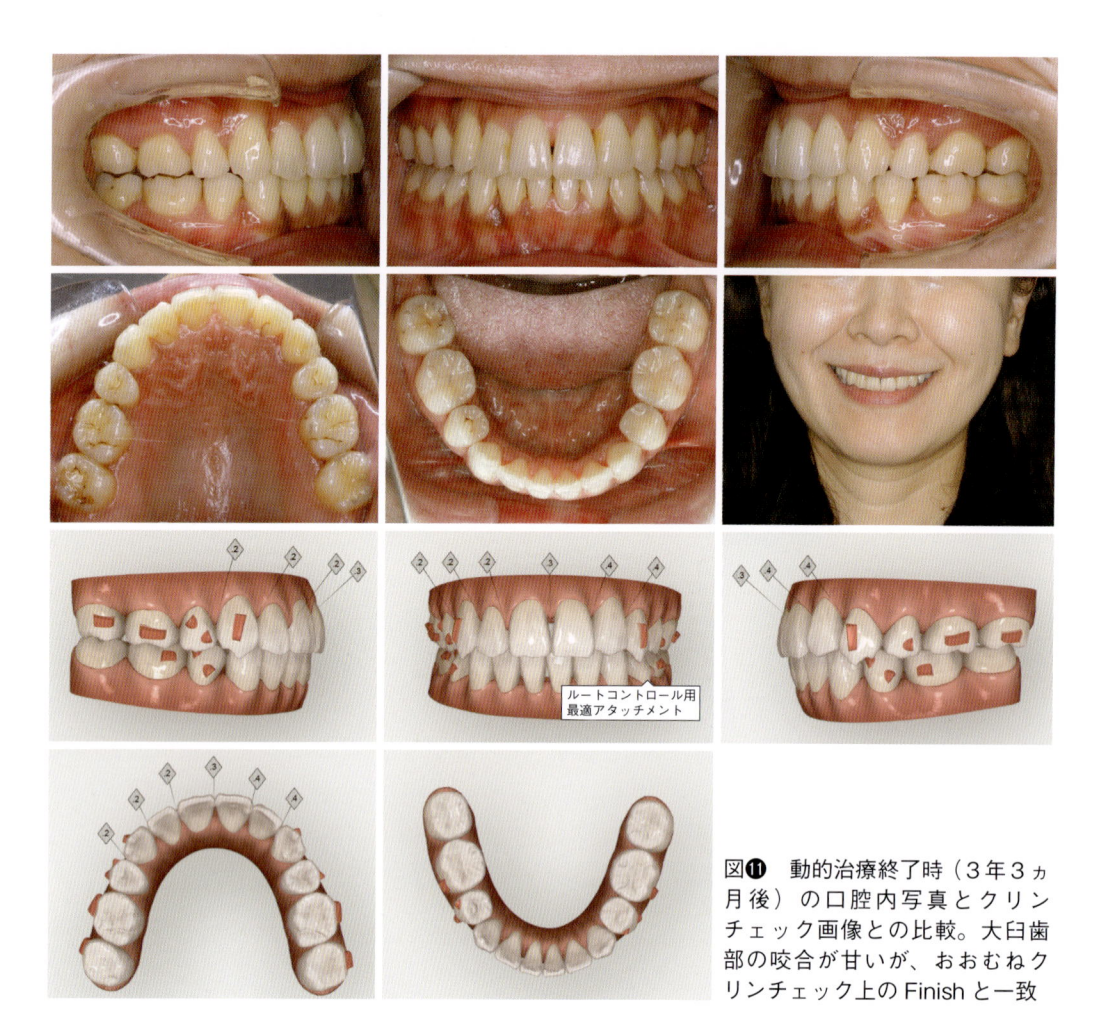

図⓫　動的治療終了時（3年3ヵ月後）の口腔内写真とクリンチェック画像との比較。大臼歯部の咬合が甘いが、おおむねクリンチェック上の Finish と一致

青線—初診時
赤線—動的治療終了時

図⓬　セファログラム重ね合わせ

表❷　頭部 X 線規格写真分析

	Initial	Final
FMA	36.2	36.3
FMIA	57.4	61.6
IMPA	86.4	82.1
SNA	82.5	82.7
SNB	76.0	76.6
ANB	6.5	6.1
U1 to FH	117.9	114.9
Gonial Angle	130.9	125.4
Overjet（mm）	＋2	＋3
Overbite（mm）	＋2	＋4

まとめ

　当クリニックのすべてのアライナー矯正患者には、必要に応じて治療前・中・後に、マルチブラケットでの併用治療を行うことを、理解、同意、承諾してもったうえで、契約を結んでいる。従来

なら抜歯症例には、セクショナルアーチでの犬歯遠心移動を先行し、その後アライナーでの治療を進めることが多い。しかし、本症例の患者は重度の金属アレルギーであったため、加強固定なしで、ブラケットを装着できない状況での犬歯リトラクションを Power chain で行った。そのため、左

本症例は、大臼歯部の咬合関係も比較的良好であり、犬歯は、近心傾斜をしているため、Chapter2の推奨される症例Case3（p. 17）にも掲載されているようにアライナー単独であっても、ワイヤーを介さずに傾斜移動のみを利用し、遠心移動を行うことは可能であった。しかし、セクショナルアーチにこだわりすぎたために、このような方法での治療となり、犬歯のアンギュレーションが適切にならないままの結果となった。現在、もしセクショナルアーチを使用するならば、犬歯遠心移動以外の部分は、固定の意味でアライナーを使用しながら行うだろう。

また、上顎前歯のラビッティング、被蓋も深くなってしまい、咬合干渉が起き、その相反作用で大臼歯部の離開が起きていることに気がつくのが遅れた。それぞれの大臼歯のトルクコントロールで改善することばかりに集中してしまったため、3回目の追加アクティブアライナーでは、ステージ1装着時より、終了時の大臼歯部の離開が大きくなってしまった。

現在ならば、前歯口蓋側移動時の確実で大きな唇側へのトルクコントロールと被蓋が深くならないよう考慮したアタッチメントの付与を選択し、注意深く、時間をかけて進めていくだろう。それに加え、犬歯が遠心傾斜防止、臼歯部の近心傾斜防止、小臼歯部遠心へのアップライトを考慮したアタッチメントの付与を選択するだろう。

アライナーの弱点である平面的な形状を、歯に与えるアタッチメントの形状や大きさ、付与する部位も治療結果を左右する

ものと考え、現在はマルチブラケット法で使用している3次元的ブラケットの性質をアタッチメント付与に当てはめ、治療計画・クリンチェックを作成し、良好な結果を得ている。

今後も、マルチブラケット法の手順に重ねあわせるような、正確な診断計画を行っていきたいと思う。そのためにもセファロ分析、模型分析も行い、治療の適応症、非適応症を慎重に選択し、それでも不測の事態が生じた際のマルチブラケット法によるリカバリー治療ができることは必須である。

このようなことを踏まえ、すべてのアライナー矯正患者には、必要に応じて治療前・中・後にマルチブラケットでの併用治療を行うことを理解、同意、承諾してもらい、患者との契約の取り決めをしっかり行っていくことをお勧めする。

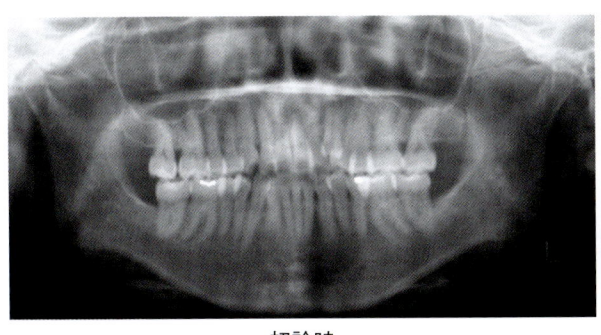

初診時

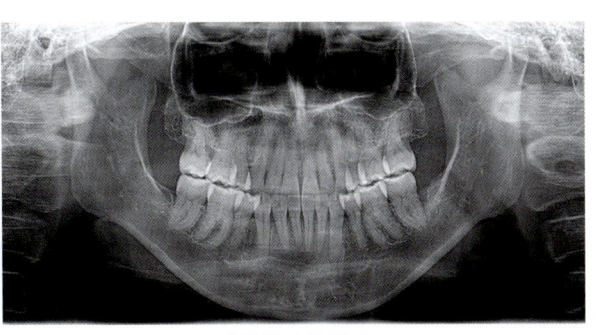

動的治療終了時

図⓭　パノラマX線写真

側犬歯のアンギュレーションが適切ではない結果に終わった。

アクティブアライナー使用では、上顎前歯の叢生改善と口蓋側への移動時にトルクコントロール不足のためにラビッティングが起き、被蓋も深くなってしまって、咬合干渉が起き、その相反作用で大臼歯部の離開が起こった。その改善に最後ま

で時間を費やしてしまった。

3回目の追加アクティブアライナー作製から、アタッチメントを自分で選択することができ、3|3のアンギュレーションを改善しようとしたが、歯列全体のスペースも閉鎖した後であり、改善は難しかった。

6 上下顎正中の不一致が認められた叢生

西村則彦　*Norihiko NISHIMURA*
福島県・にしむら矯正歯科医院

adult｜teen｜class Ⅰ｜class Ⅱ｜class Ⅲ｜叢生｜閉咬｜空隙歯列｜抜歯｜非抜歯

症例概要

　初診時17歳5ヵ月の女性。前歯が曲がっていることを主訴に来院。オーバージェット＋4.5㎜、オーバーバイト＋2.0㎜、大臼歯咬合関係は右側がAngle Ⅰ級、左側がAngle Ⅱ級であった。A.L.Dは、上顎が−6.8㎜、下顎が−3.6㎜であった。上下顎歯列の幅径は狭窄し、前歯部の叢生と上顎正中が左方に2.0㎜偏位していた。骨格的には、SNA 79.1°、SNB 79.3°、FMA 31.1°と中顔型を呈し、歯系ではU1 to FH 126.4°、IMPA 92.7°と上顎中切歯が唇側傾斜していた（図1）。

治療経緯

　上顎正中部に逆性の過剰埋伏歯が認められたが、被移動歯の歯根と接触しない位置であったため、放置した。治療計画は、上顎臼歯部遠心移動と上下顎小臼歯部の側方拡大ならびにIPRを併用して、正中線の不一致と叢生の改善を目的にアライナー型矯正装置を用いた非抜歯法とした（図2）。

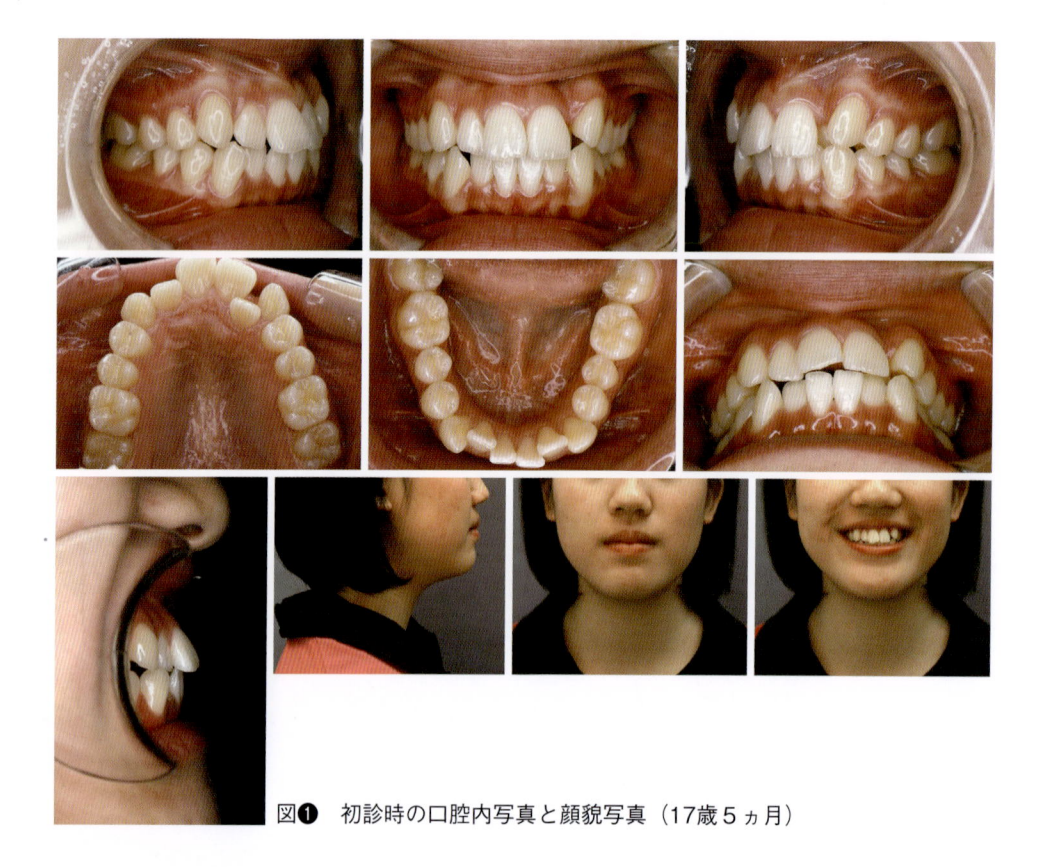

図❶　初診時の口腔内写真と顔貌写真（17歳5ヵ月）

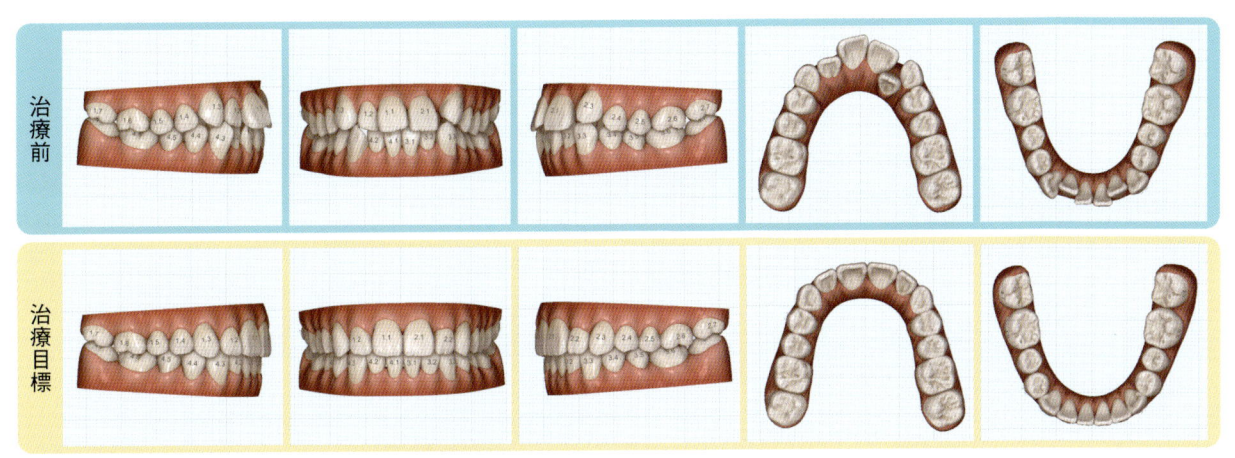

図❷ シミュレーションソフトにおける治療目標のイメージ

表❶ 当院のアライナー・プロトコール

指示事項	内容
装着時間	22時間以上／日
1枚あたりの装着時間	合計300時間以上／枚
装着中の注意事項	つねに安静空隙を意識させ、咬みしめないよう指示
使用状況の報告（毎回）	来院時に本人が調査用紙に記入し、報告

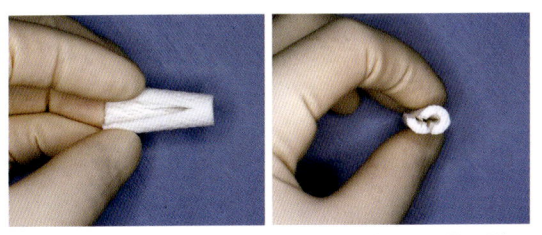

図❸ アライナートレイシーターが約1週間で裂けるよう指示した（装着時の痛みが消えるまで使用）

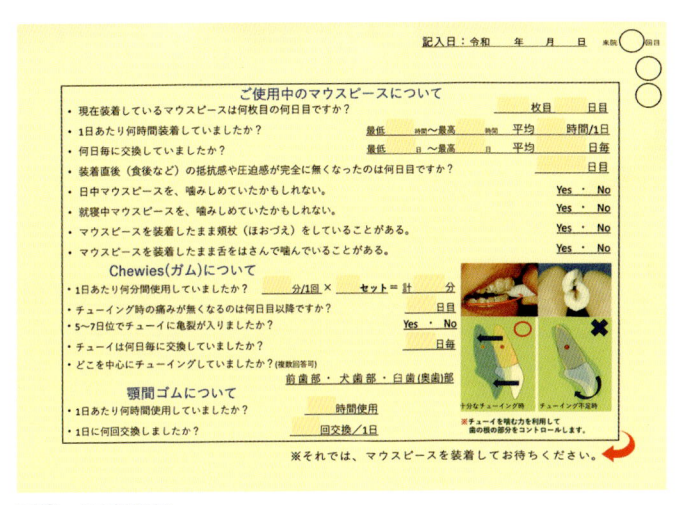

図❹ 調査用紙

アライナーの交換とアライナートレイシーターの使用については、当院のプロトコールを表1に示す。当院ではアライナーとアタッチメントのフィットを高めるため、痛みがある部位を中心にトレイシーターが約1週間で裂けるよう指示している（図3）。また、毎回の来院時に使用状況を本人が記入・報告し、記載内容が適切か確認して指導している（図4）。

上顎大臼歯部を遠心移動する際には、Ⅱ級エラスティックの使用を指示した。使用したアライナーは75枚＋追加12枚＋再追加7枚であり、装着期間は約2年4ヵ月であった（図5）。おおよそ

予定されたシミュレーションどおりの歯の移動が認められた（図6）。

治療前後のCBCTで上下顎臼歯部の遠心移動量と側方拡大量を計測し、検討した（図7〜10、表2）。

POINT①：歯の移動ステージング

上顎第2大臼歯から第2小臼歯までは、順次遠心移動させたが、第1小臼歯と犬歯の遠心移動は、1歯ずつ単独で移動させた。

POINT②：Ⅱ級エラスティックの開始時期と終了時期

1枚目から指示せず、6|6の遠心移動が開始

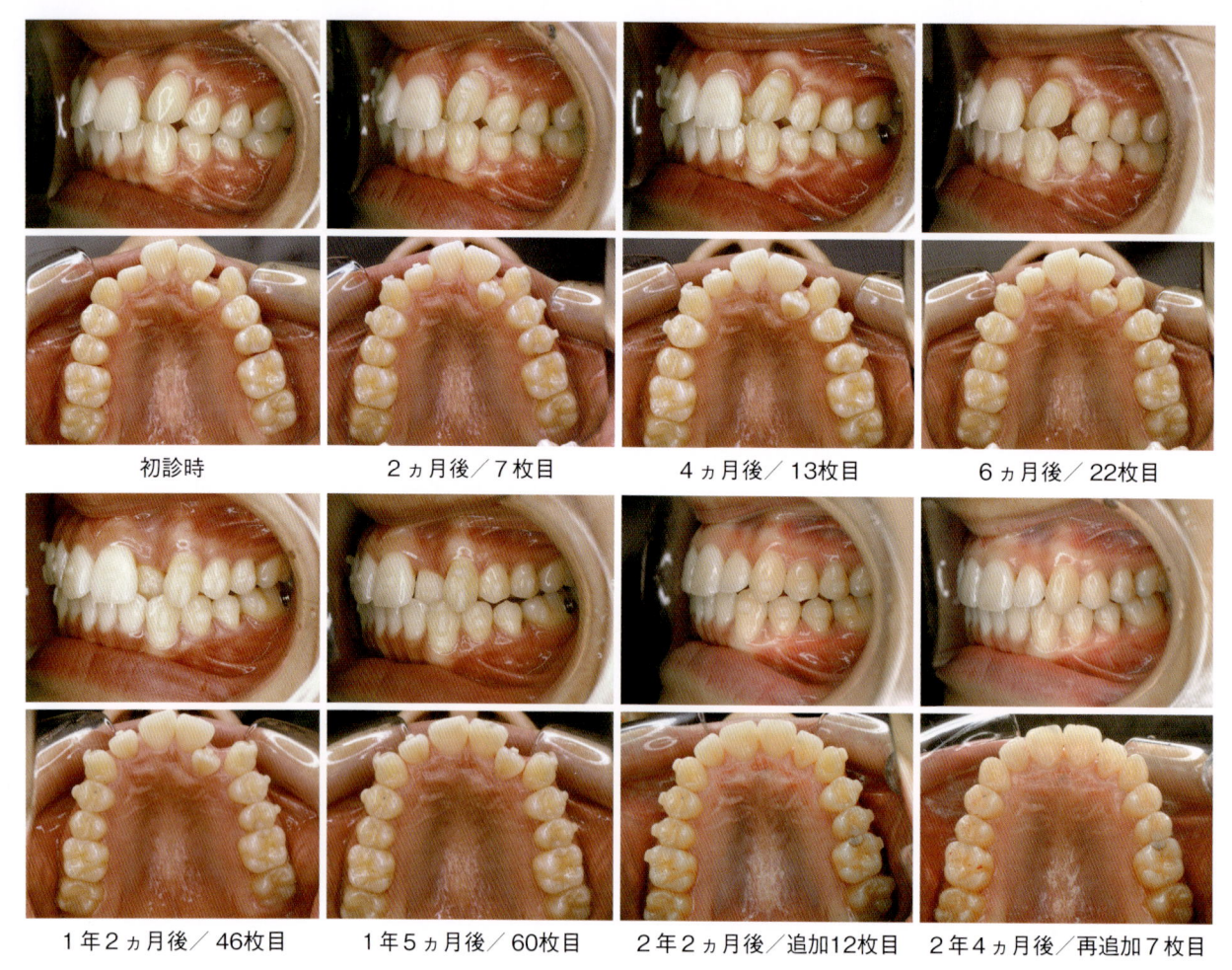

初診時	2ヵ月後／7枚目	4ヵ月後／13枚目	6ヵ月後／22枚目
1年2ヵ月後／46枚目	1年5ヵ月後／60枚目	2年2ヵ月後／追加12枚目	2年4ヵ月後／再追加7枚目

図❺　治療経過

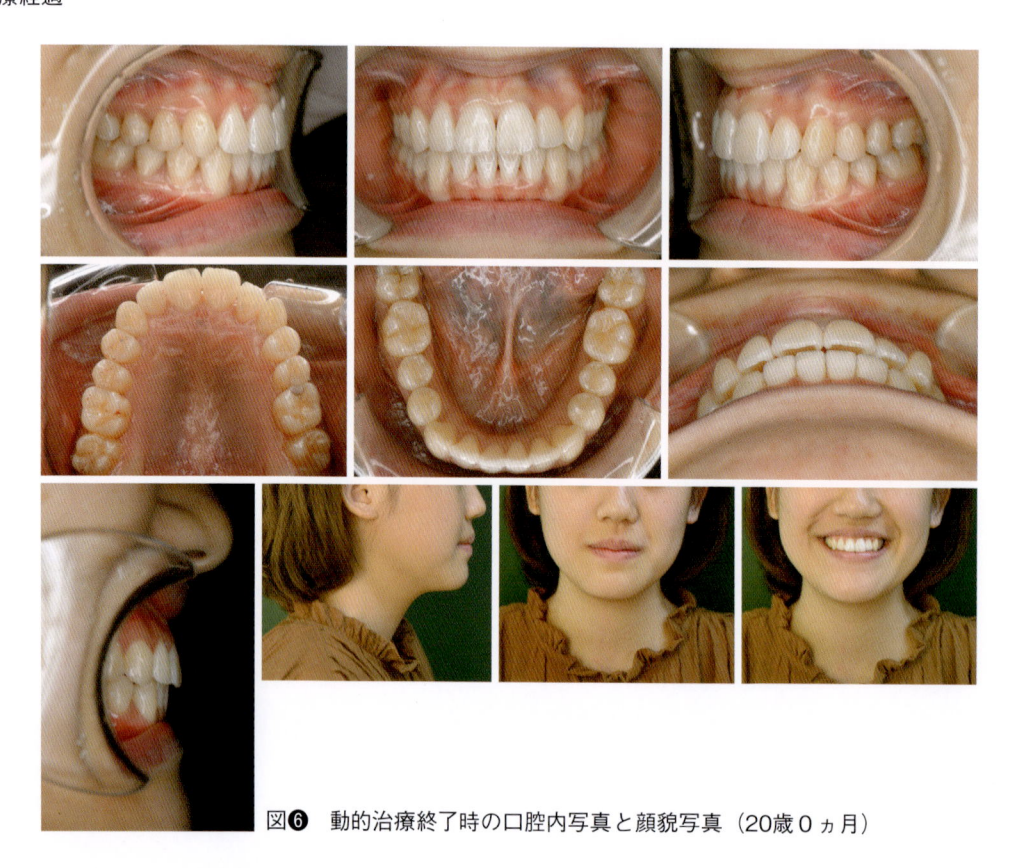

図❻　動的治療終了時の口腔内写真と顔貌写真（20歳0ヵ月）

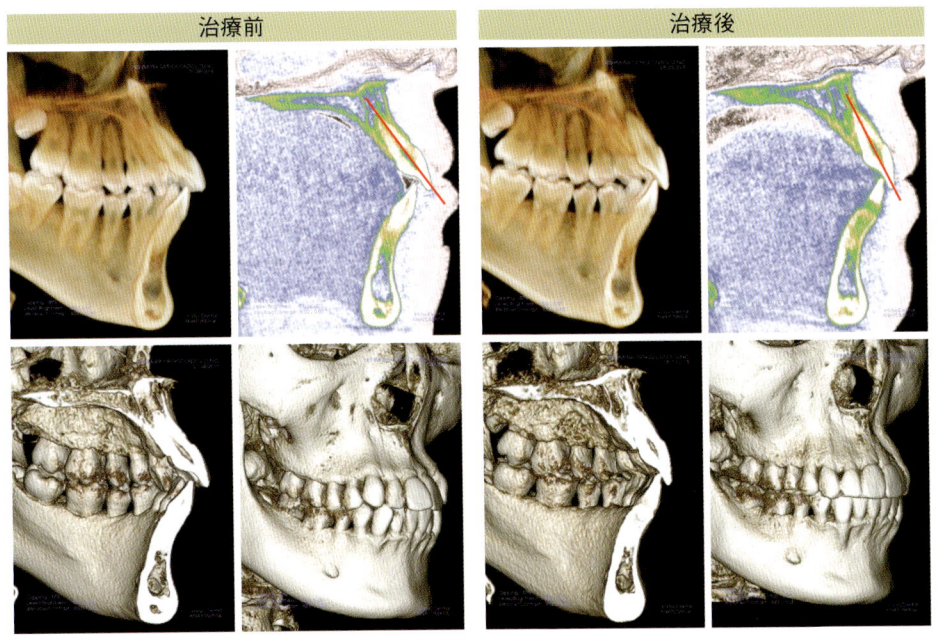

図❼ 治療前後における CBCT 画像の比較。上顎中切歯の歯根の動きに対応した唇側皮質骨の豊隆と菲薄化が観察される

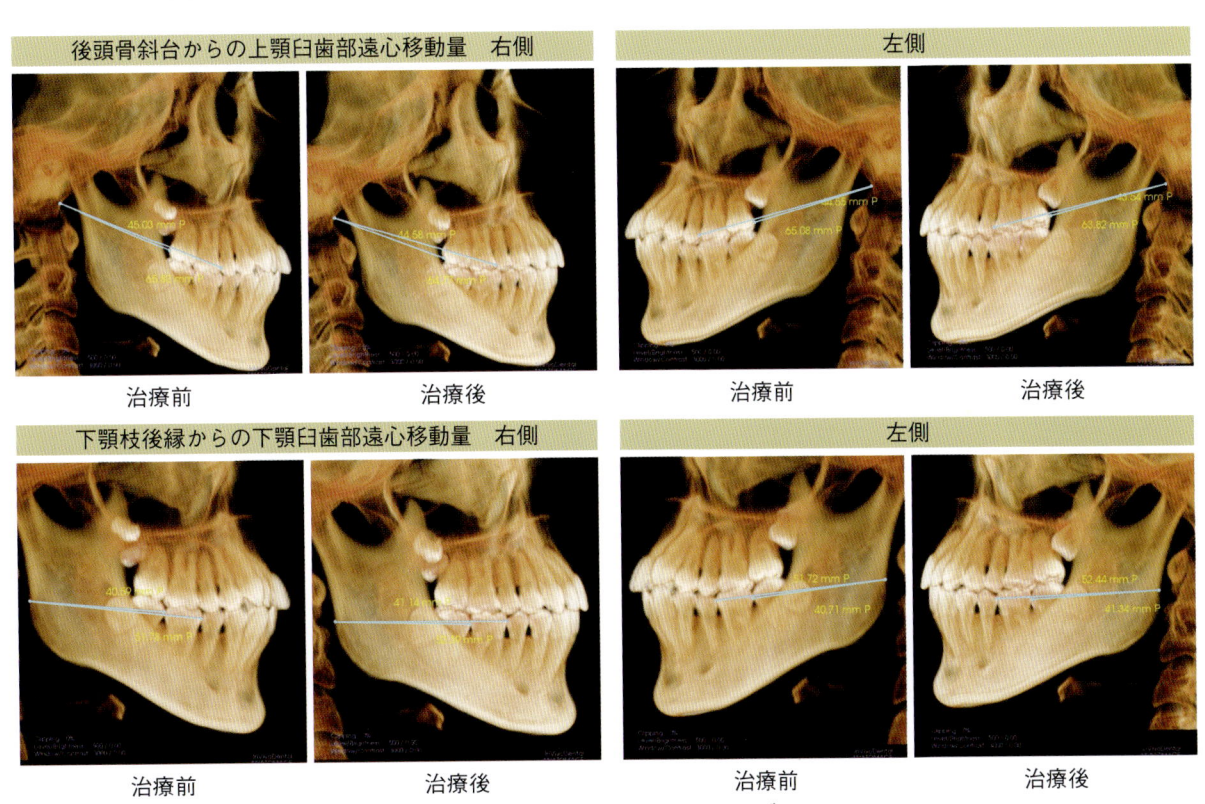

図❽ 治療前後における CBCT 画像の比較。上顎大臼歯部の遠心移動がわずかに認められる

するアライナーステージ6枚目より開始した。正中線の一致後、3|3 の遠心移動が終了する45枚目以降も継続して使用し、口蓋側転位していた 2| の被蓋が改善する60枚目までエラスティックの使用を指示した（図5）。

苦労した点と改善策

予定されたアライナーの使用で、正中線の一致

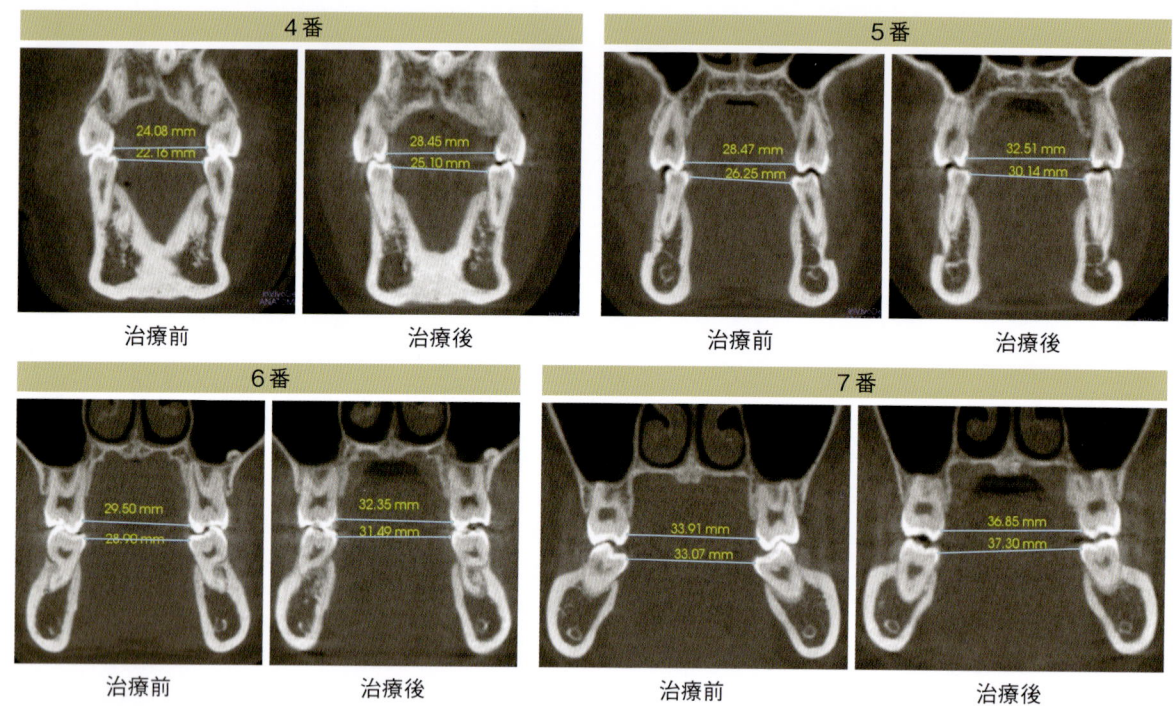

4番		5番	
24.08 mm / 22.16 mm	28.45 mm / 25.10 mm	28.47 mm / 26.25 mm	32.51 mm / 30.14 mm
治療前	治療後	治療前	治療後

6番		7番	
29.50 mm / 28.90 mm	32.35 mm / 31.49 mm	33.91 mm / 33.07 mm	36.85 mm / 37.30 mm
治療前	治療後	治療前	治療後

図❾　治療前後における CBCT 画像の比較。上下顎臼歯部の側方拡大が認められ、7|7 は顕著に側方へアップライトしている

表❷　CBCT における治療前後の移動変化

	臼歯部の遠心移動量		
	計測値術前	計測値術後	移動量
上顎右側 7 部	45.03	44.58	0.45
上顎右側 6 部	65.82	64.77	1.05
上顎左側 7 部	44.55	43.54	1.01
上顎左側 6 部	65.08	63.82	1.26
	計測値術前	計測値術後	移動量
下顎右側 7 部	40.59	41.14	−0.55
下顎右側 6 部	51.78	52.39	−0.61
下顎左側 7 部	51.72	52.44	−0.72
下顎左側 6 部	40.71	41.34	−0.63

	小臼歯・大臼歯部の側方拡大量		
	計測値術前	計測値術後	側方拡大量
上顎 4 部	24.08	28.45	4.37
上顎 5 部	28.47	32.51	4.04
上顎 6 部	29.50	32.35	2.85
上顎 7 部	33.91	36.85	2.94
	計測値術前	計測値術後	側方拡大量
下顎 4 部	22.16	25.10	2.94
下顎 5 部	26.25	30.14	3.89
下顎 6 部	28.90	31.49	2.59
下顎 7 部	33.07	37.30	4.23

と叢生は改善したが、小臼歯部においては、開咬が認められた。追加アライナーでは、臼歯部の挺出を目的に、エラスティックの使用を指示したが、改善は認められなかった。2 度目の追加アライナーでは、エラスティックの使用を中止し、患者には安静空隙をつねに意識させ、アライナーを咬み続けないように指導したところ、臼歯部開咬は約 2 ヵ月間で改善していた。問診より、TCH が原因と考えられた。

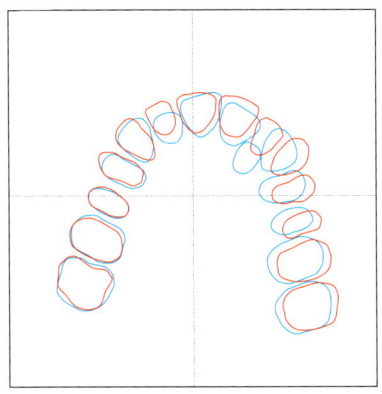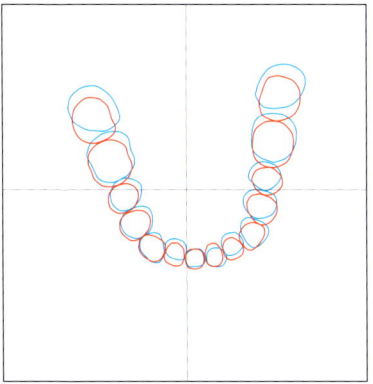

青線ー初診時
赤線ー動的治療終了時

図❿　CBCT からの重ね合わせ。上顎前歯・小臼歯の拡大と大臼歯の遠心回転により排列されている

反省点

　肉眼的には、シミュレーションのイメージどおりの移動が認められたが、CBCT より 1|1 の歯根形豊隆と菲薄化が観察された。治療前後の CBCT 計測から、上顎臼歯部の遠心移動は予定より少なく、上下顎臼歯部の側方拡大が、予定より大きかった。とくに 7|7 は顕著に側方へアップライトしていた。しかし、アップライトがどのくらいまで許容されるのかについては、今後の課題である。

　歯の移動量は、専用のシミュレーションソフトを用いて計画するが、実際には予定どおり移動していなかった。とくに前歯部におけるトルクのコントロールが難しいと思われ、ルートリンガルトルクを付与すべきであったと反省する。

当院における CBCT による計測

　計測は CT 画像ソフト「invivo 5」を用い、計測点は比較する CT 画像上で同一部位と特定できる点を用いた。計測点は必ずしも解剖学的な名称を有する部位上とはかぎらないが、骨の形状や骨梁の特徴から同一部位と特定しやすい点に設定した。

　計測値は画像ソフトの「2D に投影する」を選択し、矢状断面または冠状断面に投影された二次元画像での値を用いた。これは単純に近遠心方向や、上下方向の変化を考察するには有用な値である。さらに、計測の容易さと、計測点の設定誤差を避けることもできる。

■臼歯部の遠心移動量
上顎：歯冠近心または遠心豊隆部から後頭骨斜台までの距離を計測し、その差を移動量とした。
下顎：歯冠近心豊隆部から下顎枝後縁までの距離を計測し、その差を移動量とした。

■犬歯部の遠心移動量
犬歯咬頭頂から後頭骨斜台までの距離を計測し、その差を移動量とした。

■切歯部の前方移動量
上顎：切歯歯冠唇側面豊隆部から後頭骨斜台までの距離を計測し、その差を移動量とした。
下顎：切歯歯冠唇側面豊隆部から下顎枝後縁までの距離を計測し、その差を移動量とした。

■側方拡大量
CT の冠状断面画像で、左右歯冠咬頭部の特定できる点間距離を計測し、その差を拡大量とした。

■圧下量
上顎：歯冠咬頭中央部から梨状口辺縁までの距離を計測し、その変化量を圧下量とした。
下顎：歯冠咬頭または歯冠部で同一部位と特定できる点と下顎下縁までの距離を計測し、その差を圧下量とした。

■下顎骨の成長
Gn － Cond 間距離を計測し、その変化量を成長とした。

7 上下顎歯列の狭窄が認められた叢生

西村則彦 *Norihiko NISHIMURA*
福島県・にしむら矯正歯科医院

症例概要

初診時22歳1ヵ月の男性。前歯の重なりを主訴に来院。オーバージェット +4.5mm、オーバーバイト +2.3mm、大臼歯咬合関係は左右ともにAngle I 級であった。A.L.D は、上顎が −4.4mm、下顎が −4.2mm であった。上下顎歯列の幅径は狭窄し、上下顎歯列正中の不一致は認められなかった。骨格的には、SNA 84.9°、SNB 80.2°、FMA 34.3°と中顔型を呈し、歯系では U1 to FH 106.8°と舌側傾斜、IMPA 99.2°と唇側傾斜を示していた（図1）。

治療経緯

治療計画は、上下顎臼歯部の側方拡大ならびに IPR を併用して叢生の改善を目的に、アライナー型矯正装置を用いた非抜歯法とした（図2）。アライナーおよびアライナートレイシーターの使用については、当院のプロトコールに従った（Chapter 6 - 6：表1、図3参照：p. 119）。また、

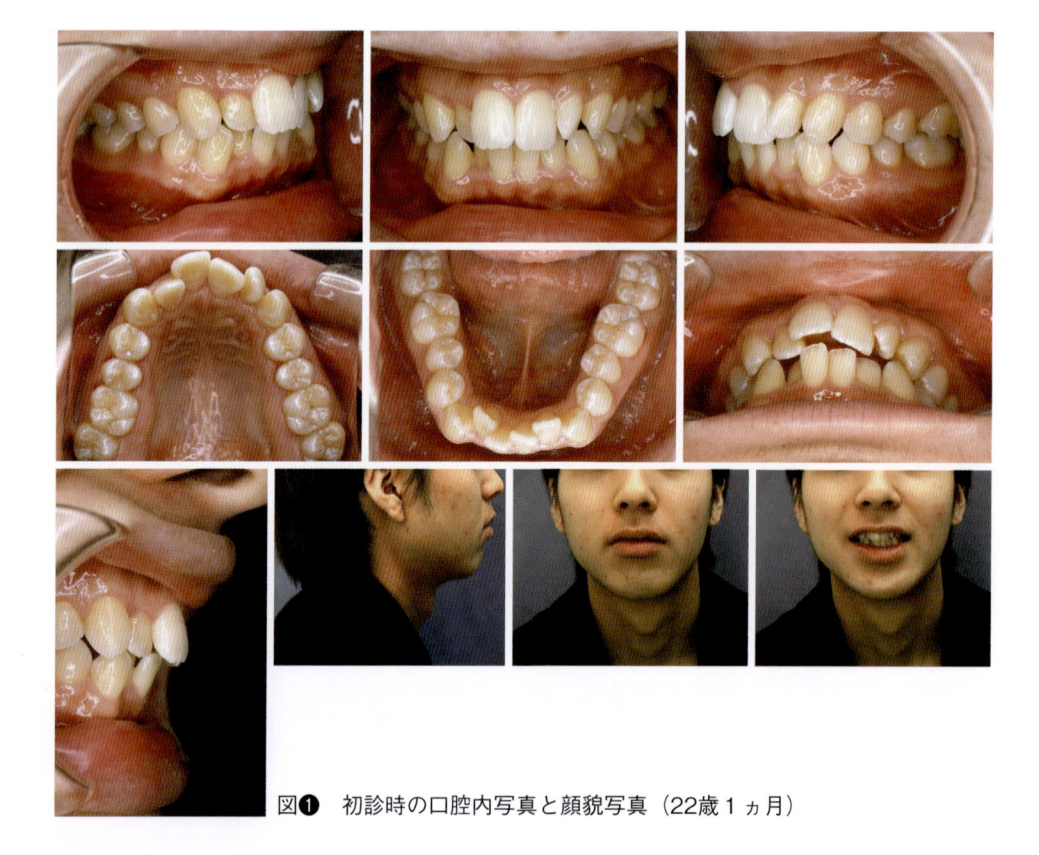

図❶　初診時の口腔内写真と顔貌写真（22歳1ヵ月）

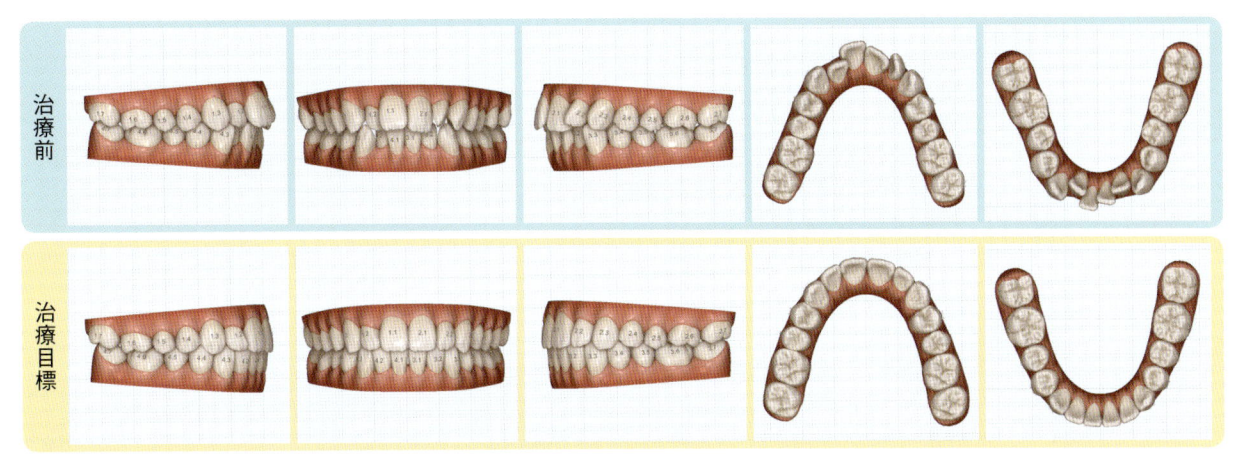

図❷　シミュレーションソフトにおける治療目標のイメージ

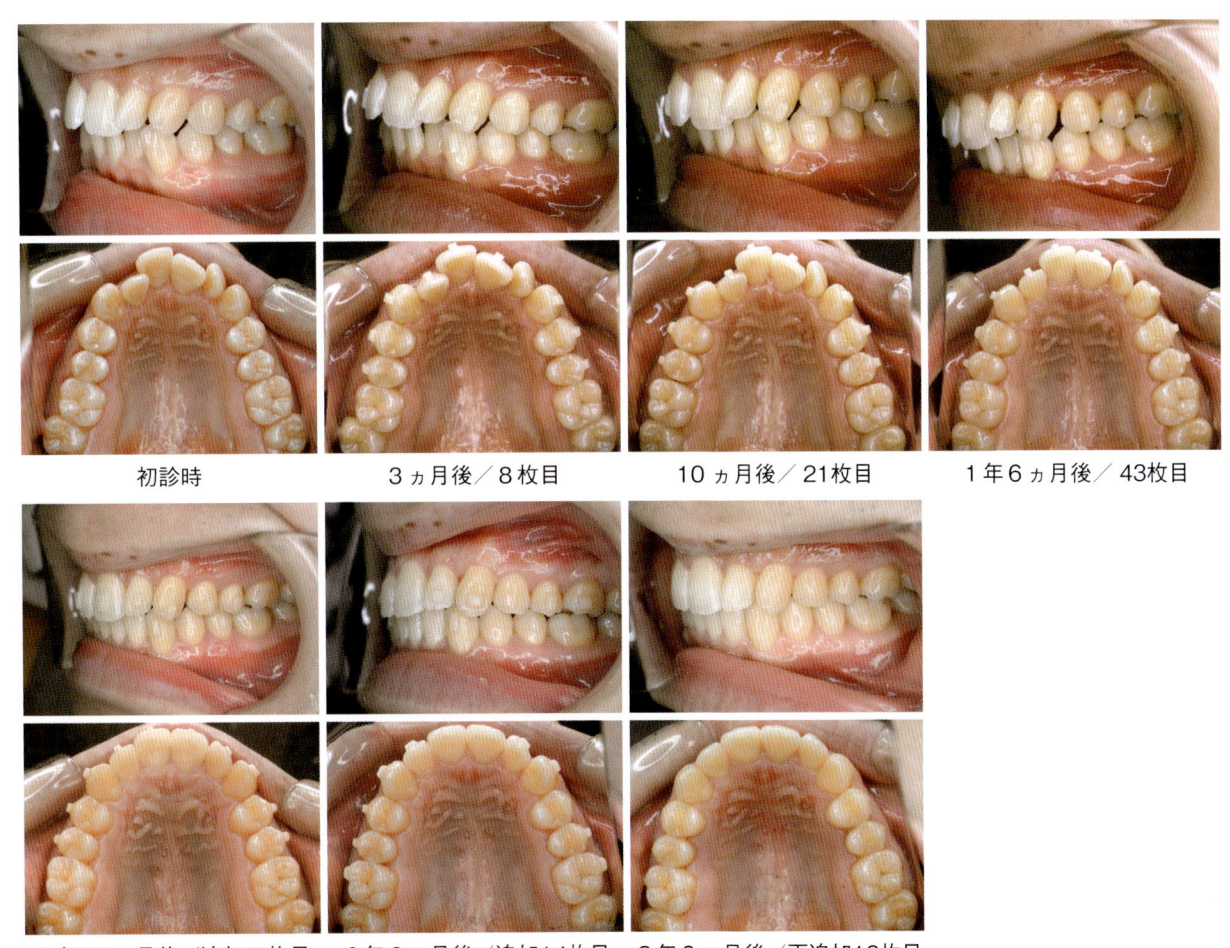

初診時　　　　　３ヵ月後／８枚目　　　　10ヵ月後／21枚目　　　　１年６ヵ月後／43枚目

１年10ヵ月後／追加５枚目　　　２年２ヵ月後／追加14枚目　　　２年６ヵ月後／再追加13枚目

図❸　治療経過

毎回の来院時に使用状況を本人が記入・報告し、記載内容が適切か確認して指導した（Chapter 6 -6：図４参照：p. 119）。使用したアライナーは50枚＋追加14枚＋再追加13枚であり、装着期間は約２年４ヵ月であった（**図３**）。

おおよそ予定されたシミュレーションどおりの

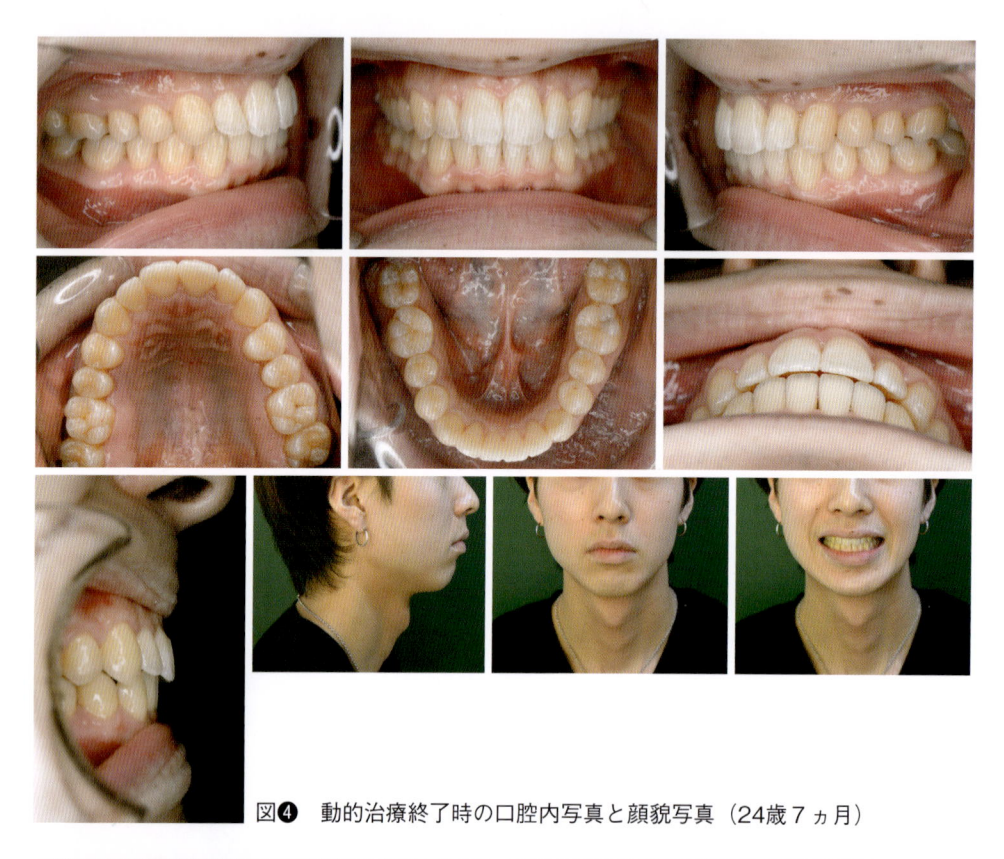

図❹　動的治療終了時の口腔内写真と顔貌写真（24歳7ヵ月）

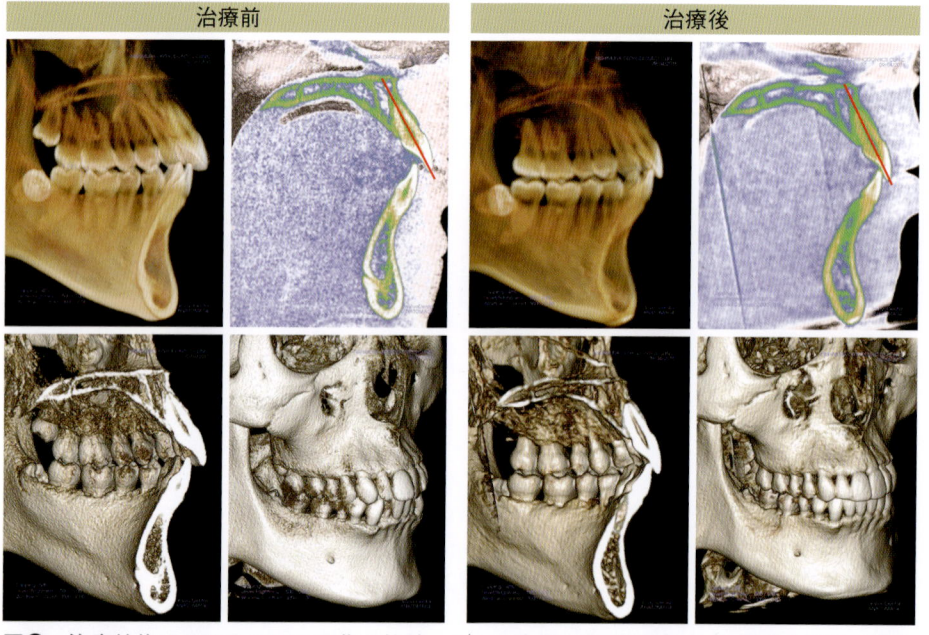

治療前　　　　　　　　　　　　　治療後

図❺　治療前後における CBCT 画像の比較。1|1 の歯根の動きに対応した唇側皮質骨の豊隆と菲薄化が観察される

歯の移動が認められた（図4）。治療前後の CBCT で上下顎臼歯部の遠心移動量、上下顎臼歯部の側方拡大量を計測し、検討したので報告する（図5

〜7、11、表1）。

POINT ①：歯の移動ステージング

　上下顎臼歯部の側方拡大は、大臼歯部と小臼歯

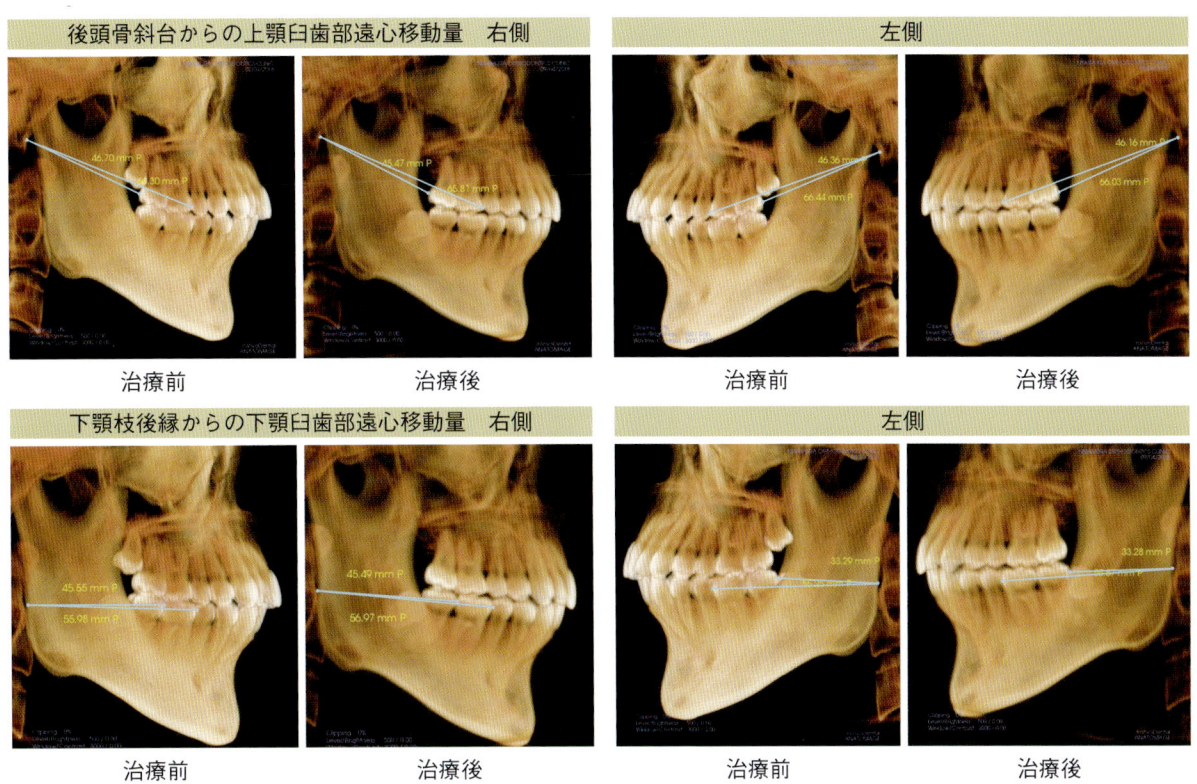

図⑥ 治療前後における CBCT 画像の比較。上顎臼歯部の遠心移動と $\overline{6|6}$ の近心移動がわずかに認められる

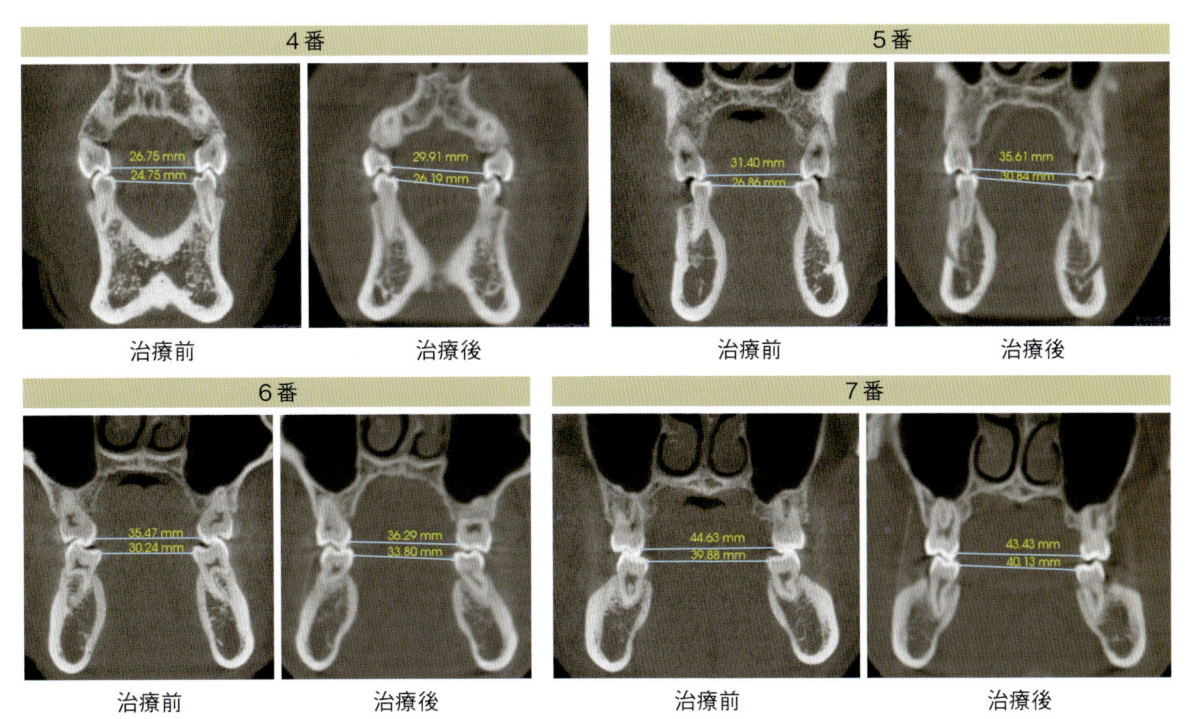

図⑦ 治療前後における CBCT 画像の比較。上下顎臼歯部の側方拡大（アップライト）が認められる

表❶　CBCT における治療前後の移動変化

	臼歯部の遠心移動量				小臼歯・大臼歯部の側方拡大量		
	計測値術前	計測値術後	移動量		計測値術前	計測値術後	側方拡大量
上顎右側7部	46.70	45.47	1.23	上顎4部	26.75	29.91	3.16
上顎右側6部	66.30	65.81	0.49	上顎5部	31.40	35.61	4.21
上顎左側7部	46.36	46.16	0.20	上顎6部	35.47	36.29	0.82
上顎左側6部	66.44	66.03	0.41	上顎7部	44.63	43.43	−1.20
	計測値術前	計測値術後	移動量		計測値術前	計測値術後	側方拡大量
下顎右側7部	45.55	45.49	0.06	下顎4部	24.75	26.19	1.44
下顎右側6部	55.98	56.97	−0.99	下顎5部	26.86	30.84	3.98
下顎左側7部	33.29	33.28	0.01	下顎6部	30.24	33.80	3.56
下顎左側6部	55.25	55.57	−0.32	下顎7部	39.88	40.13	0.25

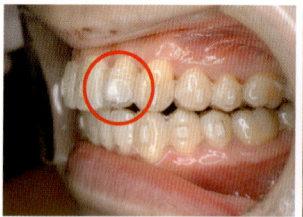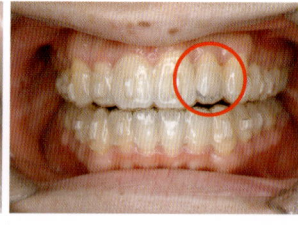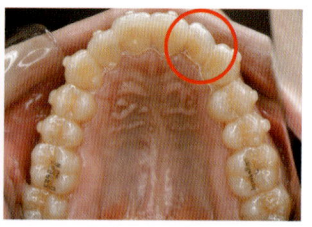

図❽　挺出不足は認められたが、アタッチメントなしでも回転方向の移動は認められた（⌊2）
（治療開始1年5ヵ月後／ 50枚目）

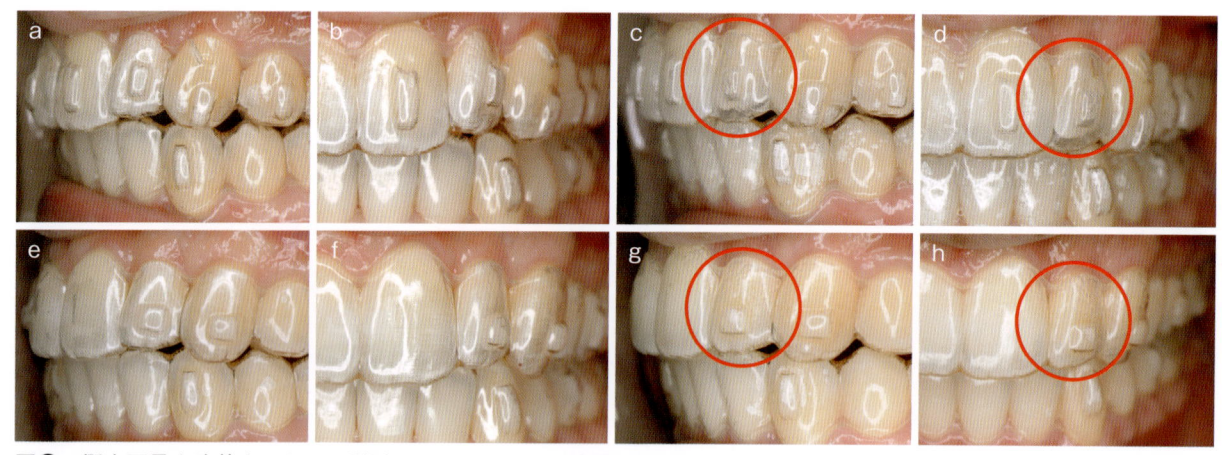

図❾　挺出不足を改善するため、縦型アタッチメントを設置したところ、約4ヵ月後にはアンフィットが認められた。追加アライナーで横型アタッチメントを設置したところ、その後のアンフィットは認められなかった（⌊2）
a、b：縦型アタッチメント装着時（追加1枚目）
c、d：縦型アタッチメント（追加14枚目）／アンフィットが認められる
e、f：横型アタッチメント装着時（2回目追加1枚目）
g、h：横型アタッチメント4ヵ月後（2回目追加13枚目）／アンフィットは認められなかった

部を分けて移動させた。大臼歯部の移動を優先し、小臼歯部の移動が終了する30枚目前後から、上下顎前歯部の移動を開始させた。シミュレーションより、上顎大臼歯部のわずかな遠心移動を予定していたが、遠心回転を伴う側方拡大によって改善が見込まれると判断し、Ⅱ級エラスティックは使用しなかった。

POINT ②：アライナーのアンフィット

　予定した⌊2 の移動は、0.9㎜の挺出と50.8°の近心回転であったが、当初よりアタッチメントを設置せず、ある程度ローテーションが改善する51枚目から設置する予定であったが、歯の挺出不足によるアンフィットを認めたため、アタッチメントを設置できなかった（図8）。

苦労した点と改善策

予定された60枚のアライナーのうち50枚目で、2にアンフィットが認められた。50.8°と過度に遠心回転しており、早期にアタッチメントを設置するのは困難と判断した。ある程度ローテーションの改善後に設置を考えていたが、もっと早い段階での設置が必要だと思われた。追加アライナーで、長方形縦型のアタッチメントを設置したが、挺出移動は不十分であった。次の追加アライナーでは、長方形横型のアタッチメントを極力切端側に設置し、アライナートレイシーターの使用を徹底指導したところ、約4ヵ月で改善が認められた（図9、10）。

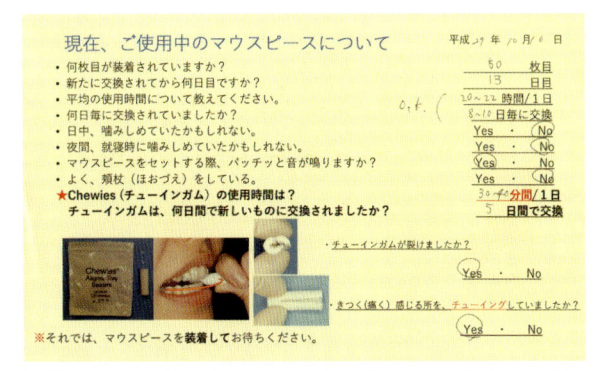

図❿　アライナートレイシーターは5日で裂けるように使用されていた

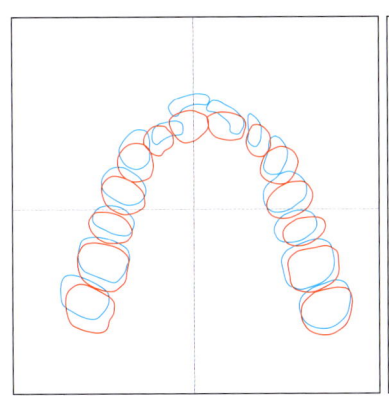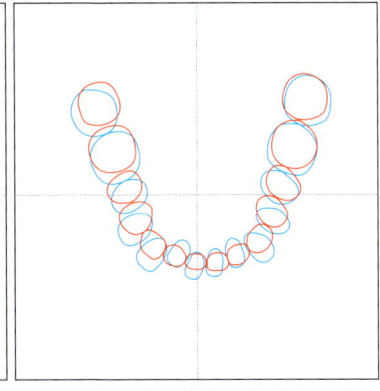

青線ー初診時
赤線ー動的治療終了時

図⓫　CBCTからの重ね合わせ。上顎前歯・小臼歯の拡大と右側大臼歯の遠心移動により排列されている

反省点

肉眼的には、シミュレーションのイメージどおりの移動が認められた。治療前後におけるCBCT計測では、上顎右側臼歯部の遠心移動量は、ほぼ予定どおりであったが、上顎左側臼歯部の遠心移動量は予定より小さかった。頬側へ傾斜していた7|7の口蓋側への移動量は予定より小さかった。7|7は、舌側への移動が予定されていたが、逆方向の頬側に移動して整直（アップライト）していた。今後、アップライトする量については、骨体の形状や顎運動も考慮した設定方法が望まれる。

アタッチメントについては、挺出方向への移動には、長方形縦型よりも長方形横型に効果が認められ、切端側寄りに設置したほうが、アライナーのフィッティングが高いと思われた。過度に捻転していた2はアタッチメントなしでも回転方向への移動が認められたが、挺出移動は不十分であったことから、もう少し早い段階でアタッチメントを設置すべきであったと反省する。

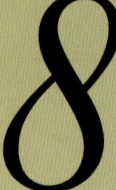

8

上顎歯列の狭窄および開咬を伴う上顎前突

西村則彦 *Norihiko NISHIMURA*
福島県・にしむら矯正歯科医院

症例概要

初診時15歳8ヵ月の女子。前歯が出ていることを主訴に来院。オーバージェット＋9.0mm、オーバーバイト−4.6mm、大臼歯咬合関係は左右ともに Angle Ⅱ級であった。A.L.D は、上顎が−4.8mm、下顎が−1.2mmであった。上下顎歯列は狭窄し、前歯部の突出と上下顎正中の不一致が2.0mm認められた。骨格的には、SNA 86.4°、SNB 81.6°、

FMA 32.1°と中顔型を呈し、歯系では U1 to FH 128.8°、IMPA 98.2°と 1|1 が唇側傾斜していた（図1）。

治療経緯

治療計画は、上顎臼歯部遠心移動と上下顎小臼歯部の側方拡大ならびに IPR を併用して、正中線の不一致と前突の改善を目的に、アライナー型矯正装置を用いて非抜歯法とした（**図2**）。

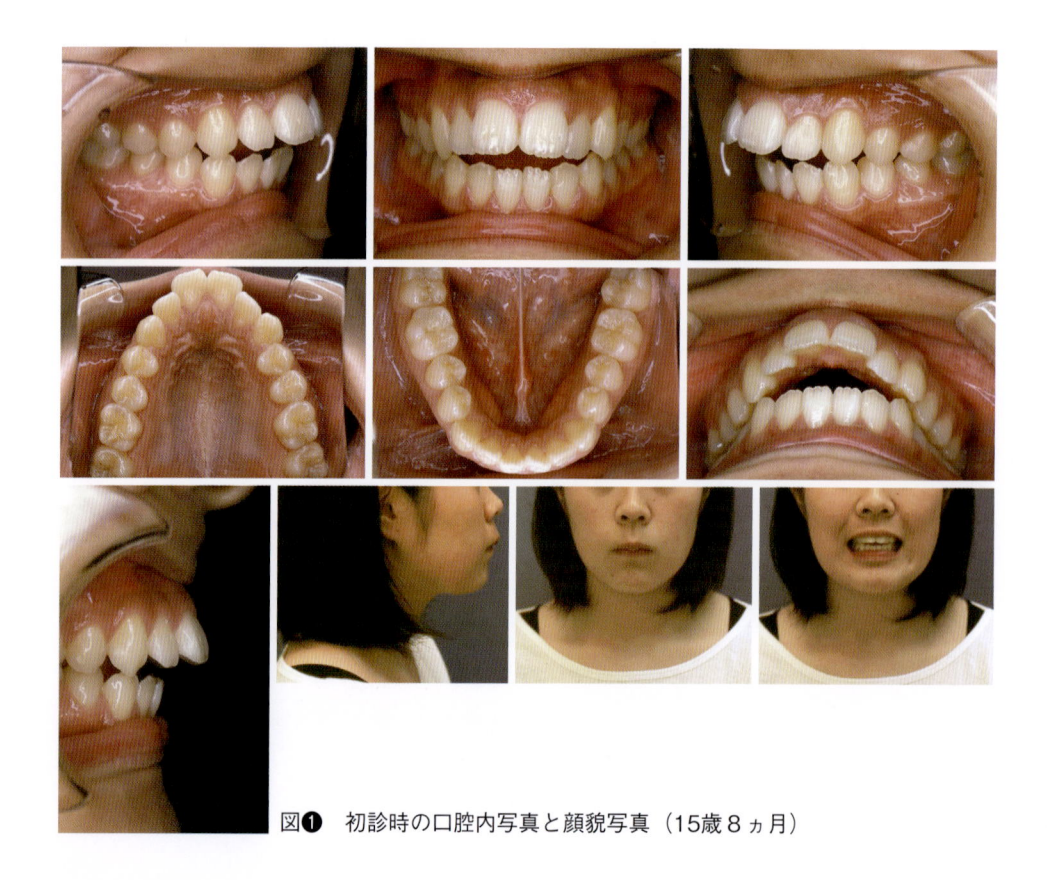

図❶　初診時の口腔内写真と顔貌写真（15歳8ヵ月）

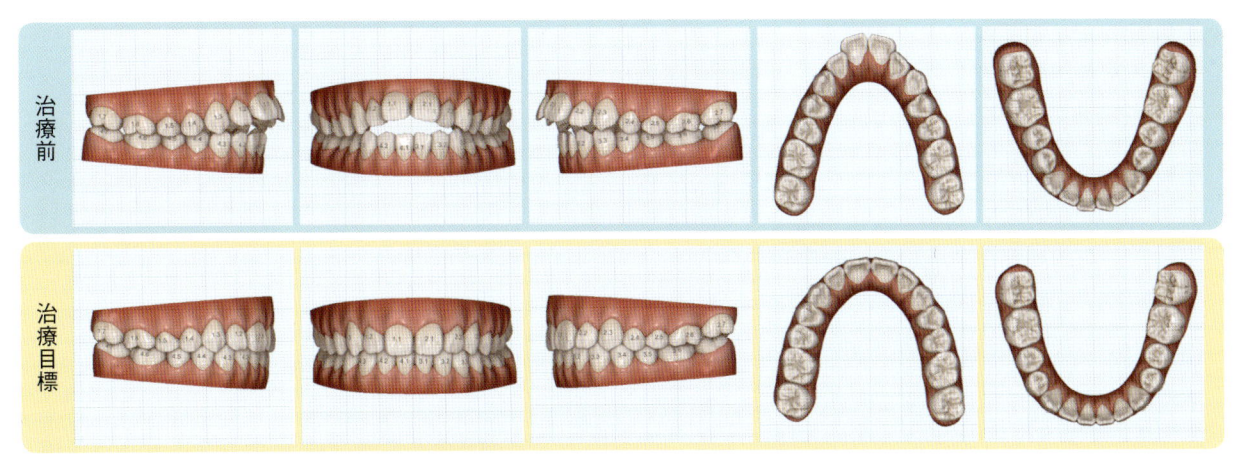

治療前

治療目標

図❷　シミュレーションソフトにおける治療目標のイメージ

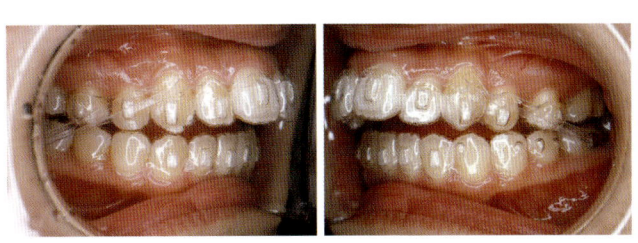

図❸　臼歯部と前歯部を後方へ移動する際に併用したⅡ級エラスティック。治療開始8ヵ月後、25枚目より開始

途中、遠心移動が予定どおりに達成されなければ、上顎小臼歯部抜去の必要性がある旨についても事前に説明し、患者の同意を得ていたが、歯はなるべく抜きたくないという要望があった。アライナーの交換については、当院プロトコールに従って指示した（Chapter 6-6：表1、図4参照：p. 119）。また、毎回の来院時に使用状況を本人が記入・報告し、記載内容が適切か確認して指導した（Chapter 6-6：図4参照：p. 119）。上顎臼歯部ならびに前歯部を遠心移動する際には、Ⅱ級エラスティックの使用を指示した（**図3**）。

　使用したアライナーは87枚＋追加14枚であり、装着期間は約2年10ヵ月であった（**図4**）。おおよそ予定されたシミュレーションどおりの歯の移動が認められた（**図5**）。治療前後のCBCTで上顎臼歯部の遠心移動量、犬歯部と臼歯部の側方拡大量を計測し、検討した（**図6〜10、表1**）。

POINT ①：歯の移動ステージングについて

　上顎第2大臼歯から第1小臼歯までは、順次遠心移動させたが、犬歯と切歯の遠心移動は、交互に分けて移動させた。

POINT ②：エラスティックの開始時期と終了時期

　エラスティックの使用は、上顎第1大臼歯の遠心移動が始まる5枚目から予定していた。

　患者は、アタッチメント設置後、約8ヵ月間来院しておらず、実際の開始は25枚目から最後までの使用を指示した（**図3**）。

苦労した点と改善策

　アライナーの装着時間とアライナートレイシーターの使用法については、ほぼ完璧であった。エラスティックの使用時間と交換回数も指示に従っ

adult
teen
class Ⅰ
class Ⅱ
class Ⅲ
叢生
開咬
空隙歯列
抜歯
非抜歯

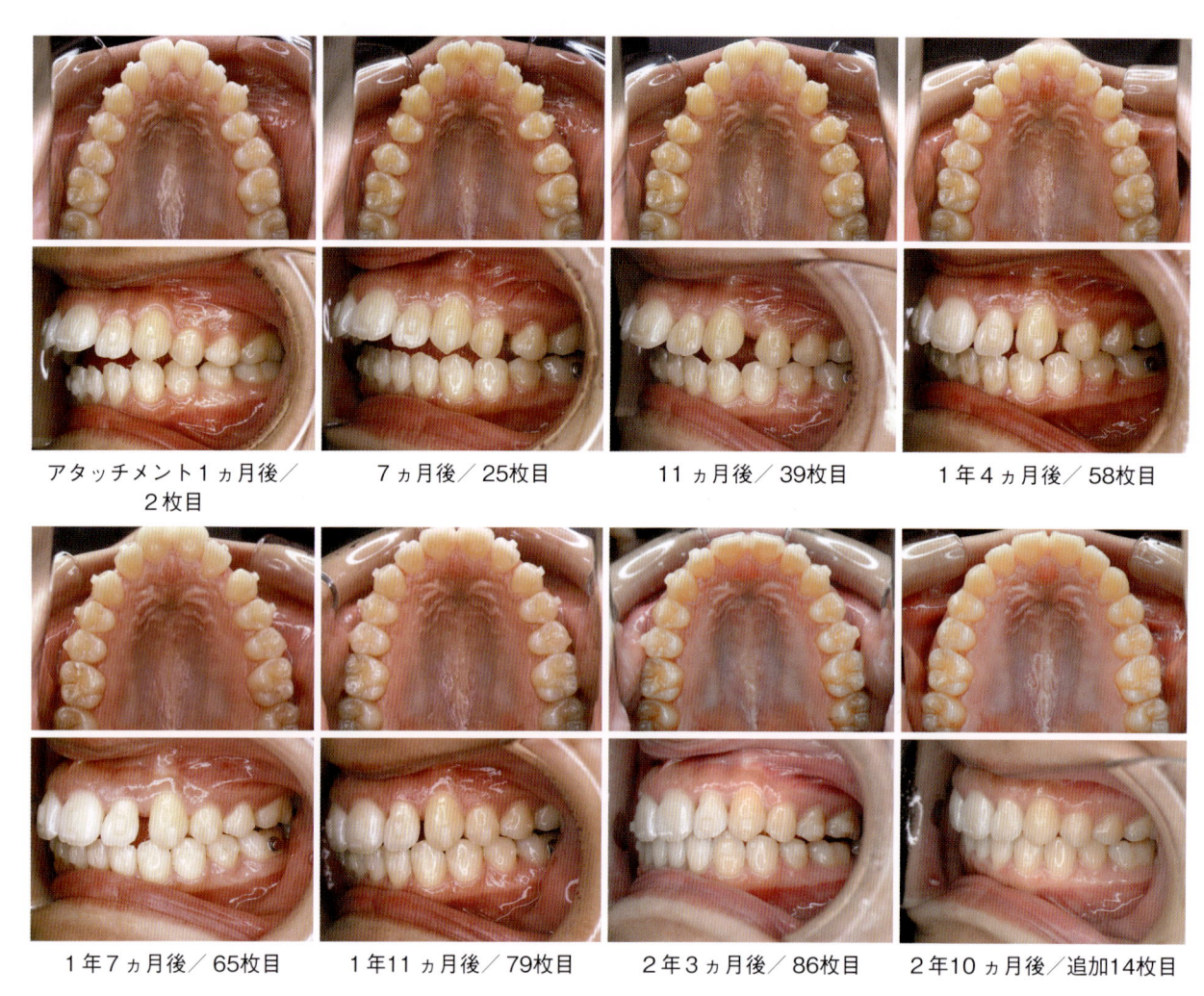

| アタッチメント1ヵ月後／
2枚目 | 7ヵ月後／25枚目 | 11ヵ月後／39枚目 | 1年4ヵ月後／58枚目 |
| 1年7ヵ月後／65枚目 | 1年11ヵ月後／79枚目 | 2年3ヵ月後／86枚目 | 2年10ヵ月後／追加14枚目 |

図❹　治療経過

ており、とくに苦労した点はなかったが、治療前後におけるCBCT画像より、切歯の歯根吸収像が認められた（図6）。

　来院していなかった約8ヵ月の間に、エラスティックを使用することなく、アライナーのみの使用で小臼歯部にはスペースが認められ、その後、小臼歯部・犬歯部・切歯部と順次スペースが認められていたので、順調に遠心移動していると思わ

れた。しかし実際は、第2大臼歯がまったく遠心移動しておらず、一方で上顎第1大臼歯から前歯部にかけては、予定を超えた側方拡大が認められた。

　治療中に認められた空隙は、歯の遠心回転と側方拡大によって得られた空隙であったことが、計測値から推測される。治療中に、最後臼歯の遠心移動が認められなかった場合は、治療計画の変更を検討する必要がある。

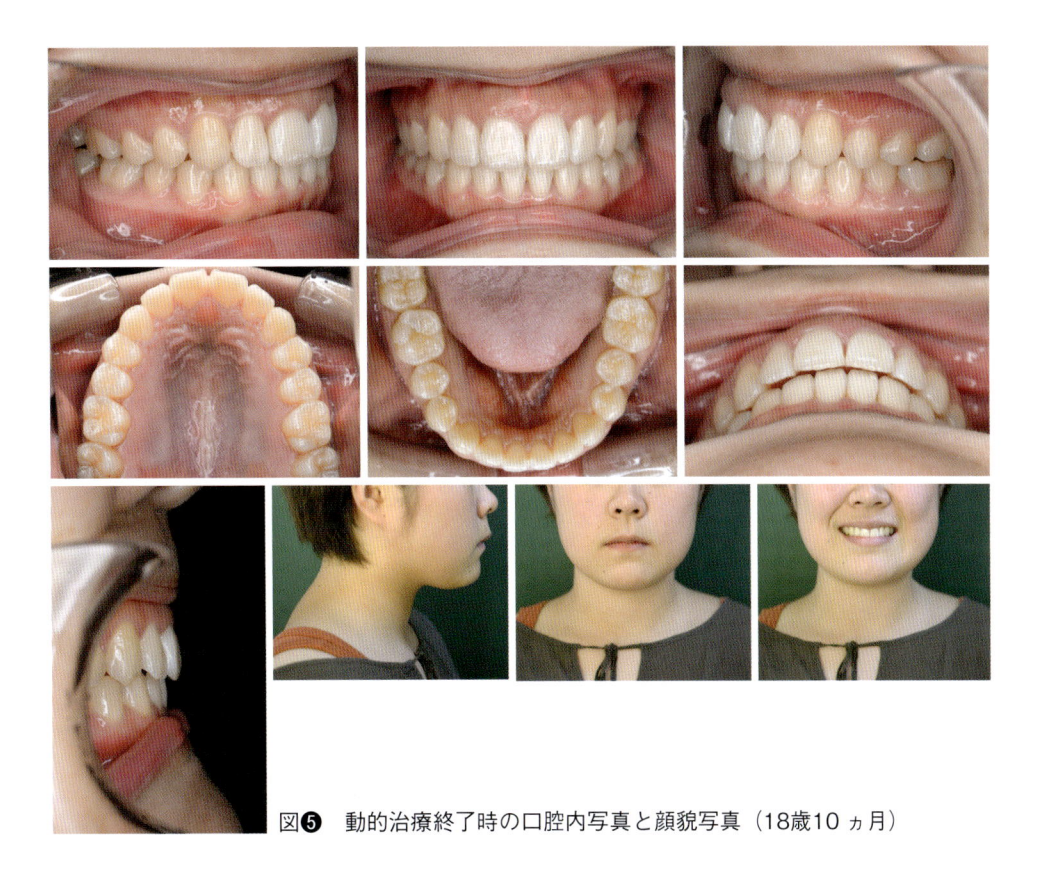

図❺　動的治療終了時の口腔内写真と顔貌写真（18歳10ヵ月）

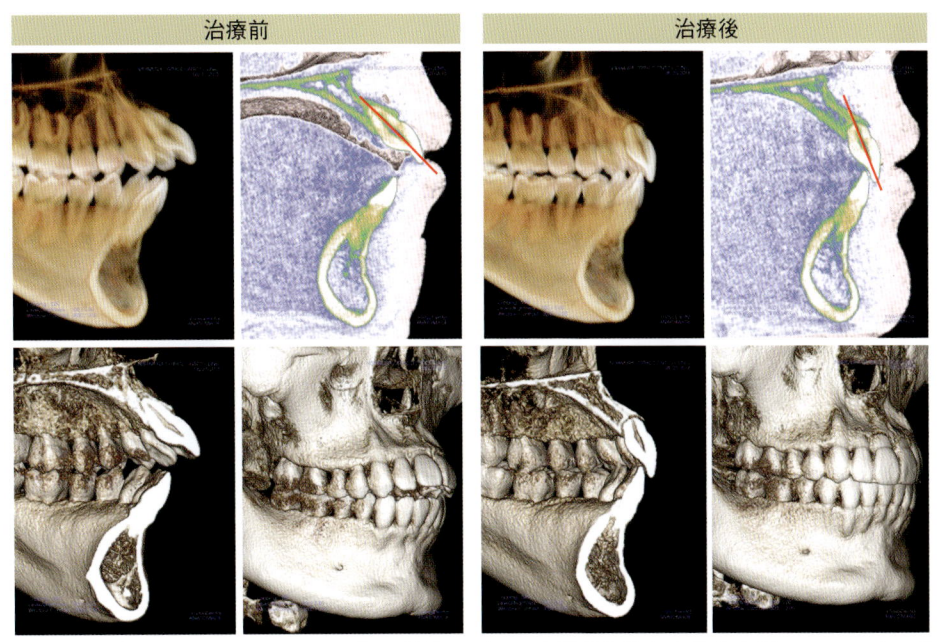

治療前	治療後

図❻　治療前後における CBCT 画像の比較。1|1 の歯根吸収像と犬歯部歯根のティッピングが観察される

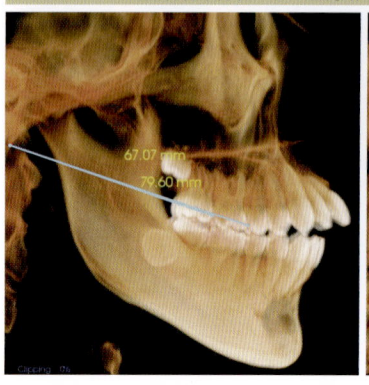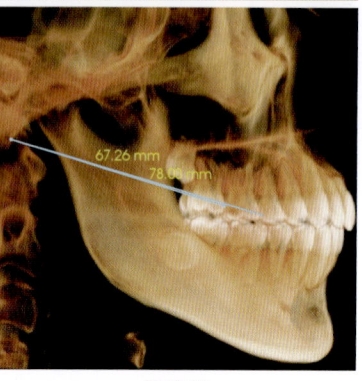

治療前　　　　　　　　　　　　　　治療後

後頭骨斜台からの上顎臼歯部遠心移動量　左側

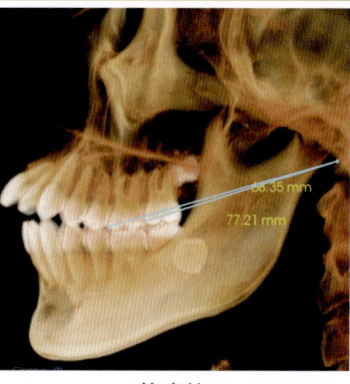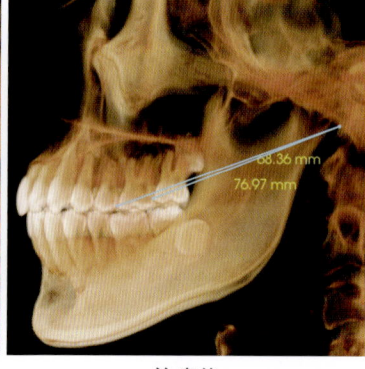

治療前　　　　　　　　　　　　　　治療後

図❼　治療前後における CBCT 画像の比較。結果的に、上顎左右第 2 大臼歯の遠心移動は認められない

4番		5番	

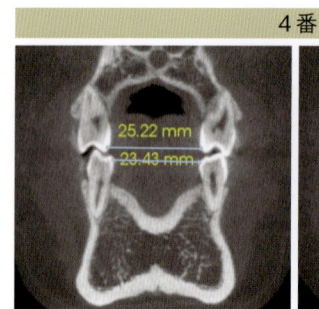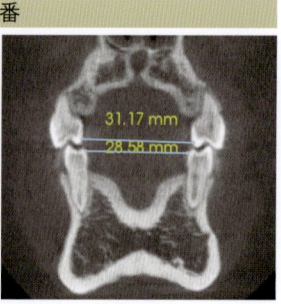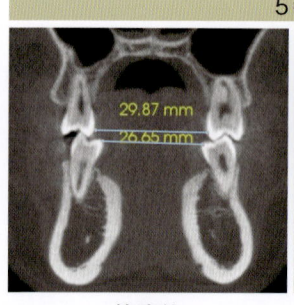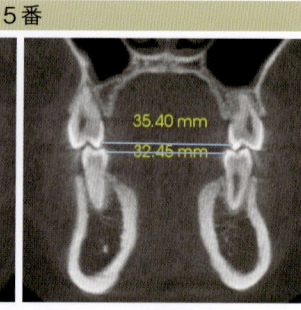

治療前　　　　　　治療後　　　　　　治療前　　　　　　治療後

6番		7番	

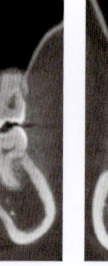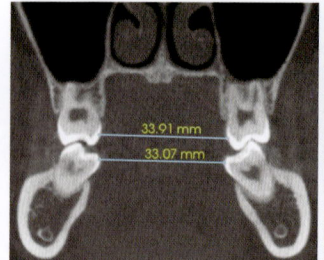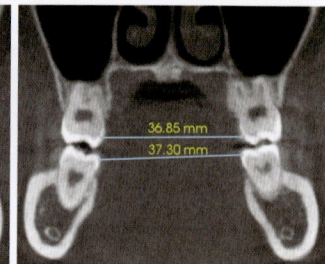

治療前　　　　　　治療後　　　　　　治療前　　　　　　治療後

図❽　治療前後における CBCT 画像の比較。上下顎臼歯部の側方拡大が認められ、7|7 は顕著に側方へアップライトしている

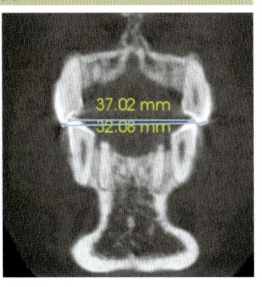

3番

治療前 治療後

図**❾** 治療前後における CBCT 画像の比較。犬歯部の拡大（側方アップライト）が認められる

表**❶** CBCT における治療前後の移動変化

	臼歯部の遠心移動量		
	計測値術前	計測値術後	移動量
上顎右側 7 部	67.07	67.26	−0.19
上顎右側 6 部	79.60	78.03	1.57
上顎左側 7 部	68.35	68.36	−0.01
上顎左側 6 部	77.21	76.97	0.24

	小臼歯・大臼歯部の側方拡大量		
	計測値術前	計測値術後	側方拡大量
上顎 3 部	33.99	37.02	3.03
上顎 4 部	25.22	31.17	5.95
上顎 5 部	29.87	35.40	5.53
上顎 6 部	34.34	38.73	4.39
上顎 7 部	33.91	36.85	2.94

	計測値術前	計測値術後	側方拡大量
下顎 3 部	29.10	32.08	2.98
下顎 4 部	23.43	28.58	5.15
下顎 5 部	26.65	32.45	5.80
下顎 6 部	31.14	34.66	3.52
下顎 7 部	33.07	37.30	4.23

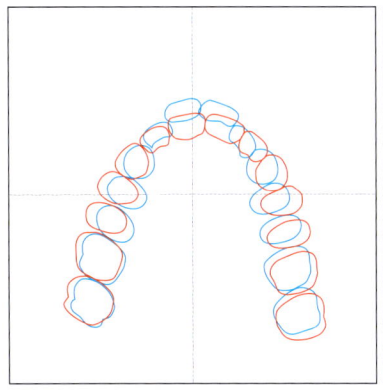 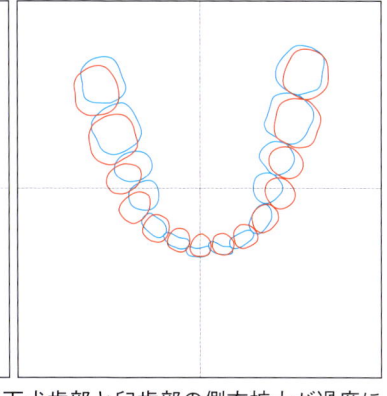

青線−初診時
赤線−動的治療終了時

図**❿** CBCT からの重ね合わせ。上下犬歯部と臼歯部の側方拡大が過度に認められ、予定されていた大臼歯部の遠心移動はわずかであった

反省点

シミュレーションどおりに移動したと思われたが、治療前後における CBCT による計測から、予定された遠心移動は達成されていなかった。空隙の獲得方法として、遠心移動、側方拡大、IPR、抜歯が挙げられるが、本症例の場合、臼歯部の遠心移動によって前歯部の後方移動を計画していた。結果的には、前歯部のオーバージェットが減少したが、前歯部の移動に必要な空隙は歯列全体の側方拡大によって確保されていた。

前歯部の移動後に予定を超えた側方への拡大が認められたことから、いったん遠心移動した臼歯部が元の位置に戻りながら歯列全体が拡大したのかもしれない。そのため、切歯部に過度な矯正力が発揮された可能性もある。

CBCT 像からも、オーバージェットは改善したが、前歯部歯根に多大な負担を与えてしまったことが反省され、上顎小臼歯抜去の必要性があったと思われる。

9 反対咬合

西村則彦 *Norihiko NISHIMURA*
福島県・にしむら矯正歯科医院

adult teen class I class II class III 叢生 開咬 空隙歯列 抜歯 非抜歯

症例概要

初診時24歳10ヵ月の女性。「前歯が反対に噛む」を主訴に来院。オーバージェット−2.6mm、オーバーバイト＋5.1mm、大臼歯咬合関係は左右ともにマイルドな Angle Ⅲ級であった。A.L.D は、上顎が−3.0mm、下顎が−2.0mmであった。上顎歯列の幅径は大きく、下顎歯列の幅径は標準値を示していた。上下顎の正中は一致していたが、顔貌所見よりオトガイ部の突出が認められた。骨格的に

は、SNA 78.2°、SNB 82.9°、FMA 25.6°と短顔型を呈し、歯系では U1 to FH 110.9°、IMPA 86.2°と下顎切歯が舌側傾斜していた（**図1**）。

治療経緯

治療計画は、被蓋の改善を目的に、上顎前歯の唇側移動、下顎臼歯部遠心移動と下顎切歯の舌側移動ならびに IPR を併用し、アライナー型矯正装置を用いて非抜歯法で治療した（**図2**）。アライナーの交換とアライナートレイシーターの使用

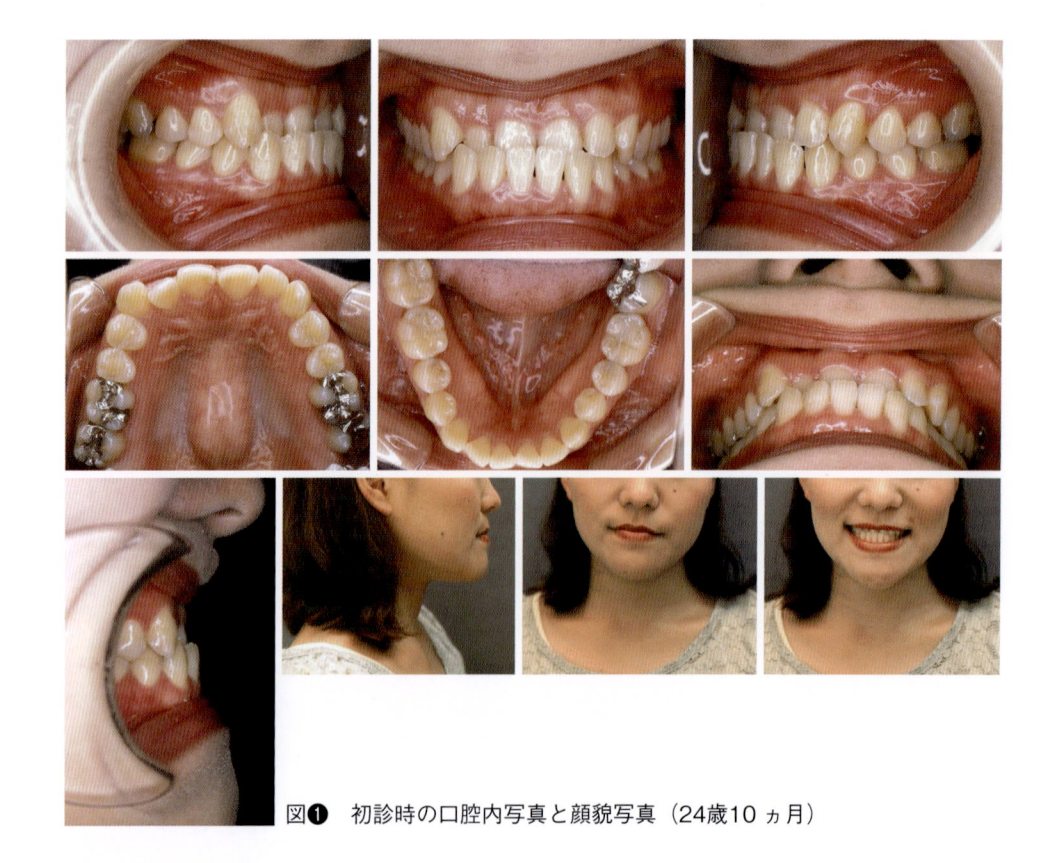

図❶　初診時の口腔内写真と顔貌写真（24歳10ヵ月）

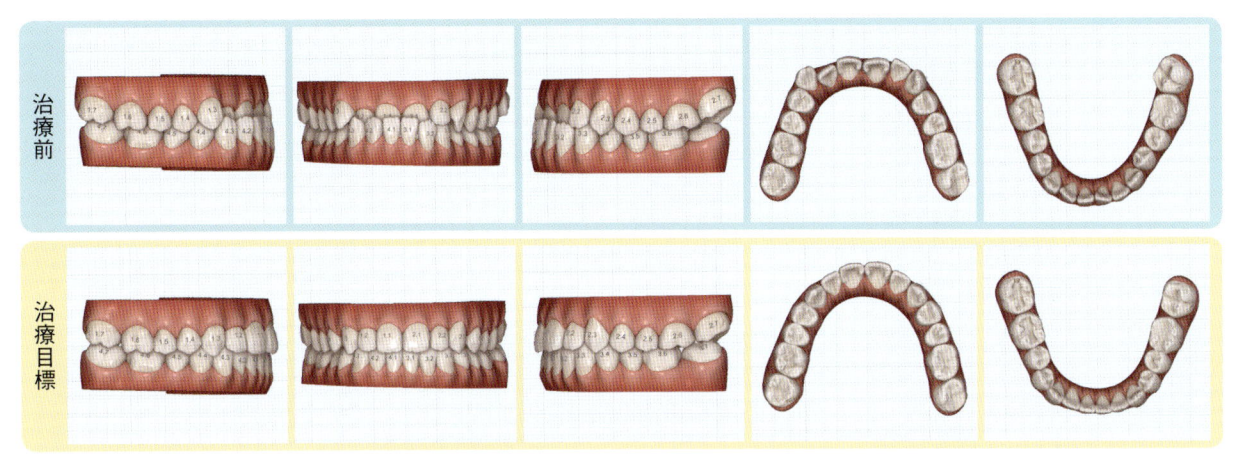

図❷　シミュレーションソフトにおける治療目標のイメージ

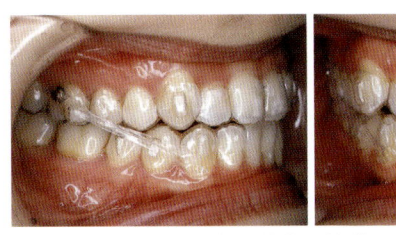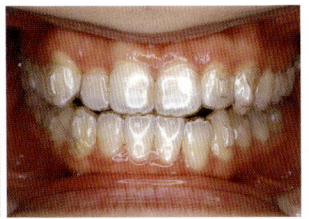

図❸　臼歯部と前歯部を後方へ移動する際に併用したⅢ級エラスティック

については、当院プロトコールに従って指示した（Chapter 6-6：表1参照：p. 119）。

　また、毎回の来院時に使用状況を本人が記入・報告し、記載内容が適切か確認して指導している（Chapter 6-6：図4参照：p. 119）。下顎臼歯部を遠心移動する際にはⅢ級エラスティックの使用を指示した（**図3**）。使用したアライナーは48枚＋追加21枚であり、装着期間は約1年11ヵ月であった（**図4**）。おおよそ予定されたシミュレーションどおりの歯の移動が認められた（**図5**）。治療前後のCBCTで上下顎前歯部の前方移動量と圧下量、臼歯の遠心移動と側方拡大量を計測して検討した（**図6〜11、表1**）。

POINT：歯の移動のステージングとエラスティックの開始時期と終了時期

　下顎右側臼歯部の遠心移動を目的に、右側のみⅢ級エラスティックを併用し、下顎前歯部の遠心移動に備えた（**図3**）。下顎前歯部の遠心移動が始まる24枚目には、下顎前歯部と左側小臼歯部にIPRを計8ヵ所、合計で4.0mm行った。その後、小臼歯部の遠心移動が完全に終了する40枚目までエラスティックの使用を指示した。下顎の第2大臼歯から第1小臼歯までは、順次移動させたが、犬歯と前歯の遠心移動は、同時にグループ移動させた。

苦労した点と改善策

　アライナーの装着時間とアライナートレイシーターの使用法は、ほぼ完璧であった。エラスティックの使用時間と交換回数も指示に従い、とくに苦労した点はなかったが、いったん遠心移動によって獲得された空隙は、下顎前歯部の移動が始まると閉鎖していた。舌側移動が開始する直前にIPRを併用すると、前歯部の後方移動と大臼歯部の近心移動が同時に認められたので、IPRを実施する部位と時期について検討する必要がある。

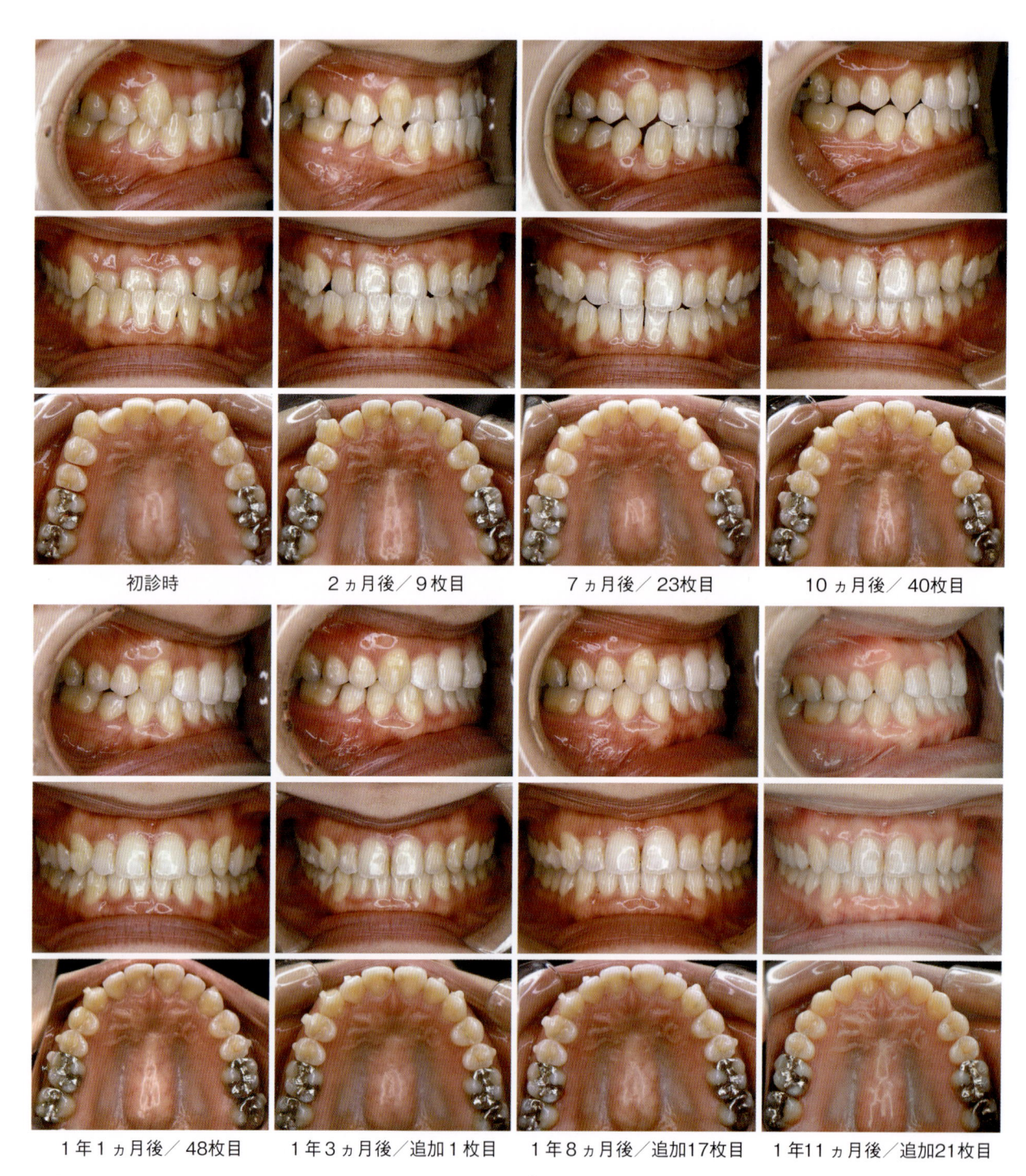

| 初診時 | 2ヵ月後／9枚目 | 7ヵ月後／23枚目 | 10ヵ月後／40枚目 |

| 1年1ヵ月後／48枚目 | 1年3ヵ月後／追加1枚目 | 1年8ヵ月後／追加17枚目 | 1年11ヵ月後／追加21枚目 |

図❹　治療経過

adult｜teen｜class Ⅰ｜class Ⅱ｜class Ⅲ｜萌出｜開咬｜空隙歯列｜抜歯｜非抜歯

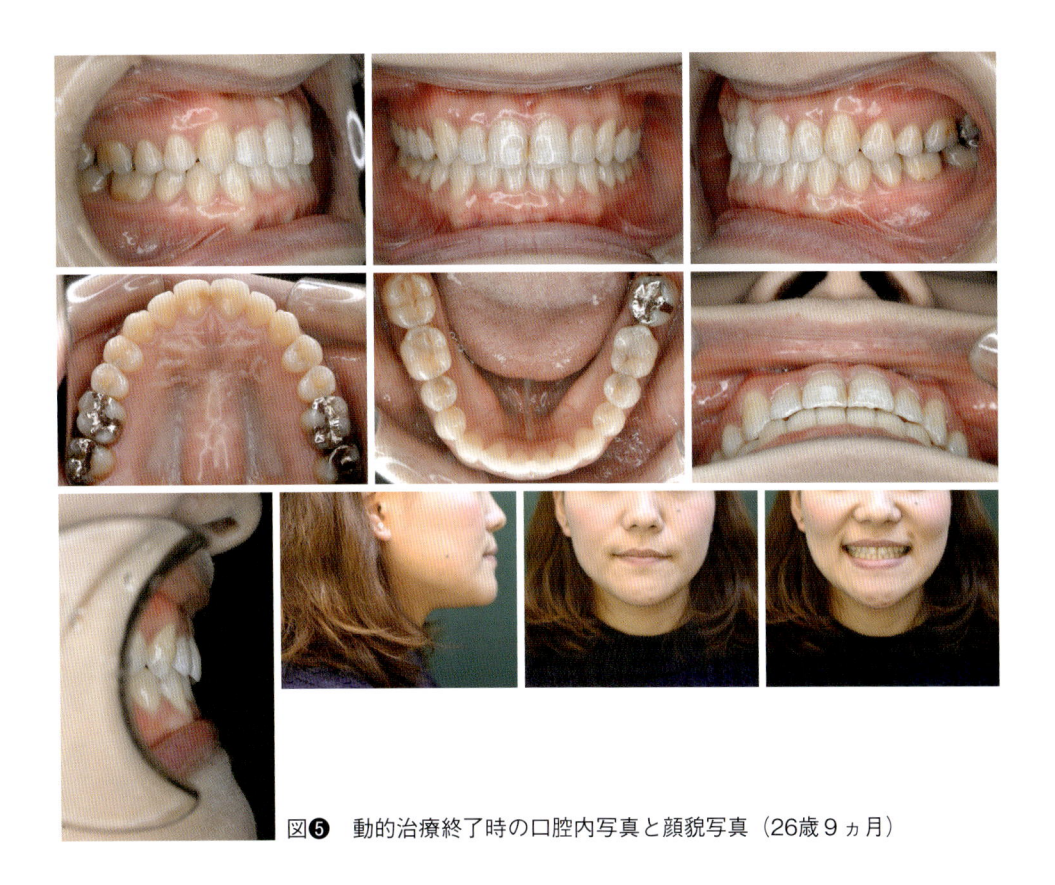

図❺　動的治療終了時の口腔内写真と顔貌写真（26歳9ヵ月）

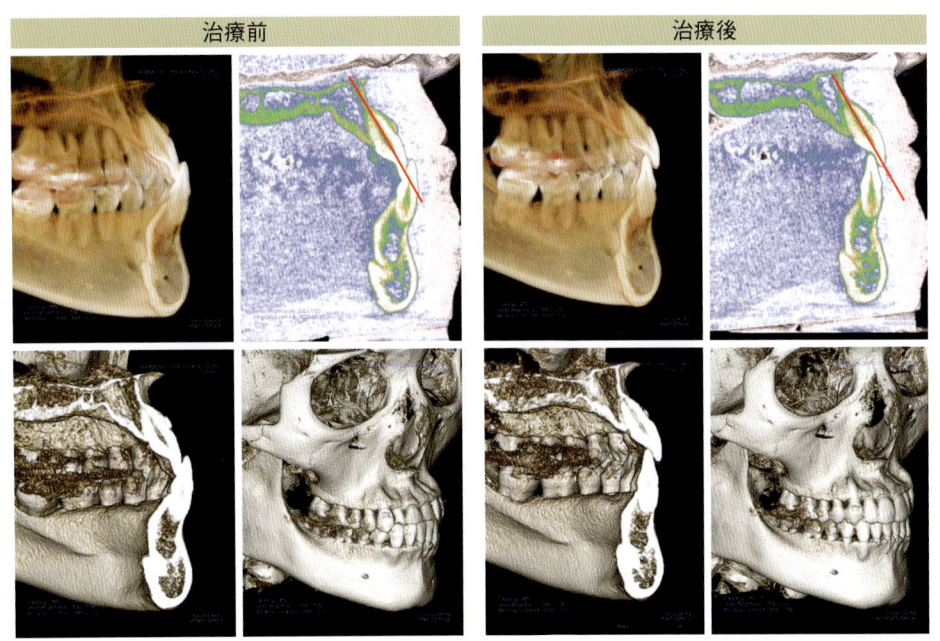

| 治療前 | 治療後 |

図❻　治療前後における CBCT 画像の比較。上下顎中切歯の歯根形態に対応した唇側皮質骨の豊隆と菲薄化は観察されない

下顎枝後縁からの下顎切歯部の前方移動量　右側		左側	

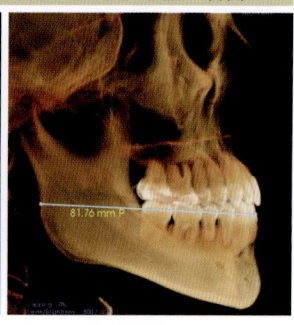
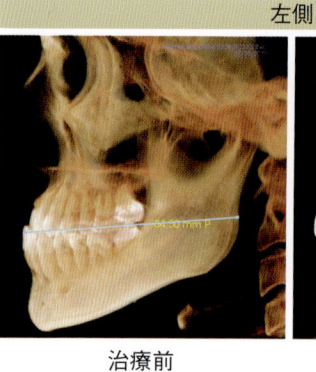
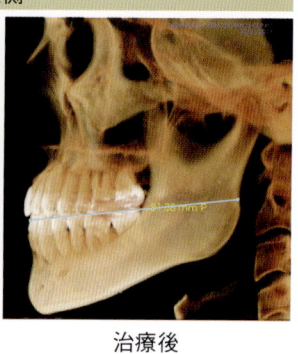

| 治療前 | 治療後 | 治療前 | 治療後 |

図❼　治療前後における CBCT 画像の比較。下顎切歯の過度な舌側移動を認める

後頭骨斜台からの上顎切歯部の前方移動量　右側		左側	

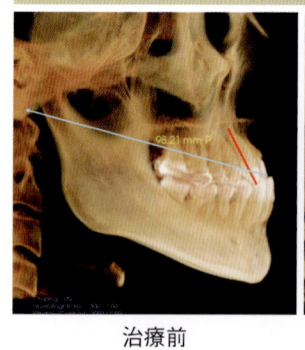
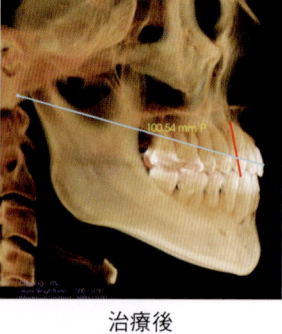
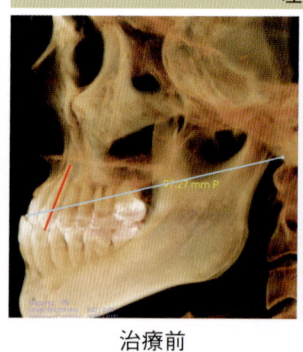
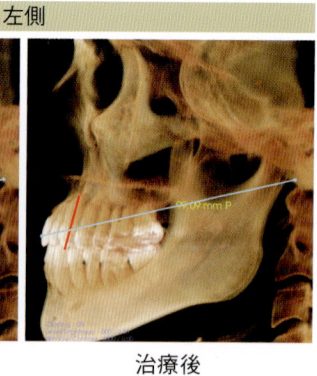

| 治療前 | 治療後 | 治療前 | 治療後 |

下顎枝後縁からの下顎臼歯部遠心移動量　右側		左側	

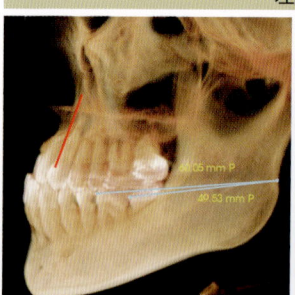
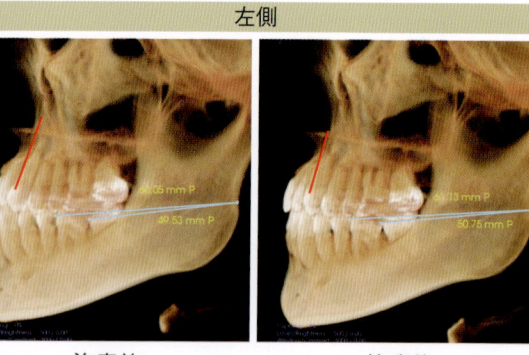

| 治療前 | 治療後 | 治療前 | 治療後 |

図❽　治療前後における CBCT 画像の比較。上顎切歯の唇側移動と犬歯のティッピング（赤線）を認める

下顎下縁からの下顎中切歯・犬歯圧下移動量（正面観）	梨状口辺縁からの上顎中切歯・犬歯圧下移動量（正面観）

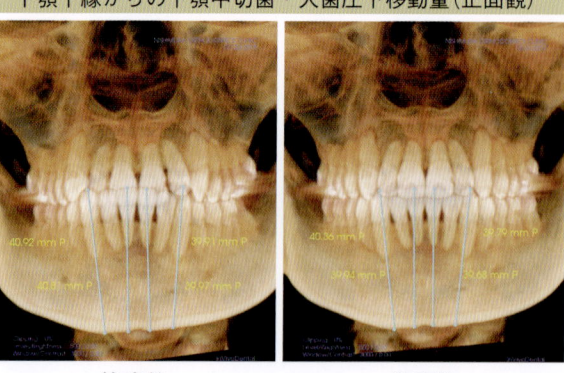
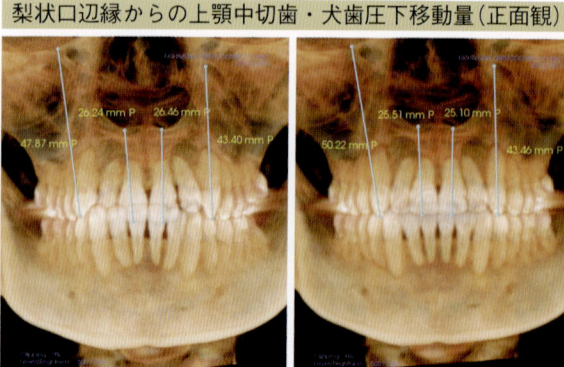
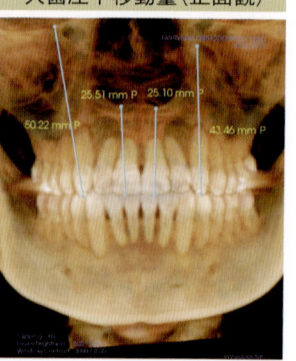

| 治療前 | 治療後 | 治療前 | 治療後 |

図❾　治療前後における CBCT 画像の比較。圧下はほとんど認められない。上顎中切歯の圧下と上顎犬歯の挺出が認められる

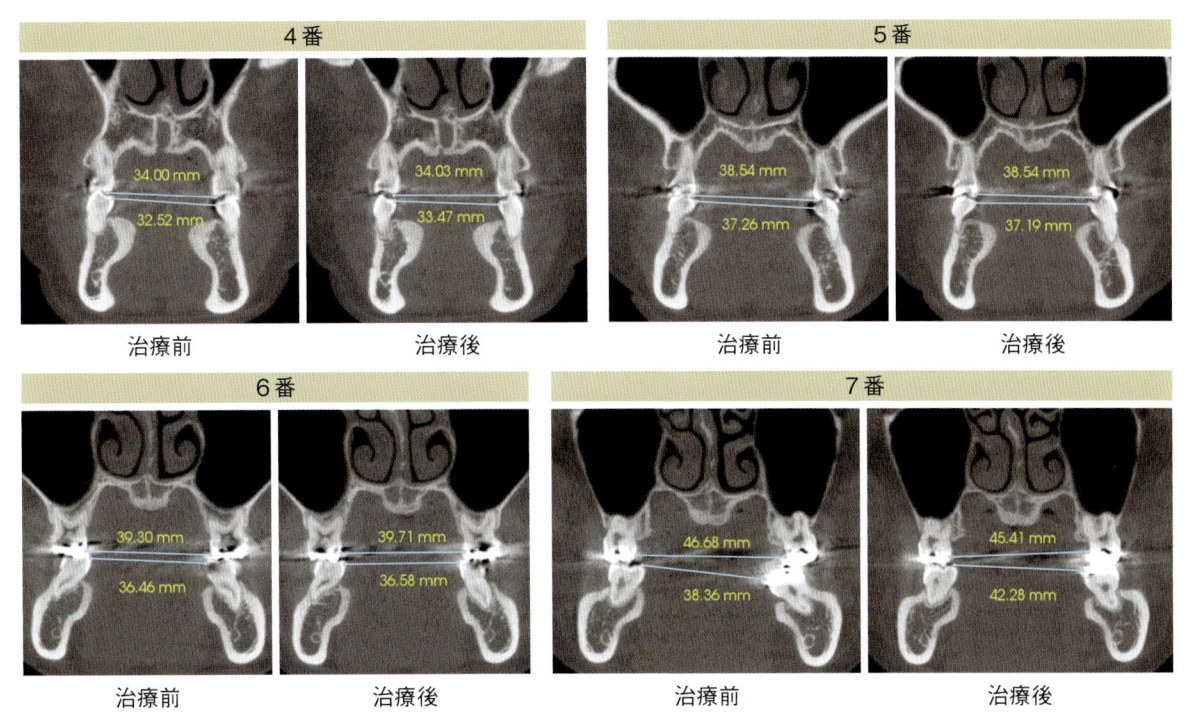

図❿ 治療前後における CBCT 画像の比較。上下顎小臼歯部から第1大臼歯部までは、大きな変化を認めなかった。上下顎左側第2大臼歯部は、上顎は縮小し、下顎が拡大したことで、鋏状咬合の改善を認める

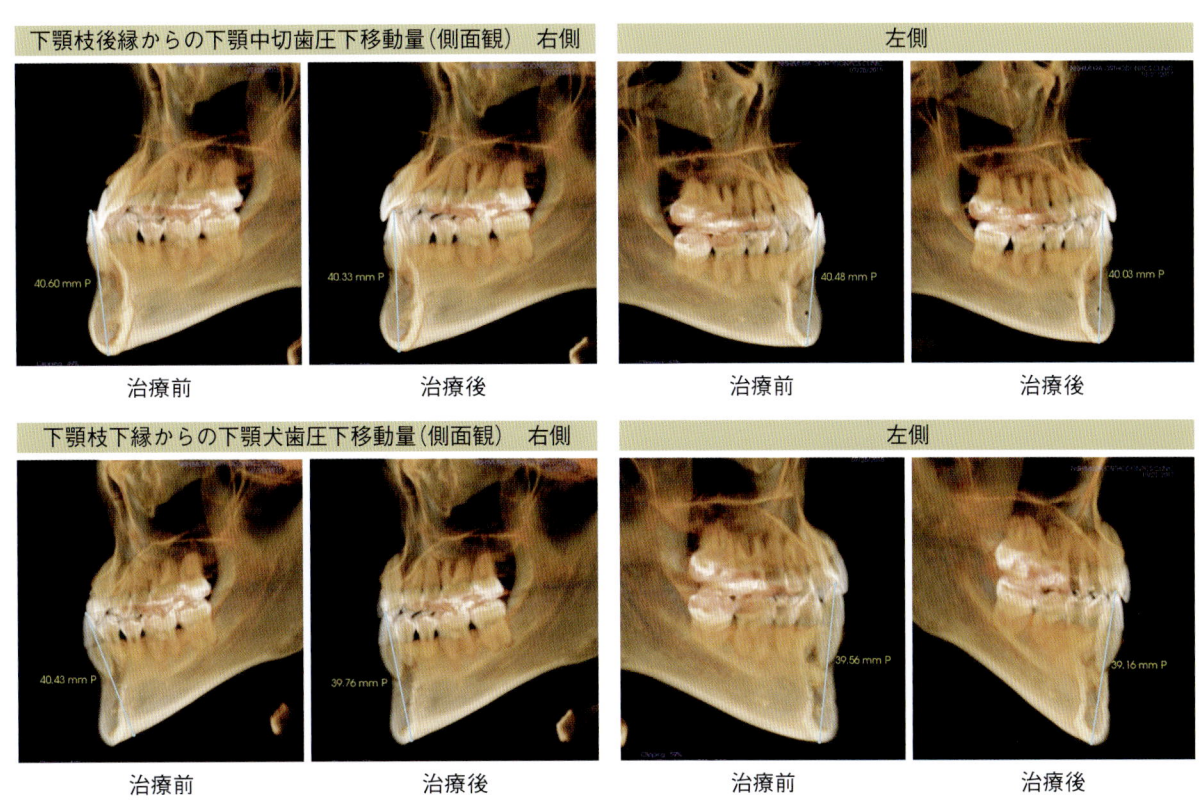

図⓫ 治療前後における CBCT 画像の比較。下顎切歯と犬歯の圧下はほとんど認められない

表❶　CBCT における治療前後の移動変化

	切歯部の前方移動量		
	計測値術前	計測値術後	移動量
上顎右側1部	98.21	100.54	2.33
上顎左側1部	97.27	99.09	1.82
下顎右側1部	83.42	81.76	−1.66
下顎左側1部	84.50	81.38	−3.12

	臼歯部の遠心移動量		
	計測値術前	計測値術後	移動量
下顎右側7部	49.79	50.12	−0.33
下顎右側6部	60.88	61.11	−0.23
下顎左側7部	60.05	61.38	−1.33
下顎左側6部	49.53	50.75	−1.22

	臼歯部の側方拡大		
	計測値術前	計測値術後	側方拡大量
上顎4部	34.00	34.03	0.03
上顎5部	38.54	38.54	0.00
上顎6部	39.30	39.71	0.41
上顎7部	46.68	45.41	−1.27
下顎4部	32.52	33.47	0.95
下顎5部	37.26	37.19	−0.07
下顎6部	36.46	36.58	0.12
下顎7部	38.36	42.28	3.92

圧下量	前	後	圧下量
下顎右側1側面	40.60	40.33	0.27
下顎右側3側面	40.43	39.76	0.67
下顎左側1側面	40.48	40.03	0.45
下顎左側3側面	39.56	39.16	0.40
下顎右側1正面	40.81	39.94	0.87
下顎右側3正面	40.92	40.36	0.56
下顎左側1正面	39.97	39.68	0.29
下顎左側3正面	39.91	39.79	0.12

圧下量	前	後	圧下量
上顎右側1正面	26.24	25.51	0.73
上顎右側3正面	47.87	50.22	−2.35
上顎左側1正面	26.46	25.10	1.36
上顎左側3正面	43.40	43.46	−0.06

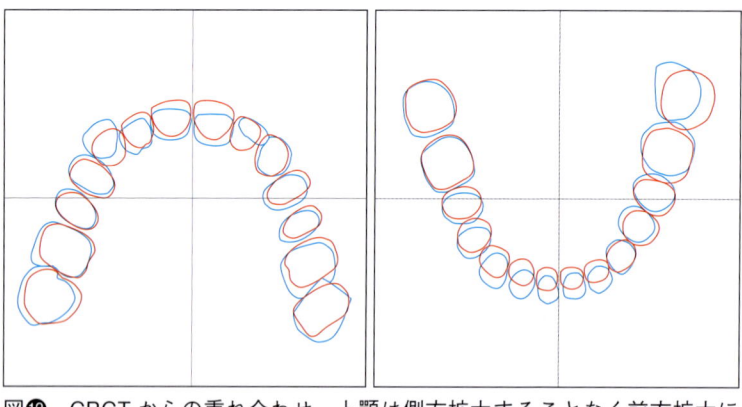

青線—初診時
赤線—動的治療終了時

図⓬　CBCT からの重ね合わせ。上顎は側方拡大することなく前方拡大によって排列されている。下顎前歯部は過度な舌側移動が認められ、最後臼歯部は拡大していた

反省点

シミュレーションどおりの移動が認められたと思われたが、治療前後における CBCT 画像より、予定された下顎臼歯部の遠心移動は達成されておらず、近心移動していた。

口腔内写真で、下顎前歯の舌側移動開始直前までは、遠心移動による空隙が認められたが、下顎前歯部の舌側移動を開始する直前、前歯部と小臼歯部に IPR を実施したところ、下顎前歯が過度に舌側傾斜した。

CBCT 計測より、下顎大臼歯は近心移動していたことから、下顎前歯を過度に舌側傾斜させてしまったことで、臼歯部に過度な反作用力が発揮されたと考えられる。3|部における挺出は、予定された移動であったが、ティッピングしていた。

本症例の場合、上顎犬歯部および下顎前歯部にルートリンガルトルクを付与するなど、治療計画にオーバーコレクションを組み込む必要があったと反省する。

10 叢生を伴う開咬

西村則彦 *Norihiko NISHIMURA*

福島県・にしむら矯正歯科医院

症例概要

　初診時25歳、6ヵ月の女性。「前歯で物が噛めない」を主訴に来院。オーバージェット＋2.3mm、オーバーバイト−4.0mm、大臼歯咬合関係は左右ともにAngle I 級であった。A.L.Dは、上顎が−9.6mm、下顎が−3.0mmであった。上顎歯列の幅径は狭窄し、上下顎正中の不一致が2.0mm認められた。骨格的には、SNA 80.9°、SNB 80.3°、FMA 41.1°と長顔型を呈し、歯系ではU1 to FH 111.3°、IMPA 87.5°と標準値を示していた（**図1**）。

治療経緯

　治療計画は、上顎歯列の側方拡大ならびにIPRを併用して、叢生と開咬の改善を目的に、アライナー型矯正装置を用いて非抜歯法とした（**図2**）。

　アライナーの交換とアライナートレイシーターの使用については当院のプロトコールに従って指示した（Chapter 6-6：表1、図3参照：p. 119）。また、毎回の来院時に使用状況を本人が記入・報

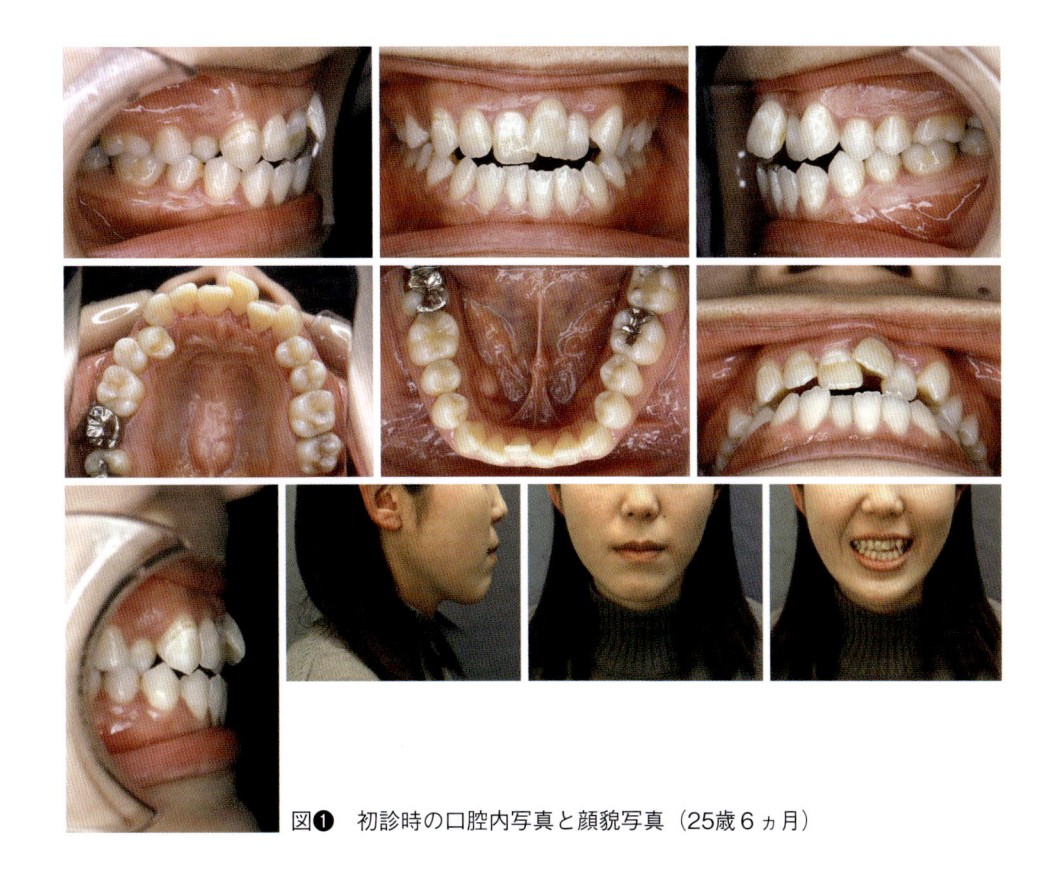

図❶　初診時の口腔内写真と顔貌写真（25歳6ヵ月）

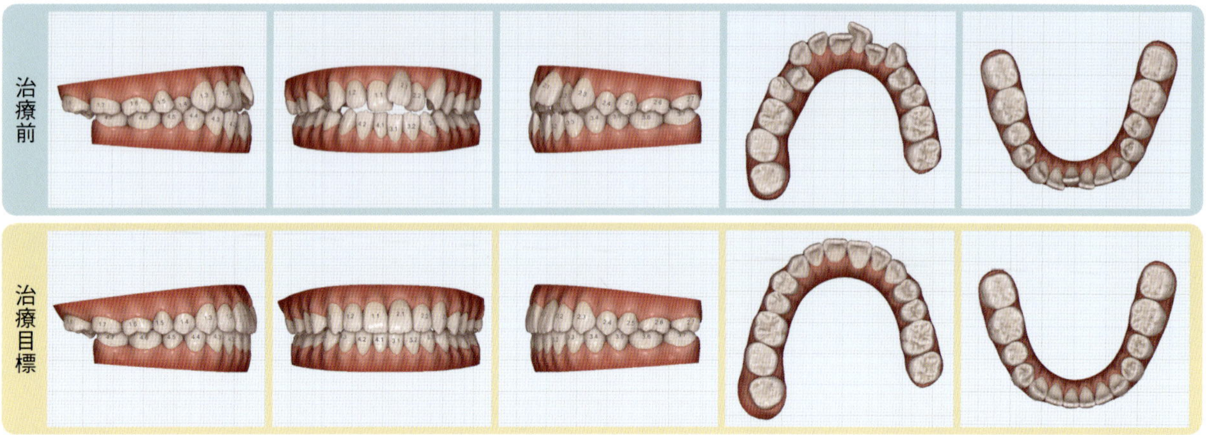

図❷　シミュレーションソフトにおける治療目標のイメージ

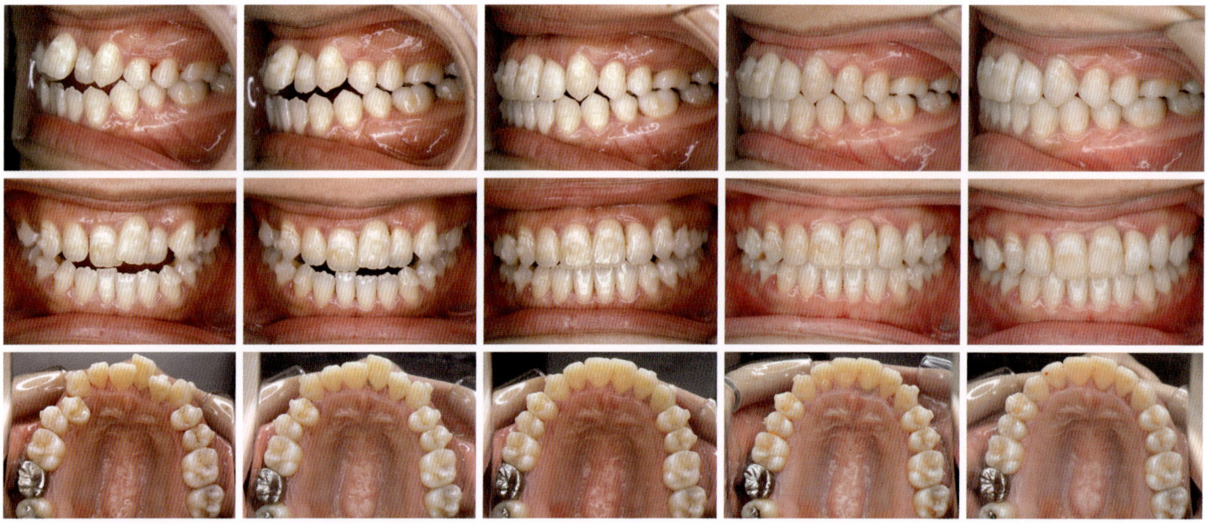

アタッチメント装着 1ヵ月後／2枚目　3ヵ月後／15枚目　6ヵ月後／27枚目　9ヵ月後／追加12枚目　10ヵ月後／追加14枚目

図❸　治療経過

告し、記載内容が適切か確認し指導した（Chapter 6-6：図4参照：p. 119）。使用したアライナーは27枚＋追加14枚であり、装着期間は約10ヵ月であった（**図3**）。アライナーの装着時間は毎日22時間以上であり、約7日ごとに交換されていた。

おおよそ予定されたシミュレーションどおりの歯の移動が認められた（**図4**）。治療前後のCBCTで上下顎前歯の挺出量、上下顎大臼歯の圧下量、臼歯の側方拡大量、下顎の回転量を計測して検討したので報告する（**図5～8、表1**）。

POINT ①：歯の移動ステージングについて

上顎歯列叢生の改善は、側方拡大と前方拡大を同時に開始し、第1大臼歯の近心から反対側の近心までにIPRを計11ヵ所、合計で2.9㎜実施した。下顎前歯部叢生の改善は第1小臼歯の近心から反対側の近心までにIPRを計7ヵ所、合計で1.4㎜の空隙を得た。

POINT ②：歯根のトルクコントロールについて

⌊1は、歯列から外れており、歯列内に誘導される際に過度に舌側傾斜し歯根が皮質骨に接触する可能性が考えられた。提案されたシミュレーションソフトのイメージとは異なるルートリンガルトルクを加えてシミュレーションイメージを作成した。歯根を約10°口蓋側へオーバーコレクショ

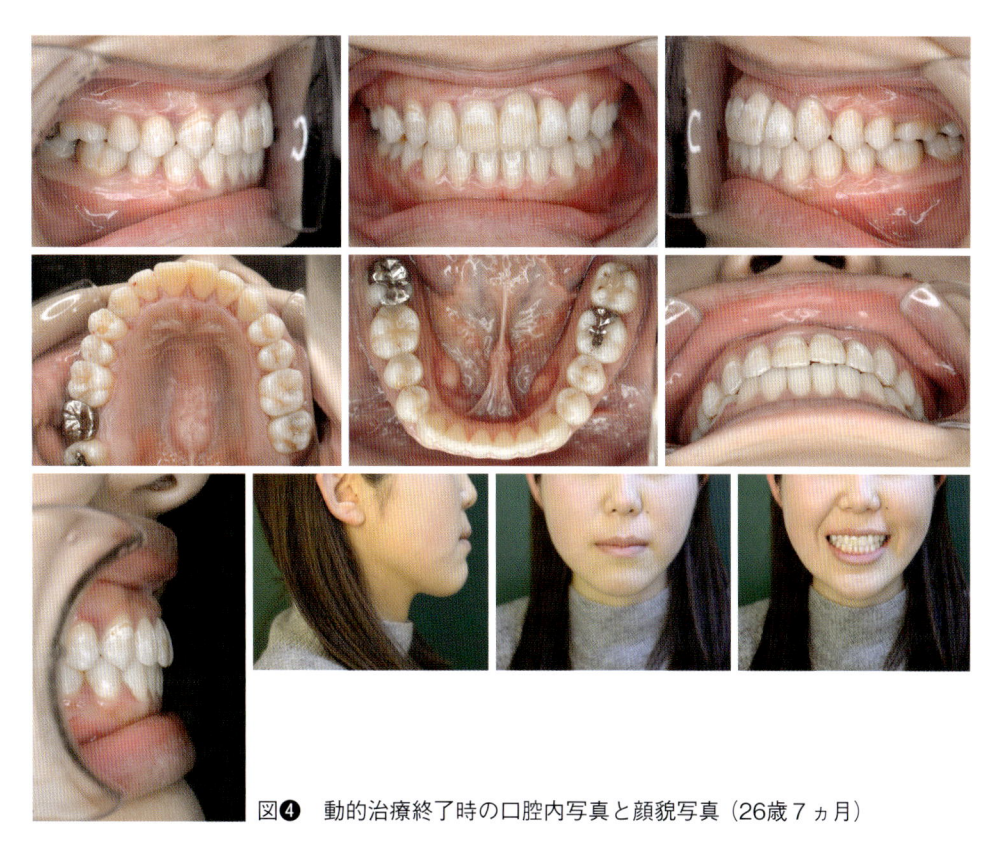

図❹　動的治療終了時の口腔内写真と顔貌写真（26歳7ヵ月）

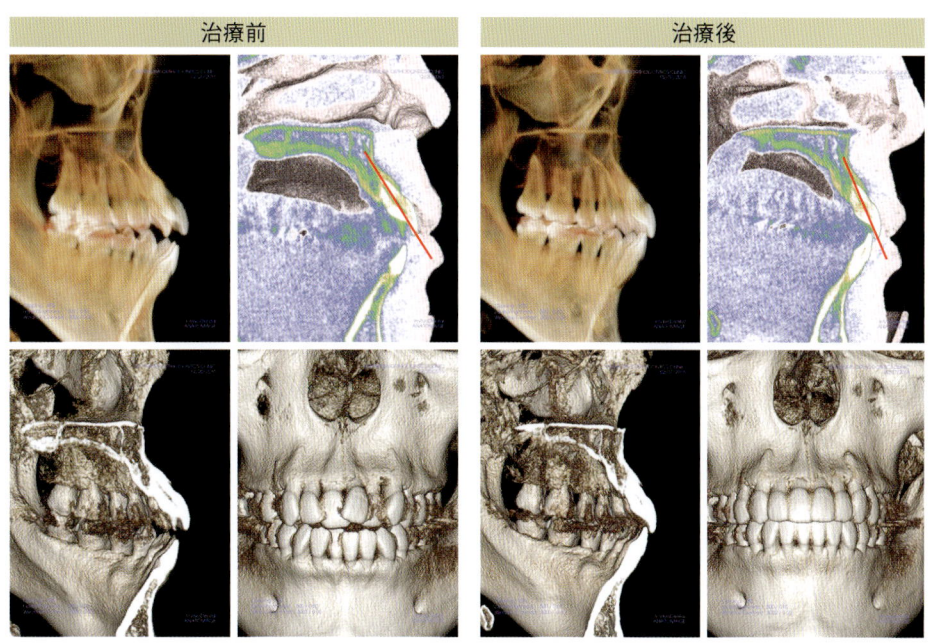

| 治療前 | 治療後 |

図❺　治療前後における CBCT 画像の比較。|1 の歯根形態に対応した唇側皮質骨の豊隆と菲薄化は観察されない

ンするよう作成したので、シミュレーションソフトの咬合面画像では、1|1 の切縁が不連続となった（**図9**）。術前術後の CBCT 画像より、歯根の

位置は変化することなく、歯体移動が認められた（図5）。シミュレーションソフトを用いて、ルートリンガルトルクを付与したシミュレーションを

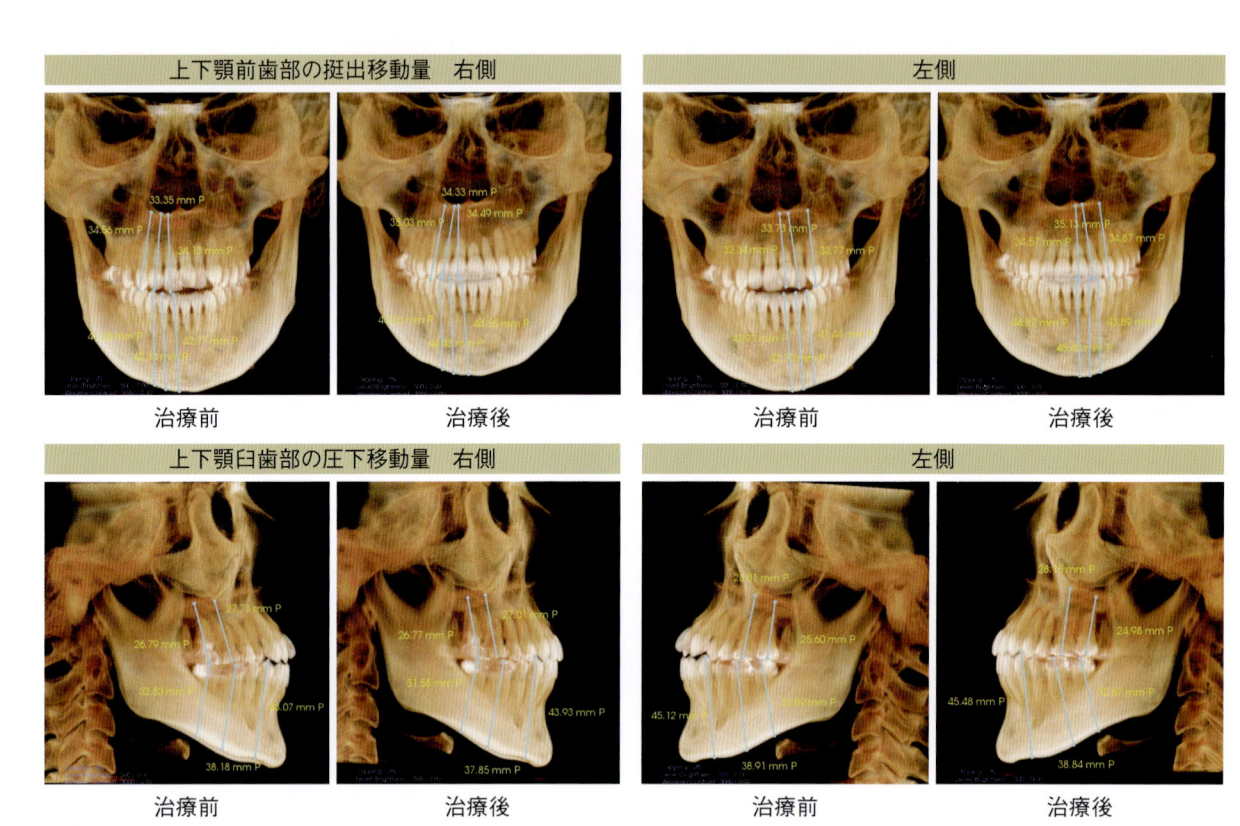

図❻　治療前後における CBCT 画像の比較。上下顎前歯部の挺出が認められる。上下顎臼歯部の圧下が認められる（上顎は梨状口から、下顎は下顎下縁から計測した）

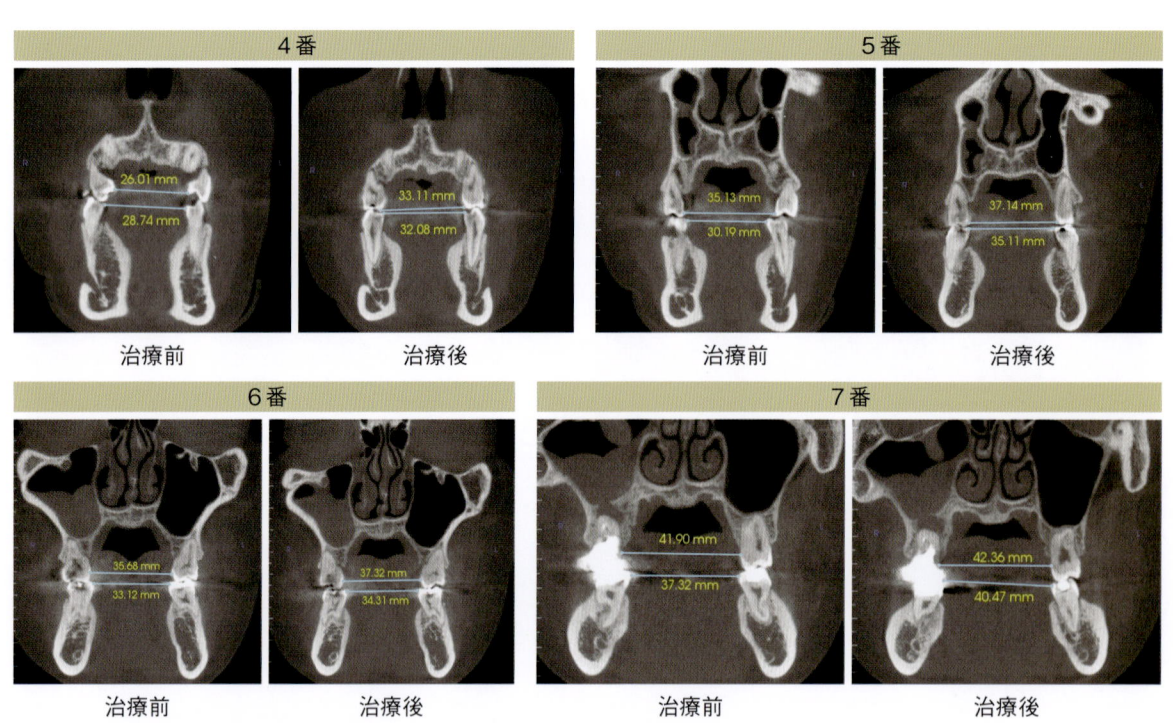

図❼　上下顎臼歯部の側方拡大が認められる。下顎小臼歯部は顕著に側方へアップライトしている

| 下顎の回転移動量　右側 | | | 左側 | |
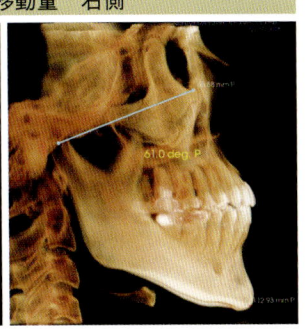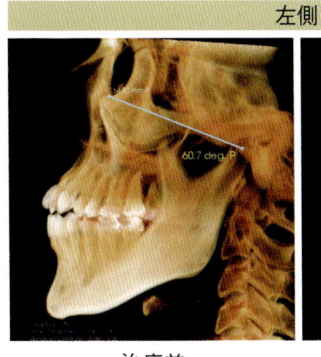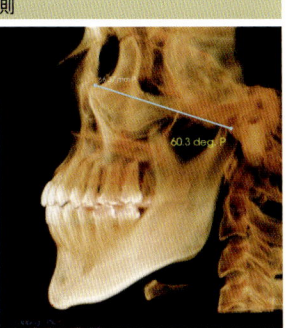

| 治療前 | 治療後 | 治療前 | 治療後 |

図❽　治療前後における CBCT 画像の比較。下顎の回転は、反時計方向にわずかに認められる

表❶　CBCT における治療前後の移動変化

	前歯部の挺出		
	計測値術前	計測値術後	挺出量
上顎右側 1	34.13	34.49	0.36
上顎右側 2	33.35	34.33	0.98
上顎右側 3	34.56	35.03	0.47
上顎左側 1	32.34	34.57	2.23
上顎左側 2	33.73	35.13	1.40
上顎左側 3	33.77	34.87	1.10
下顎右側 1	42.77	44.56	1.79
下顎右側 2	42.34	44.45	2.11
下顎右側 3	41.20	43.03	1.83
下顎左側 1	42.91	44.87	1.96
下顎左側 2	42.70	45.45	2.75
下顎左側 3	41.44	43.89	2.45

	小臼歯・大臼歯部の側方拡大量		
	計測値術前	計測値術後	側方拡大量
上顎 4 部	26.01	33.11	7.10
上顎 5 部	35.13	37.14	2.01
上顎 6 部	35.68	37.32	1.64
上顎 7 部	41.90	42.36	0.46
	計測値術前	計測値術後	側方拡大量
下顎 4 部	28.74	32.08	3.34
下顎 5 部	30.19	35.11	4.92
下顎 6 部	33.12	34.31	1.19
下顎 7 部	37.32	40.47	3.15

	下顎の回転		
	術前	術後	反時計方向変化（度）
右側の計測	61.30	61.00	0.3
左側の計測	60.70	60.30	0.4

	臼歯部の圧下		
	計測値術前	計測値術後	圧下量
上顎右側 6	27.73	27.01	0.72
上顎右側 7	26.79	26.77	0.02
上顎左側 6	28.81	28.15	0.66
上顎左側 7	25.60	24.98	0.62
下顎右側 6	38.18	37.85	0.33
下顎右側 7	32.83	31.58	1.25
下顎左側 6	38.91	38.84	0.07
下顎左側 7	33.89	32.67	1.22

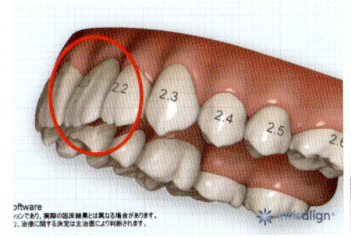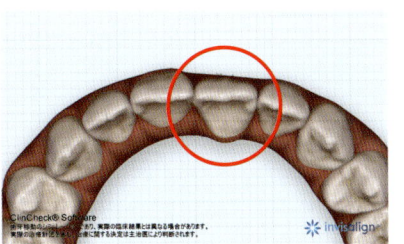

図❾　10°のルートリンガルトルクを |1 にオーバーコレクションを付与
（1|1 の切縁が不連続となる）

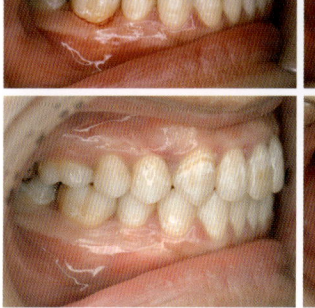
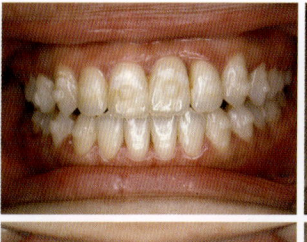
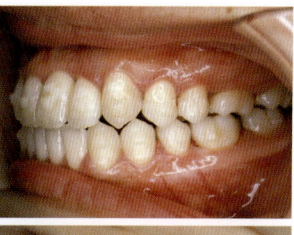
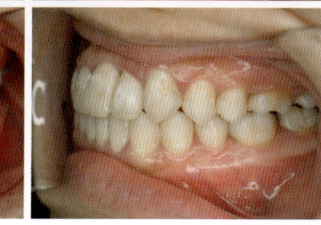

治療開始
6ヵ月後
ステージ27

治療開始
9ヵ月後
追加ステージ14

図❿　追加アライナー開始約3ヵ月で前歯部オープンバイトの改善が認められた。その際、アライナートレイシーターを臼歯部中心に5日で裂けるように指示した

計画することで、適切な歯の移動が得られた。

苦労した点と改善策

　肉眼的には、予定されていたシミュレーションソフトのイメージどおりの移動が認められた。歯列から外れていた⌐1̲は、予定された移動が認められ、CBCTより歯根が皮質骨に接触していないことが確認された。個別的にオーバーコレクションした効果と考えられる（図9）。治療前後におけるCBCT計測より、前歯部の挺出量は、上顎よりも下顎の移動量が大きかった。

　大臼歯部の圧下量は、シミュレーションソフトでは、上顎臼歯部のみ圧下の予定であったが、実際は下顎臼歯部の圧下も認められた。上顎の圧下量は、第1大臼歯が第2大臼歯よりも大きく、下顎の圧下量は第2大臼歯が第1大臼歯よりもあきらかに大きかった。上下顎の小臼歯部と大臼歯部の側方拡大量は、上顎は予定どおりの移動量であったが、下顎は、予定を超える移動量が認められ、小臼歯部と第2大臼歯部の移動が大きかった。下顎の回転は、反時計方向にわずかに認めた。通常アライナートレイシーターは、臼歯部開咬を避けるために、前歯部で咬むよう指示しているが、前歯部開咬ケースの場合は臼歯部の圧下を目的に約5日で裂けるように指示している。

反省点

　最初に予定されたアライナーの使用で叢生は改善したが、第2大臼歯しか咬合接触しておらず、全体的にオープンバイトの状態が治療開始6ヵ月後に認められた。

　追加アライナーの治療計画では、左右上顎臼歯部の圧下を計画したところ、約3ヵ月で改善が認められた。アライナートレイシーターの使用は通常前歯部のみ指示しているが、臼歯部圧下の移動がある場合は、臼歯部中心に使用するよう指示している。

　最初の治療計画では、臼歯部圧下のアプローチを組み入れておらず、上下顎前歯部の挺出を中心としてしまった点が反省される。FMA 41.1°と長顔型を呈し、前歯部開咬が認められた本症例の場合、最初から臼歯部圧下のアプローチをシミュレーションに組み込む必要があったと反省する。追加アライナー開始後、約3ヵ月で前歯部オープンバイトの改善が認められた（図10）が、今後の後戻りに関する注意を要する。

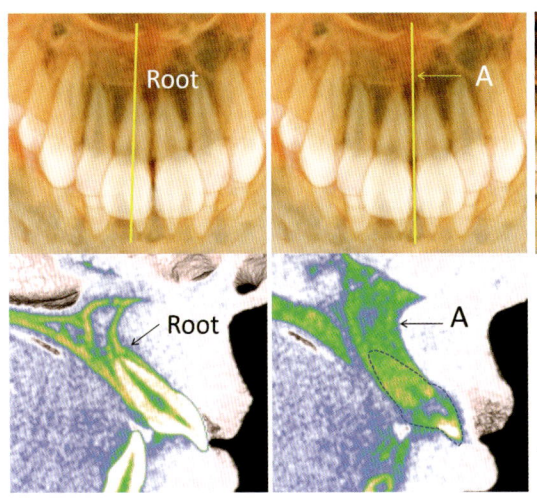
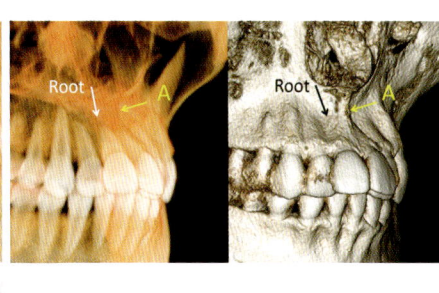

図 **A**　上顎中切歯部の CBCT 画像。上顎中切歯歯根部の皮質骨の位置は A 点よりさらに歯根寄りとなっている

Chapter 6-6〜10の総括

■ 治療計画でセファログラムより CBCT が有効な理由

　上顎前突の矯正歯科治療では、切歯を過度に口蓋側へ傾斜させてしまうと、歯根が皮質骨に接触し、歯根吸収を来すおそれがある。そのため、歯根と皮質骨との位置関係を正確に把握し、トルクコントロールを適切に行うことが重要である。

　上顎中切歯は歯根が皮質骨に接触しやすい部位であり、従来から上顎中切歯歯根と皮質骨との位置関係の把握には側面セファログラムが用いられ、指標の一つとして A 点が利用されてきた。しかし、A 点の利用には問題が隠れている。A 点は、前鼻棘と上顎中切歯歯槽突起稜の間の上顎骨外形線上の最深点であるが、実際の上顎中切歯歯根部の皮質骨の位置は A 点よりさらに歯根寄りとなっており、側面セファログラムでこの位置を把握することは極めて難しい。歯根と皮質骨との位置関係を正確に把握するには、CBCT が必要である（**図 A**）。

　現在、シミュレーションソフトで治療計画を作成する際、歯冠の移動のみが表現され、歯根の状態は観察できない。将来的に、歯根の状態を観察できるソフトの開発が期待される。その際、必ず CBCT からの 3 次元情報が必要となる。

　また、矯正歯科治療の検査を行うにあたって、CBCT からパノラマ診断とセファログラム診断も可能となるため、従来の複数回にわたる撮影が不要となり医療被曝が軽減される。

POINT ①

　歯根が皮質骨に接触すると歯根吸収を来すおそれがあるため、CBCT により歯根と皮質骨との位置関係を正確に把握する必要がある。

POINT ②

　上顎中切歯は歯根が皮質骨に接触しやすい部位であり、従来から上顎中切歯歯根と皮質骨との位置関係の把握には側面セファログラムが用いられ、指標の一つとして A 点が利用されてきた。しかしながら、実際の上顎中切歯歯根部の皮質骨の位置は A 点よりさらに歯根寄りとなっており、側面セファログラムでこの位置を把握することは極めて難しいといわざるを得ない。

【参考文献】

1）西村則彦, 鈴木陽典, 佐藤亮介, 井貝亮太, 氷室利彦：マウスピース型カスタムメイド矯正歯科装置（アライナー）における歯科用コーンビーム CT の活用のポイント. 日本歯科評論別冊　基本から学ぶ歯科用コーンビーム CT, 2018：123-128.

11 過蓋咬合と空隙を伴う上顎前突
安易に計画し歯の移動に困惑した困難な症例

土岐泰弘 *Yasuhiro TOKI*
三重県・とき矯正歯科

症例概要

　39歳1ヵ月、女性。出っ歯を治したいとの主訴で来院した（図1、2、表1）。

診断：

骨格性上顎前突

Angle I 級

過度な上顎前突および過蓋咬合

上顎前歯の唇側傾斜および空隙歯列

下顎歯列に軽度の叢生

治療目標：

前歯部および犬歯の咬合挙上

上顎前歯部前突の舌側移動による被蓋改善

下顎前歯部叢生の改善

正中線の補正

治療経緯

■初回アクティブアライナー（図2）

　シリコーン（PVS）による印象採得を行い、クリンチェック治療計画の作成をした。上顎前歯の圧下および舌側移動を行い、歯列弓空隙の閉鎖と被蓋改善を計画した。また下顎では、犬歯の唇側拡大および小臼歯の頬側拡大にて前歯部叢生の改善を計画した。

　初回アクティブアライナーは上顎18枚、下顎15枚、オーバーコレクションアライナーを上顎3枚、下顎3枚を作製した。アライナーは2週間ごとの交換とした。アタッチメントの装着はステージ2（治療開始2週間後）に行った。ステージ8以降には $\underline{2|}$ 付近のアライナーに咬耗が確認されるよ

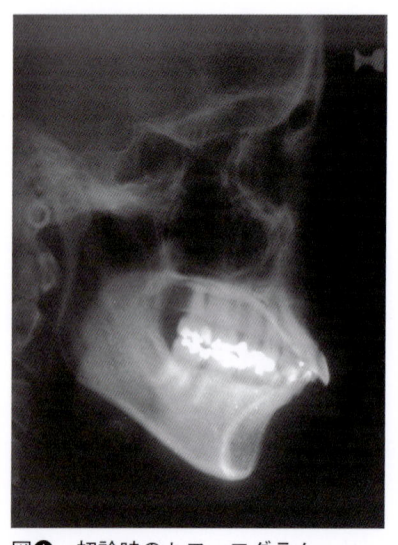

図❶　初診時のセファログラム

表❶　口腔内および顔貌所見

Skeletal Cl. II	Midline & Molar	
Dental age IV A	┊ | ←0.5mm ┊ | ←0.5mm Cl. I　　　　　Cl. I	
Dental Cl. I div	Discrepancies	
Overjet：＋6.0mm	＋2.0mm	＋2.0mm
	−0.5mm	−0.5mm
Overbite：＋4.5mm	Ant. Ratio：77.2%（−1S.D.）	
	Over.Ratio：90.3%（−1S.D.）	
Arch form Up：V-Shaped arch 　　　　　Lo：Normal	Extracted	8 ｜ 8 8 ｜ 8
Open bite：7654321 ｜ 1234567	Lip Up：Loose　Lo：Normal Tongue：Normal	
Cross bite：7654321 ｜ 1234567	Facial Type：Brachy, Convex	

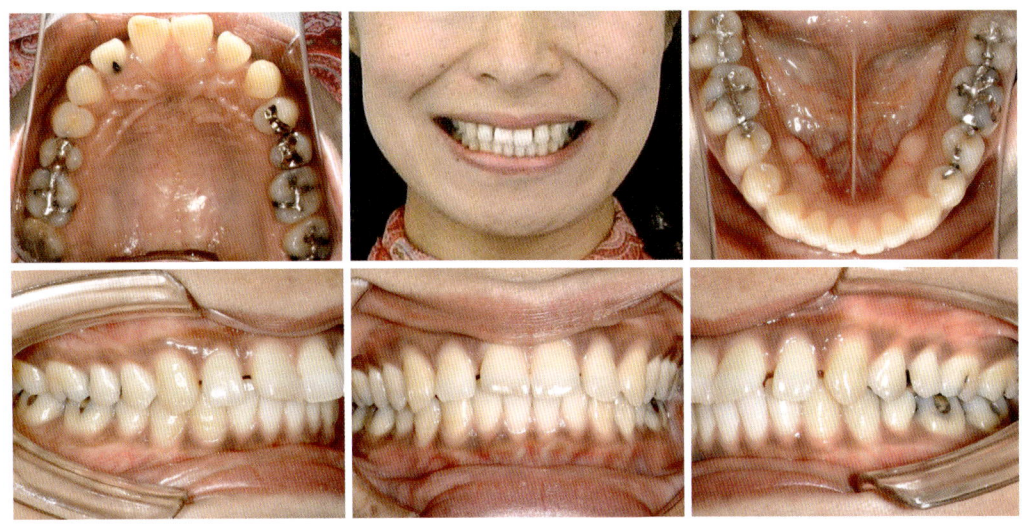

図❷　初診時の口腔内写真および顔面写真

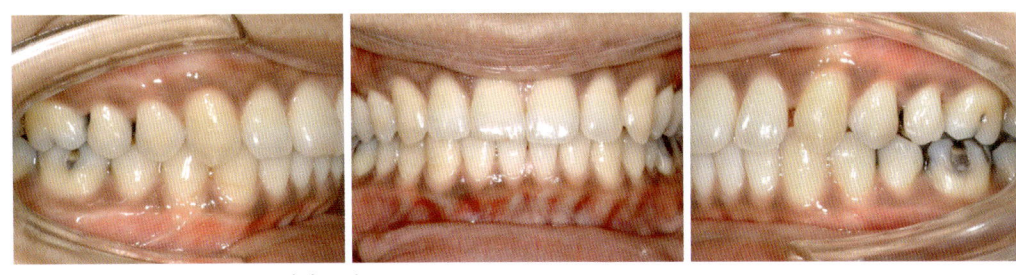

図❸　初回治療終了時の口腔内写真

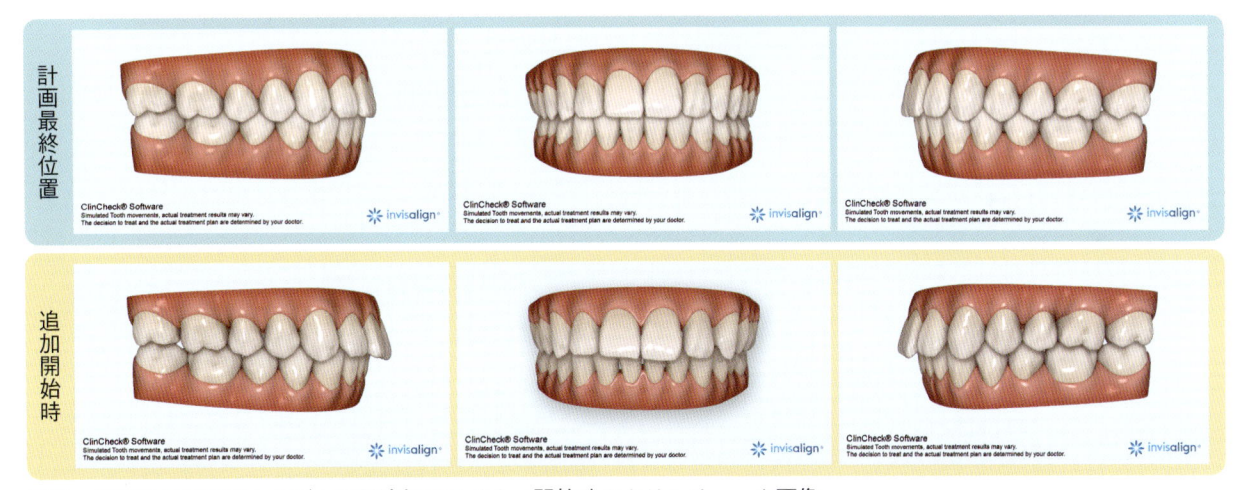

図❹　初回治療終了時および1回目追加アライナー開始時のクリンチェック画像

うになった。さらにステージ12以降には、|2 歯と|3 付近にも咬耗が確認されるようになった。ステージ14以降にはアライナー装着時に|3 付近にて抵抗が感じられるよになった。

　さらにステージ16において、|3 ではアライナーの適合が低下し、ステージ18では|2 3 間には空隙が依然残存することとなった。ステージ20では同部にてアライナーの亀裂による破損が生じ、ス

テージ21においても同様の破損が生じた。その結果、|2 3 間には空隙が残存し、上顎前歯部の舌側移動が不十分であった。そのため、追加アライナー作製のためにシリコーン（PVS）による印象採得をステージ21にて行い、クリンチェックを作成した。

■ 1回目の追加アクティブアライナー（図3、4）
　1回目の追加アクティブアライナーは上顎11枚、

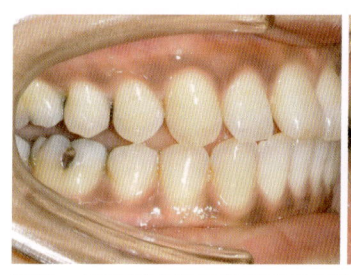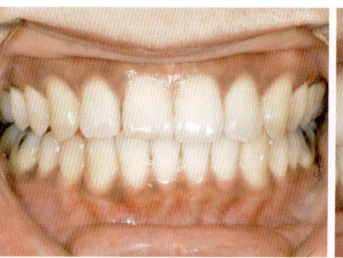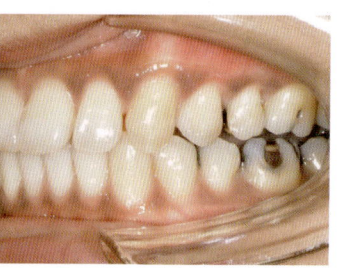

図❺　1回目追加治療終了時の口腔内写真

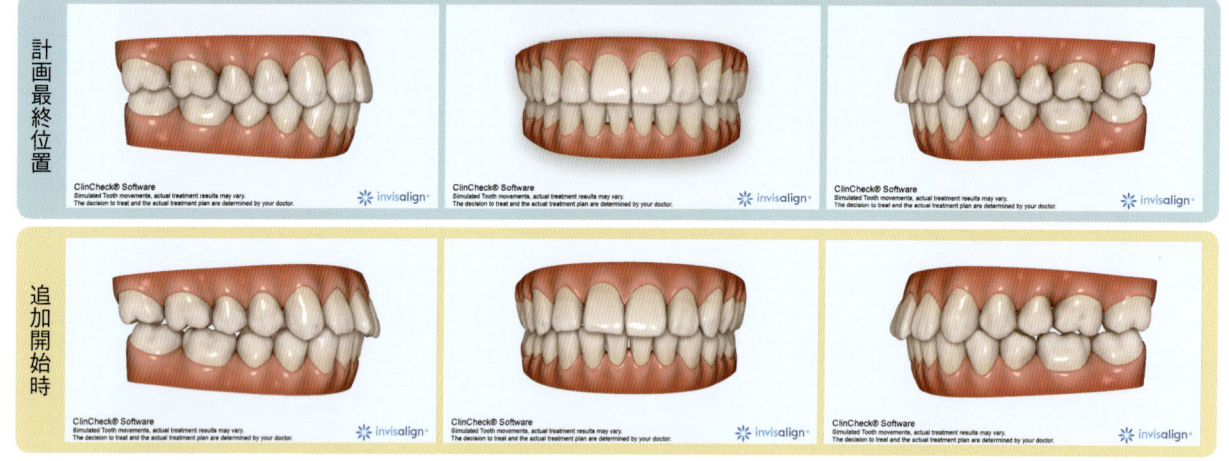

計画最終位置

追加開始時

図❻　1回目追加アライナー終了時および2回目追加アライナー開始時のクリンチェック画像

下顎13枚を作製した。追加アライナーは2週間ごとの交換とした。また、バイトランプの提供が開始されたことから上顎前歯部に設定し、上顎前歯部の挙上と舌側移動による空隙閉鎖を計画し、さらに下顎前歯の圧下による被蓋改善を図った。

　ステージ6では、上顎アライナーの装着時の抵抗感が増加し、ステージ8にて|3付近にて、より抵抗が感じられるようになった。さらにステージ12では抵抗感が増大した。前歯部の被害は改善されたが、2 1|間、|2 3 間には空隙が残存していた。さらに、前歯部でのアライナー適合不良が確認された。また、下顎正中の左側偏位と臼歯部における離開が生じていた。そのため、追加アライナーを再度作製すべく、シリコーン（PVS）による印象採得をステージ13にて行い、クリンチェックを作成した。

■ 2回目の追加アクティブアライナー（図5、6）

　2回目の追加アクティブアライナーは上顎12枚、下顎13枚を作製した。追加アライナーは2週間ごとの交換とした。

　前歯部の被蓋は改善されるも、臼歯部の離開が

著しいため、上顎前歯部にバイトランプは設定しなかった。そして、引き続き上顎前歯部の舌側移動による空隙閉鎖を計画した。

　ステージ4では、下顎前歯付近にアライナーの咬耗が確認された。ステージ10では、上顎前歯部にてアライナーの適合が低下し、装着時の抵抗感が増大してきた。ステージ11では、2 1|間に空隙が残存し、アライナーの亀裂による破損も確認された。さらに、臼歯部の離開も残存することから、追加アライナー作製のためにシリコーン（PVS）による印象採得をステージ12にて行い、クリンチェックを作成した。

■ 3回目の追加アクティブアライナー（図7、8）

　3回目の追加アクティブアライナーは上下顎5枚を作製した。追加アライナーは2週間ごとの交換とした。3|3 の唇側拡大と、0.2㎜のIPRを4〜2|間にて行い、正中線の補正と歯列弓形態の右側への縮小行うことにより臼歯部離開の改善を計画した。

　ステージ5にて上顎歯列弓空隙と臼歯部の離開は改善されるも、3|3 付近にてアライナーの損

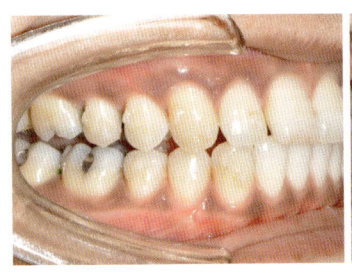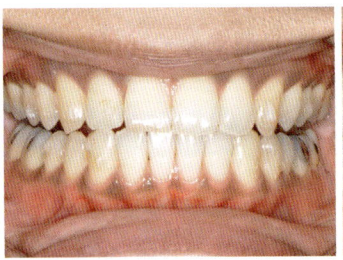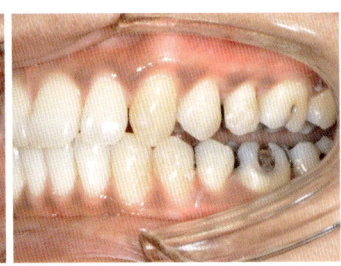

図❼ 2回目追加治療終了時の口腔内写真

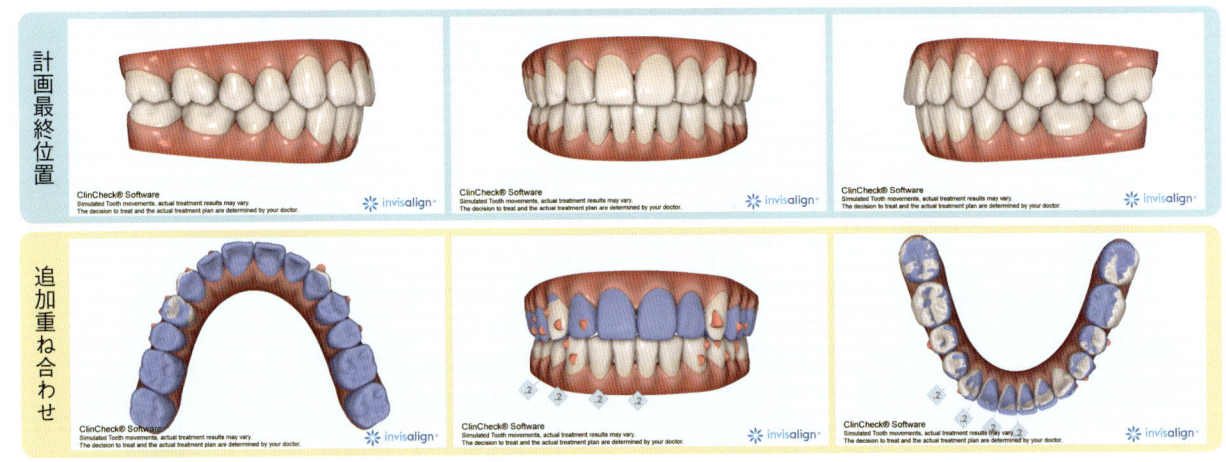

計画最終位置

追加重ね合わせ

図❽ 2回目追加アライナー終了時および3回目追加アライナーのクリンチェック重ね合わせ画像

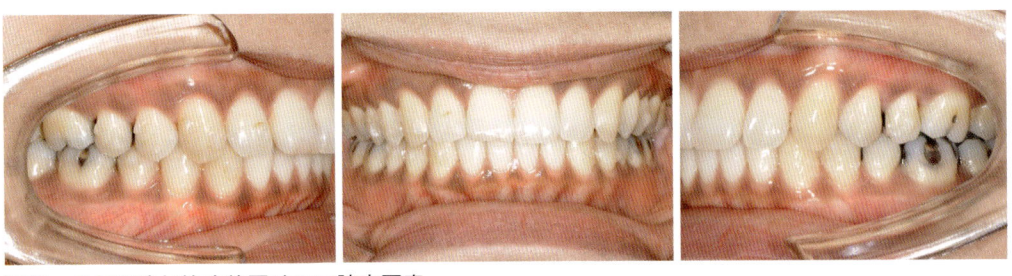

図❾ 3回目追加治療終了時の口腔内写真

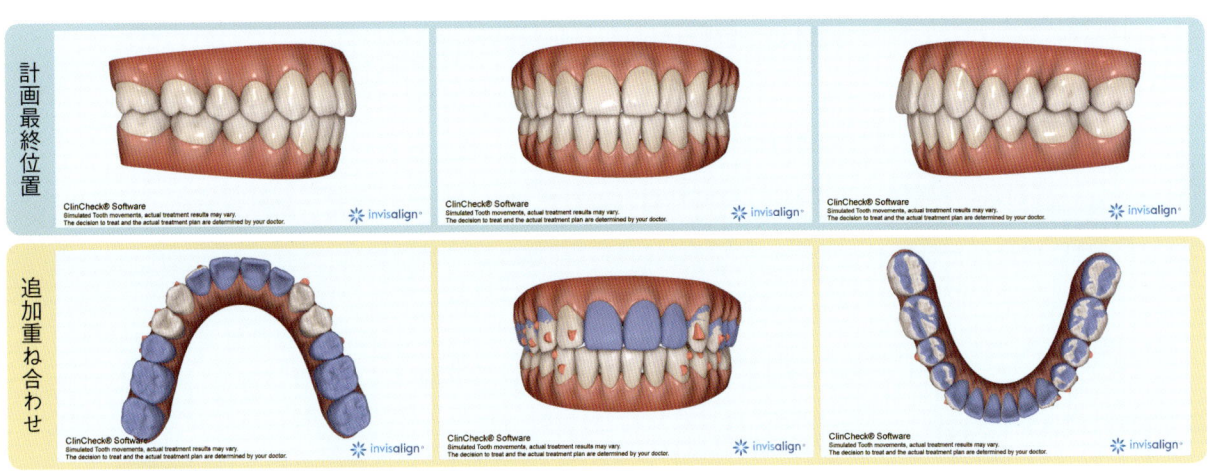

計画最終位置

追加重ね合わせ

図❿ 3回目追加アライナー終了時および4回目追加アライナーのクリンチェック重ね合わせ画像

傷が確認された。そのため、$\underline{3|3}$ および $\underline{4|4}$ を拡大させる目的にて、追加アライナー作製のためにシリコーン（PVS）による印象採得を行いクリ

ンチェックを作成した。

■ 4回目の追加アクティブアライナー（図9、10）

4回目の追加アクティブアライナーは上下顎3

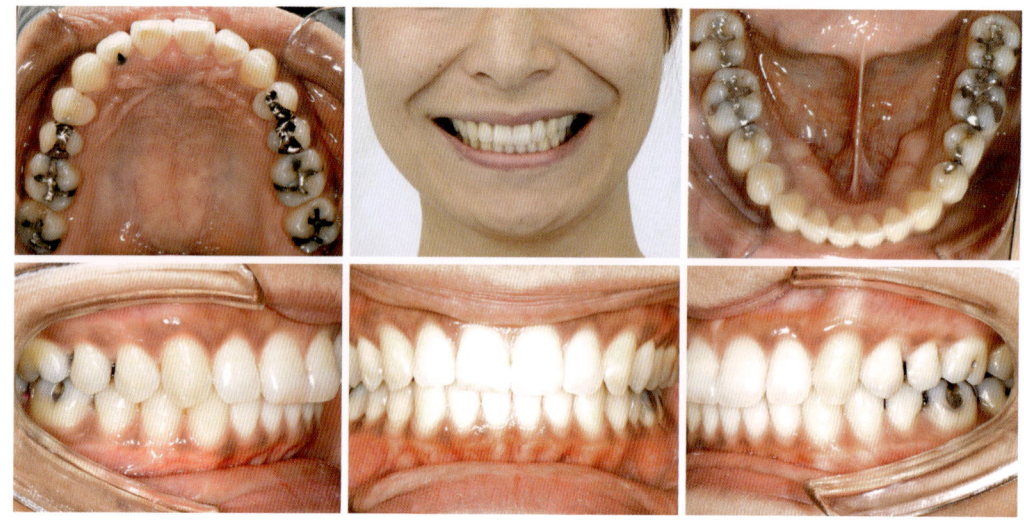

図⓫　動的治療終了時の口腔内写真および顔貌写真

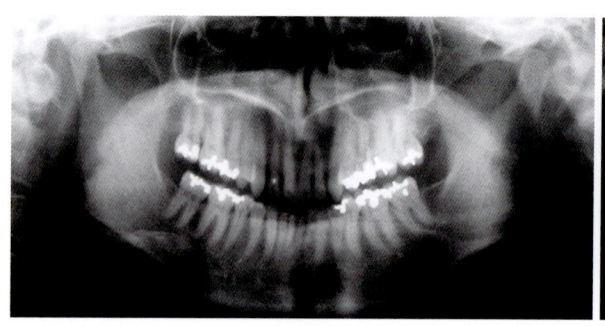

初診時

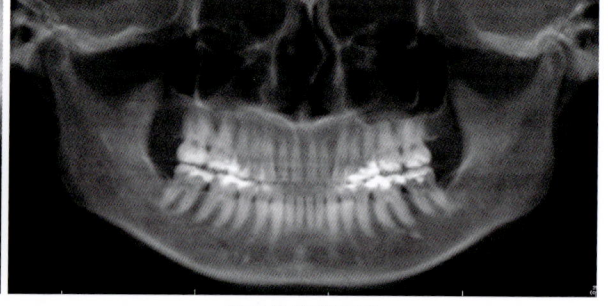

動的治療終了時

図⓬　パノラマX線写真

枚を作製した。追加アライナーは2週間ごとの交換とした。

　ステージ1のみ、3|3 付近のアライナー損傷が確認されたが、ステージ2、3では損傷は消失した。

　追加アライナーステージ3にて良好な咬合が得られたことから、ビベラリテーナーを作製し、保定を開始した。

治療結果

　アライナー終了時には、上下顎前歯部の圧下により良好なオーバージェットおよびオーバーバイトが獲得された。また、右側へ偏位していた上下顎正中線は左側へ改善された。上顎前歯部の舌側移動による歯列弓空隙の閉鎖により前突感の改善も達成された。左右側の犬歯関係も Angle I 級へと改善された（**図11〜13、表2**）。使用アライナー上顎51枚（20＋11＋12＋ 5 ＋ 3）、下顎54枚（20

＋13＋13＋ 5 ＋ 3 ）にて、動的治療期間は28ヵ月であった。

治療後の経過

　保定開始時は、ビベラリテーナーの1日20時間装着を指示した。保定3ヵ月後より、就寝時のみの使用とした。現在、保定開始後3年を経過し、安定した咬合が維持されている。

まとめ

　本症例では、ブラキオフェイシャルタイプの顔貌所見と、大きな下顎骨隆起が確認される顎顔面形態の特徴を呈した。このような症例では、骨密度が高く咬合力も強いため、歯の移動に困難が予想された。

　アライナー装着による顎位の変化を解消するために、アライナーの3|3 付近に亀裂を生じさせるほどのクレンチングが生じ、上顎前歯部の遠心

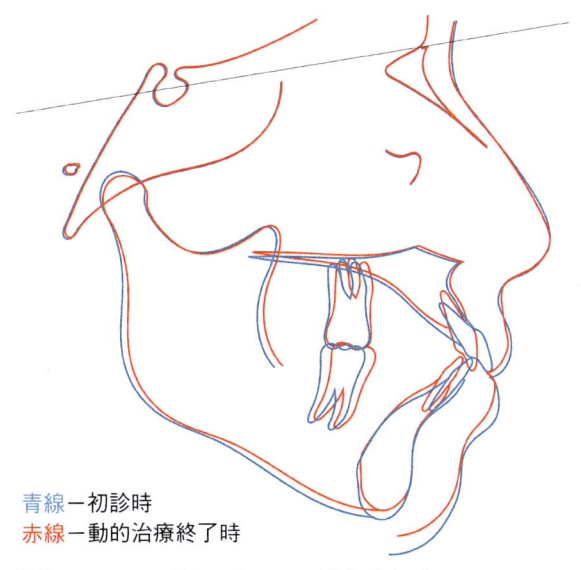

青線ー初診時
赤線ー動的治療終了時

図⓭　セファログラムトレース重ね合わせ

表❷　セファログラム分析

	Initial	Final
FMA	27.1	25.6
FMIA	39.3	55.5
IMPA	113.6	98.9
SNA	87.2	87.4
SNB	79.8	80.3
ANB	7.4	7.1
U1 to SN	114.8	99.6
Gonial Angle	122.9	123.6
Overjet（mm）	+6.0	+3.0
Overbite（mm）	+4.5	+3.0

移動を困難とさせた。その結果、初回治療では前歯部の空隙閉鎖と咬合挙上が不十分となった。

　追加アライナーステージでは、バイトランプが設置されたことから、咬合挙上は順調に推移した。しかし、アライナーの歯を覆う形態的特性から、装着によるスプリント効果にて顎位が前方へと変化した。そのため、前歯部における接触がより増大し、上顎前歯を唇側傾斜させる突き上げによりアライナー不適合を招き、前歯部の空隙閉鎖を困難とさせた。さらに臼歯部ではアライナーの厚さ分の離開を生じさせてしまった。

　なお、追加アライナーステージでは、変化した顎位における再排列を計画した。依然、前歯部での干渉が著しいため亀裂が生じ、アライナーの適合も低下したことから、さらに追加アライナーを計画し、上顎犬歯間の拡大を伴う上顎前歯舌側移動とIPRを伴う下顎歯列弓の縮小にて被蓋改善を行った。

　同様の症例では、上顎前歯の唇側への突き上げを低減させ、アライナー適合を向上させるためにバイトランプを初回より設置し、垂直的移動を優先的に行うよう計画する。その際、空隙閉鎖が困難であることが予想されることから、クリンチェックでは前歯部の移動速度を減少させる指示を行う。また、バイトランプの臼歯部を離開させる効果と、アライナーのスプリント効果に配慮し、顎位が変化することに注視したクリンチェック計画を作成すべきであると考える。

反省点

　本症例は、臼歯関係も比較的良好であり、前歯の舌側移動による空隙閉鎖は容易であるかのように考えてしまった。

　臼歯部の咬頭は鋭利な形態を呈し、上顎臼歯部の頬側咬頭は舌側方向に歯軸傾斜していた。そのため臼歯部の嵌合力が強く働いていた。また、頬圧は強く、下顎骨隆起も大きいことから、咬合力が著しく強いことも推察されたが、特別な対策をせずに治療を計画してしまった。そのため、歯は動かず予測実現性の低い移動計画となってしまった。さらに、強い咬合力からアライナー厚さ分の臼歯部圧下やアライナーの破損を招いてしまった。

　それらから、治療計画初期にて上顎臼歯部の歯軸を頬側に傾斜拡大させておくべきであったと反省する。

　患者の主訴を改善したいという熱意に甘んじ、複数の追加アライナー作製を余儀なくさせてしまった。患者の協力なくして治療計画の達成はなかったと考えられる。患者の協力に感謝しなければならない。

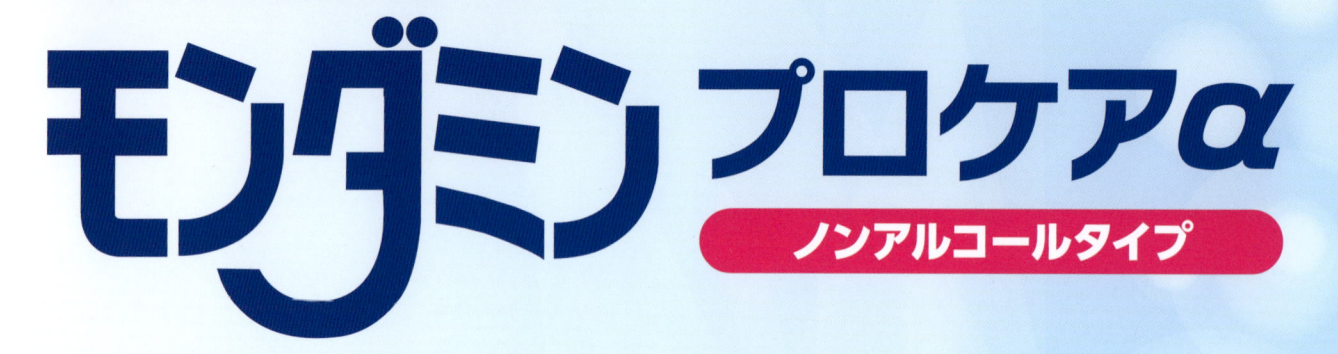

モンダミン プロケアα

ノンアルコールタイプ

歯科医院専売

インプラント治療後のセルフケアに！
刺激が少ない**ノンアルコールタイプ**

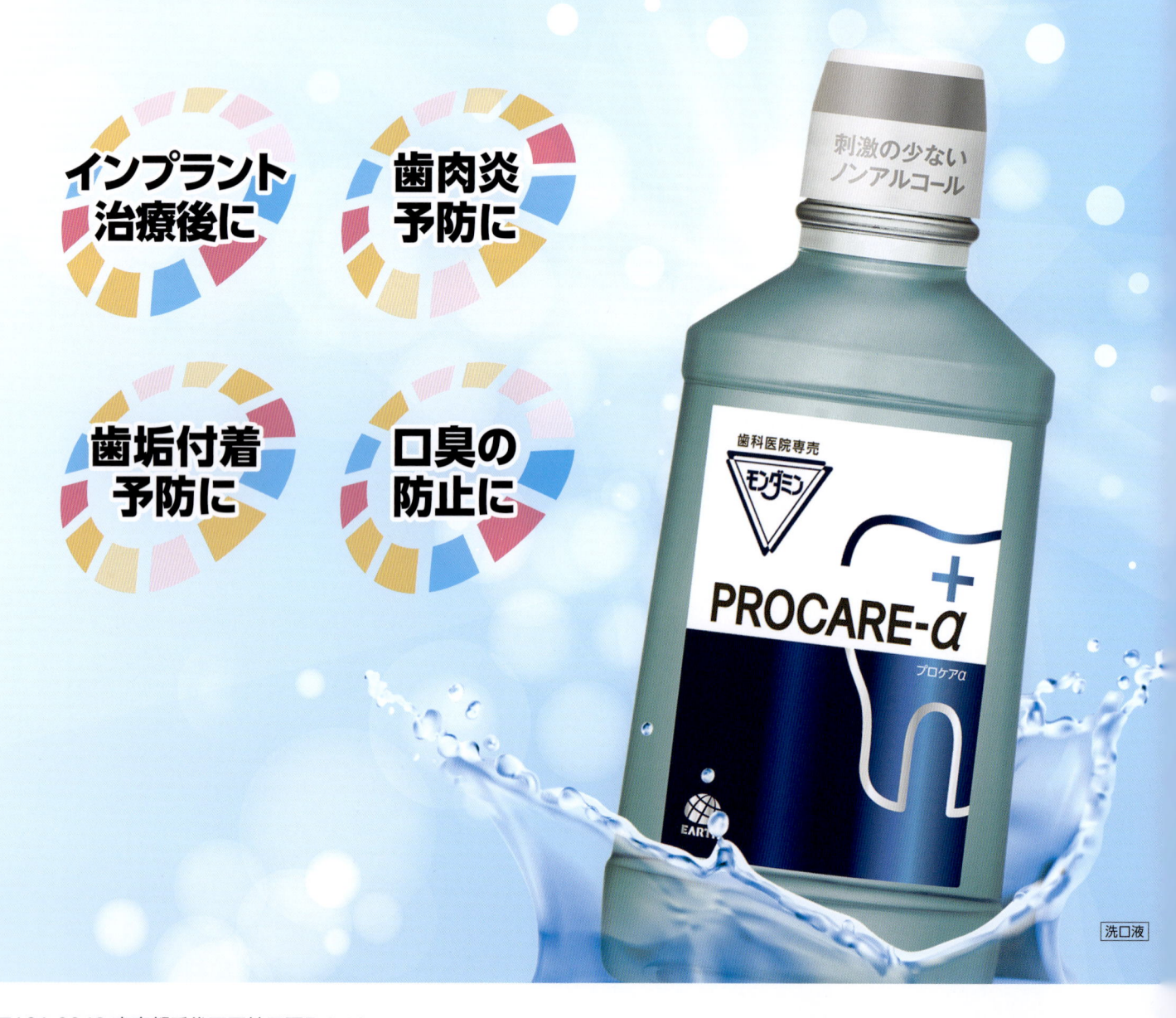

インプラント
治療後に

歯肉炎
予防に

歯垢付着
予防に

口臭の
防止に

刺激の少ない
ノンアルコール

歯科医院専売
モンダミン

PROCARE-α
プロケアα

EARTH

洗口液

〒101-0048 東京都千代田区神田司町2-12-1
【お客様窓口】TEL 0120(81)6456　TEL 03-5207-7486
2018 Earth Corporation

EARTH
Act For Life
アース製薬株式会社

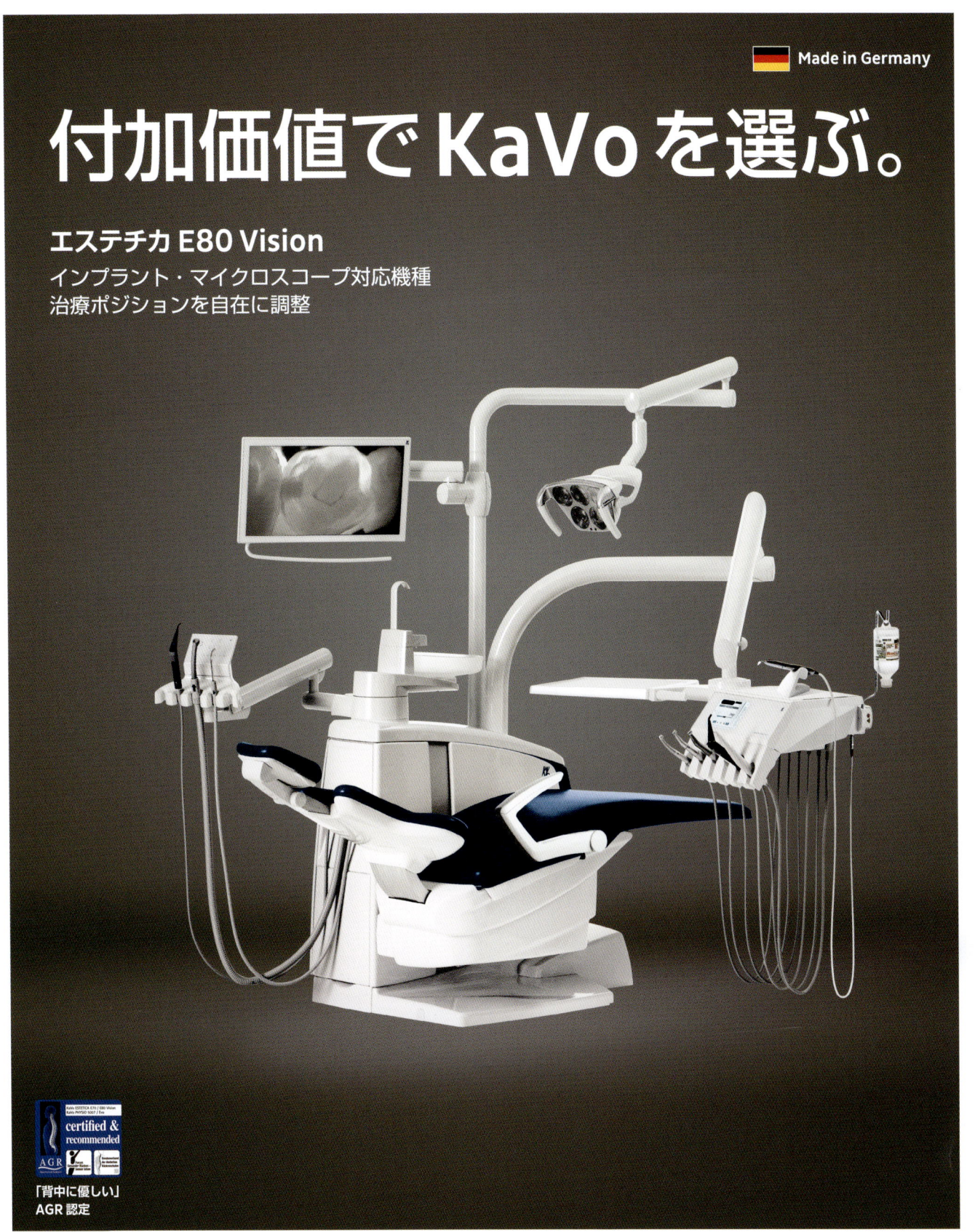

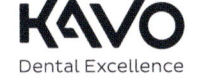

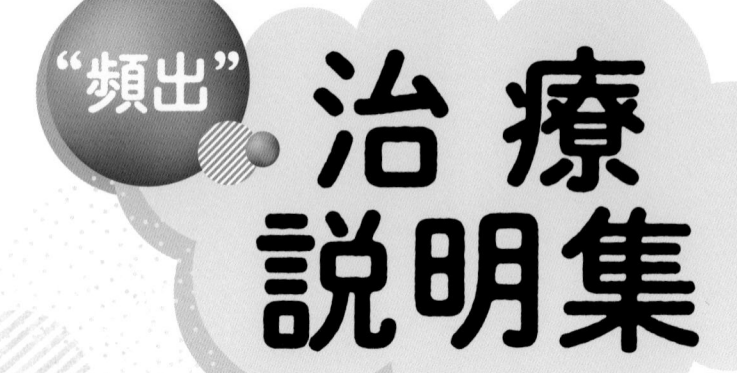
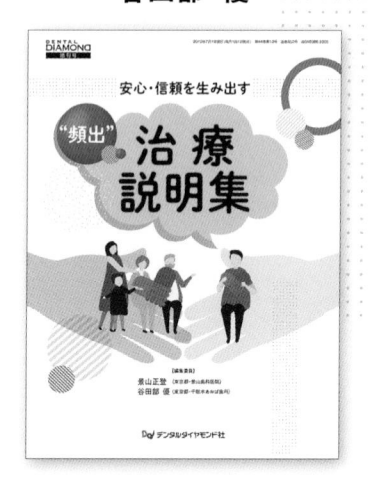
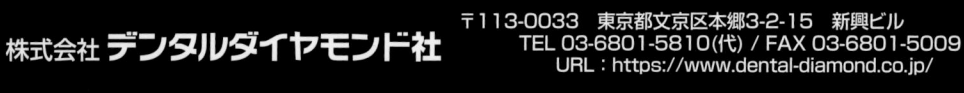

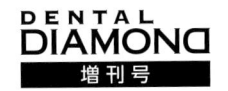
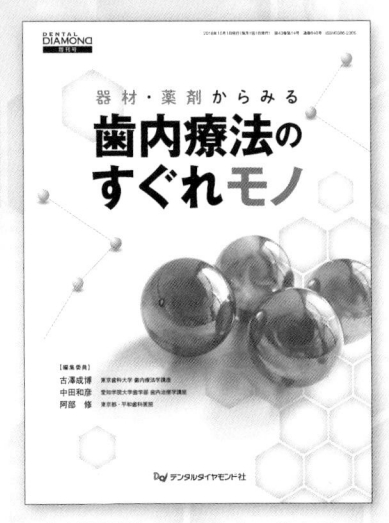

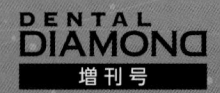
DENTAL DIAMOND 増刊号

\ もう悩まない！ /

時代が求める接着臨床

【編集委員】柵木寿男（日本歯科大学生命歯学部 接着歯科学講座）
小峰　太（日本大学歯学部 歯科補綴学第Ⅲ講座）

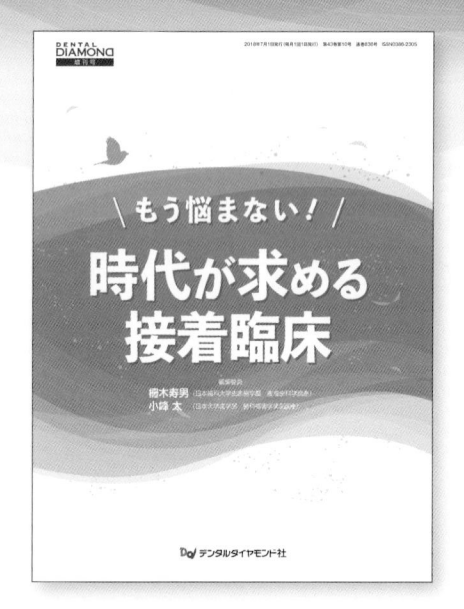

新たなマテリアルとの臨床応用やトラブル対応のコツを紹介

接着歯学の分野では、日本発信の優れた材料が世界をリードしている。しかし一方で、保存・補綴臨床の多様化により、各社からさまざまな接着材料が販売されており、適応症の見極めが治療の予後を大きく左右することもある。本増刊号では、現時点での接着材料を整理するとともに、それぞれの適応症と臨床応用のポイントや、今後増えゆくCAD/CAM修復等々、日常臨床で頻繁に遭遇する「接着」の最新情報を紹介いただく。

A4判変型・180頁・オールカラー　本体5,400円＋税

CONTENTS

株式会社 デンタルダイヤモンド社
〒113-0033　東京都文京区本郷3-2-15新興ビル
TEL 03-6801-5810(代) / FAX 03-6801-5009
URL : https://www.dental-diamond.co.jp/

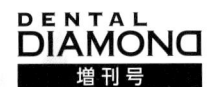
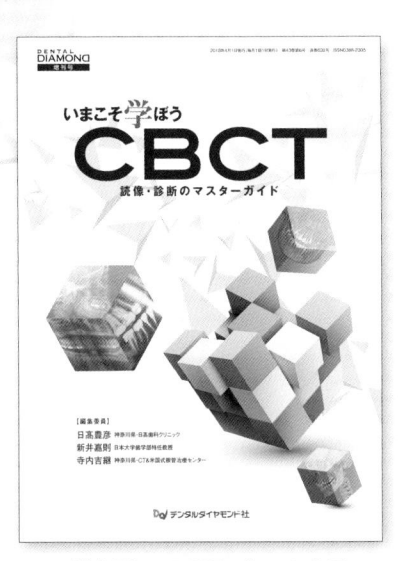
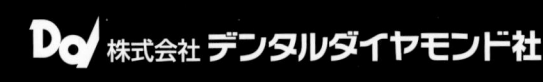
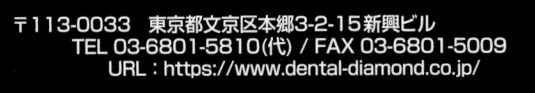

●編集委員略歴

槇 宏太郎（まき こうたろう）

1989年　　昭和大学大学院・歯学研究科修了（歯学博士）
1995〜2003年 昭和大学歯学部・講師（歯科矯正学講座）
1998〜1999年 UCSF（カリフォルニア大学サンフランシスコ校）
　　　　　　客員教授
2003年〜　 昭和大学歯学部主任教授（歯科矯正学講座）
2011年　　バーゼル大学客員教授
2013年〜　 早稲田大学理工学術院客員教授、
　　　　　　昭和大学歯科病院病院長
現在に至る
....
日本矯正歯科学会　認定医、指導医、専門医

佐本 博（さもと ひろし）

1997年　　日本大学歯学部卒業
1998年　　日本大学松戸歯学部矯正学講座入局
2003年　　日本大学大学院　歯学研究科　博士課程修了
2003年　　日本大学松戸歯学部　歯周病学講座　助手
2006年　　東京都港区南青山にて青山アール矯正歯科開業
現在に至る
....
日本矯正歯科学会　認定医
インビザライン APAC アドバイザリーボードメンバー
（2013 〜 2018 年）

土岐泰弘（とき やすひろ）

1994 年　　昭和大学歯学部卒業
1999 年　　昭和大学大学院　歯学研究科　博士課程修了、
　　　　　　昭和大学歯学部　歯科矯正学講座　員外助手
2001 年　　三重県松阪市にてとき矯正歯科開業
現在に至る
....
日本矯正歯科学会　認定医

DENTAL DIAMOND 増刊号

正しく使おう！ アライナー型矯正装置

発 行 日──2019 年 4 月 1 日　通巻第 648 号　第 1 版第 1 刷
　　　　　2023 年 1 月13日　第 1 版第 4 刷
編集委員──槇 宏太郎｜佐本 博｜土岐泰弘
発 行 人──濱野 優
発 行 所──株式会社デンタルダイヤモンド社
　　　　　　〒 113-0033
　　　　　　東京都文京区本郷 2-27-17 ICN ビル 3 階
　　　　　　TEL　03-6801-5810 ㈹
　　　　　　https://www.dental-diamond.co.jp/
　　　　　　振替口座　00160-3-10768
印 刷 所──株式会社エス・ケイ・ジェイ